PROF. DR. MED. DENT. STEFAN FICKL

AUF DEN ZAHN GEFÜHLT

PROF. DR. MED. DENT. STEFAN FICKL

AUF DEN ZAHN GEFÜHLT

Wie unsere Zähne stark und gesund bleiben

Kiepenheuer
& Witsch

Aus Verantwortung für die Umwelt hat sich der *Verlag Kiepenheuer & Witsch* zu einer nachhaltigen Buchproduktion verpflichtet. Der bewusste Umgang mit unseren Ressourcen, der Schutz unseres Klimas und der Natur gehören zu unseren obersten Unternehmenszielen.

Gemeinsam mit unseren Partnern und Lieferanten setzen wir uns für eine klimaneutrale Buchproduktion ein, die den Erwerb von Klimazertifikaten zur Kompensation des CO_2-Ausstoßes einschließt.

Weitere Informationen finden Sie unter www.klimaneutralerverlag.de

FSC www.fsc.org MIX Papier | Fördert gute Waldnutzung FSC® C014496

1. Auflage 2022

Covergestaltung: FAVORITBUERO, München
Covermotiv: © andrey oleynik / Shutterstock.com
Illustrationen: Nadja Tilke | Guter Punkt, München
Gesetzt aus der Minion Pro, der Myriad Pro und der Muller
Satz: Wilhelm Vornehm, München
Druck und Bindung: GGP Media GmbH, Pößneck

ISBN 978-3-462-00391-8

Für Vicky, Helena und Justus

INHALT

VORWORT

WER LIEST DENN SCHON EIN BUCH ÜBER ZÄHNE? EIN BEIPACKZETTEL

Liebe Leserin, lieber Leser,

stellen Sie sich vor, Sie springen morgens gut gelaunt aus dem Bett, die Sonne strahlt und es verheißt, ein wunderschöner Tag zu werden. Dann werfen Sie einen Blick in Ihren Kalender – und erstarren. Dort steht das schreckliche Wort »Zahnarzttermin«.

Ich könnte Ihnen jetzt viele Geschichten von Patienten erzählen, die diese Termine mit den kühnsten Ausreden vermeiden. Autopanne, Adresse vergessen, Hund krank – wenn es um Zahnärzte geht, werden die Ausreden kreativ. Ich habe eine Reihe von Patienten, die nur kommen, »wenn es kracht«. Wenn sie dann wirklich einen Fuß in meine Praxis setzen, muss es nicht mehr auszuhalten gewesen sein.

Wozu also ein Buch über Zähne, wenn wir am liebsten gar nichts mit dem Thema zu tun haben wollen? Schließlich können wir – abgesehen von zweimal täglich Putzen und einmal im Jahr zur Kontrolle – sowieso nichts für unsere Zähne tun. Oder?

Warum schreibe ich also nicht lieber ein zahnmedizinisches Fachbuch über eine neue Operationstechnik und lasse sie nach ihrem ach so genialen Erfinder benennen? Das habe ich auch schon überlegt, aber leider fällt das bei meinem Nachnamen aus – der »Fickl-Schnitt« würde sich als Operationstechnik wohl kaum durchsetzen …

Das ist aber nicht der Grund, weshalb Sie heute dieses Buch vor sich liegen haben. Vielen Menschen ist es vermutlich nicht bewusst, dass es mit Ausnahme der Zähne fast alles, was sie gerade an und in ihrem Körper haben, in rund einem Jahr nicht mehr geben wird. Während sich der Rest des Körpers laufend erneuert, Zellen ersetzt werden und Haare nachwachsen, ist jeder Zahn, den Sie im Mund haben, immer noch derselbe, der ab dem Alter von sechs Jahren durch Ihren Kiefer gebrochen ist. Ich selbst habe als Zahnarzt Zähne gesehen, die fast 100 Jahre auf dem Buckel haben! Wahnsinn, denn heute gilt ja ein zwei Jahre altes Handy schon als veraltet. Trotzdem wissen die meisten erstaunlich wenig über ihre Zähne und wie man sie stark und gesund erhalten kann. Mein Ziel ist es, Ihnen auf unterhaltsame Weise ein Grundwissen über Ihre Zähne zu vermitteln und Ihnen dabei auch den ein oder anderen Zahn zu ziehen – nur im übertragenen Sinne, versteht sich.

Keine Angst, Zähne ziehen wir nicht mehr so schnell wie früher, denn Prophylaxe und Prävention sind heute die großen Themen in der Zahnmedizin – aber das werden Sie alles in diesem Buch lesen.

Sie können sich gar nicht vorstellen, wie oft ich auch im privaten Umfeld auf meinen Beruf angesprochen werde! Jeder hat eine Zahnarzt-Geschichte zu erzählen oder, noch viel häufiger, gerade ein akutes Problem. Merke: Auch wenn wir Zahnärzte nicht besonders beliebt sind, werden wir doch von allen gebraucht!

Ich erinnere mich noch gut an eine Familienfeier, auf der ein älterer Herr während des Hauptgangs sein Gebiss aus dem Mund kramte und mich fragte, ob ich ihm schnell eine Druckstelle an seiner Zahnprothese wegschleifen könne. Ich war damals noch Student und völlig überfordert. Heute würde ich die Druckstelle selbstverständlich in MacGyver-Manier mit dem Steakmesser entfernen.

Ebenso geschätzt werden mein Rat und meine tatkräftige Unterstützung von überängstlichen jungen Müttern und Vätern, die, seit meine Frau und ich selber Kinder haben, oft bei uns zu Gast sind. Regelmäßig werde ich hier etwas verdruckst gefragt, ob ich mir den schiefen oder dunklen Zahn eines Kindes ansehen könnte. Nicht zu vergessen meine geliebte Schwiegermutter, die mich einmal wie einen fahrenden Landarzt zu einem Galadinner rief, um auf der Damentoilette eine Zahnfleischtasche zu spülen.

Inzwischen bin ich an solche »Sonderschichten« gewöhnt und schaue mir ganz unkompliziert zwischen Bratwurst und Grillhendl den schmerzenden Zahn an. Und manchmal quittiere ich es mit dem Spruch: »Seien Sie froh, dass ich kein Frauenarzt bin!«

Das bin ich tatsächlich auch – und nicht nur, weil ich auf Grillfesten direkt zur Tat schreiten kann. Das Tolle an Zähnen ist: Im Unterschied zu Leber, Gehirn oder Knochen sind es sichtbare Organe. Die Probleme an Ihren Zähnen können Sie oft schon selbst sehen, etwa als Schwellung oder dunkles Loch. In den allermeisten Fällen kommen die Patienten zu mir in die Praxis und deuten schon auf die Stelle, die ihnen wehtut. Was für ein Luxus im Vergleich etwa zu einem Internisten, der vom Patienten nur »Bauchschmerzen« hört und sich durch alle Organe des Bauchraums kämpfen muss, um die richtige Diagnose zu stellen. Vieles, was unsere Zähne betrifft, lässt sich also leicht nachvollziehen – und Sie können manche Probleme sogar selbst lösen! Würde dagegen ein Neurochirurg einen Ratgeber wie diesen hier schreiben, wären da wohl nicht viele Tipps zur Eigenanwendung zu finden.

Was ich außerdem zu schätzen weiß: Beim Zahnarzt geht es meistens nicht um Leben und Tod. Ist das nicht schön? Ein Beruf, bei dem man Menschen helfen, aber in der Regel keinen großen Schaden anrichten kann. Kurz gesagt: Ich liebe meine Arbeit, und ich hoffe, Sie merken das zwischen den Zeilen dieses Buches.

Auf der anderen Seite haben Zahnärzte keinen besonders guten Ruf. Vielleicht hallen hier, neben den Schmerzen, die manchmal leider nicht zu vermeiden sind, auch noch die 1980er-Jahre nach, in denen Zahnärzte die Spitzenverdiener unter den Freiberuflern waren und viele meiner Kollegen einen extravaganten Lebensstil, inklusive Weinsammlung, Sportwagen und Ferienhaus, führten. Zahnärzte haben heute immer noch einen guten Verdienst (Näheres in Kapitel »*Astronaut, Feuerwehrmann und Herzchirurg*«) und ich muss schon zugeben, dass man einen Zahnärztekongress, der oft an solchen »schlimmen« Orten wie Sylt, Zürs oder Mallorca stattfindet, an dem Fuhrpark in der Tiefgarage erkennen kann. Auf der anderen Seite sind viele meiner Kollegen, die ich heute kennenlerne, absolute Überzeugungstäter und verbringen mehr als 50 Stunden pro Woche in ihrer Zahnarztpraxis. Auch dazu soll dieses Buch dienen, nämlich einmal einen Blick hinter die Kulissen eines Zahnarztes zu wagen – wie es sich anfühlt, in einen Zahn zu bohren, wie es dem Rücken eines seit 30 Jahren praktizierenden Zahnarztes geht, und ja, auch wie sich das Getriebe des neuen Porsche Carrera anfühlt.

Wie sollen Sie das Buch denn nun lesen? Zunächst einmal: Es ist ein Ratgeber und kein Roman. Wenn Sie also gerne etwas über Mundschleimhäute wissen wollen, dann fangen Sie gerne hinten im Kapitel »*Schleimhäute – oben Eingang, unten Ausgang?*« an. Oder vielleicht brauchen Sie ein Zahnimplantat? Dann blättern Sie bitte zum Kapitel »*Hilfe, mein Zahnarzt will mir ein Loch in den Knochen bohren!*«. Vielleicht machen Sie sich aber Sorgen um die Zähne Ihrer Kinder oder Enkelkinder? Dann lesen Sie das Kapitel »*Milchzähne – egal, weil sowieso bald weg?*« oder »*Willst Du Dich bei mir und meiner Zahnspange einhaken?*«. Oder wollen Sie lieber wissen, wie viel ein Zahnarzt verdient oder wie Forschung in der Zahnmedizin abläuft, dann springen Sie gleich zu Teil 5 (»*Auf dem Zahnfleisch – ein Blick hinter die Kulissen*«).

Vielleicht haben Sie aber auch grundsätzlich Lust, mehr über die moderne Zahnheilkunde und die Bedeutung der oralen Prophylaxe zu erfahren? Dann lesen Sie einfach weiter bis zur letzten Seite – hoffentlich um einiges klüger. Für den Fall, dass Sie es einmal eilig haben, sind am Ende jedes Zwischenkapitels die wichtigsten Tipps zusammengefasst. Falls es Ihnen vor lauter Zahnfüllungen, Zahnimplantaten und Zahnzwischenraumbürstchen dann doch einmal zu viel »heavy dental stuff« wird, gibt es im Anhang einige lustige, spannende oder manchmal dramatische Anekdoten aus meiner zahnärztlichen Karriere – alles wirklich passiert!

Vieles von dem, was Sie in diesem Buch finden, basiert auf meinen Erfahrungen als Zahnarzt. Vieles, aber nicht alles davon ist rundum wissenschaftlich bewiesen, aber das muss es auch nicht sein. Ich habe lange genug in der Forschung gearbeitet, um wissenschaftliche Studien und deren praktische Bedeutung im zahnärztlichen Alltag einschätzen zu können. Vor zehn Jahren hieß es noch, ein Arzt oder Zahnarzt solle nur auf bewiesene Erkenntnisse bauen (man nannte das »evidence-based medicine«). Heute ist man da weiter und die jahrzehntelange Erfahrung eines Mediziners hat wesentlich mehr Gewicht als früher. Eine Mischung aus wissenschaftlichen Leitlinien und der eigenen Intuition als Arzt ist im individuellen Fall meiner Meinung nach am besten. Gerade wenn es um kleinere Probleme geht, kann Ihnen aber sicherlich auch schon dieser Ratgeber weiterhelfen.

Ich wünsche Ihnen eine entspannte und interessante Lektüre. Ich möchte es nicht hoffen, aber vielleicht ergeht es Ihnen ja so wie einem Teilnehmer einer meiner Vorträge in den USA, der nach dem Vortrag zu mir auf die Bühne kam und sagte: »Now I am confused on a higher level!«

Ihr Stefan Fickl

TEIL 1

VON ZÄHNEN UND ZAHNÄRZTEN

1.

DIE EIGENEN ZÄHNE

MITTEN IM GESICHT, ABER OFT WENIG BEACHTET

Die eigenen Zähne – ein Thema, mit dem fast jeder von uns schon einmal zu tun hatte. Denn die Chance, dass bei 32 Zähnen im Laufe des Lebens irgendwann einmal etwas schiefläuft, ist stochastisch ziemlich hoch. 32 Zähne? Sind es denn wirklich so viele? Im Idealfall schon, denn 28 Zähne plus vier Weisheitszähne stellen beim Menschen die normale Zahnanzahl dar. Manchmal wird gemunkelt, dass der Zahnarzt betriebswirtschaftlich klüger gedacht hat als z. B. der Hals-Nasen-Ohren-Arzt, der sich mit nur einer Nase, einem Hals und zwei Ohren beschäftigen darf. Andererseits kann sich natürlich auch ein Orthopäde nicht beschweren: Bei so vielen Knochen und Gelenken im Körper ist die Chance, dass eine Behandlung notwendig wird, nicht viel geringer als bei uns Zahnärzten.

Lassen Sie uns am Anfang das Grundwissen über die Zähne kurz zusammenfassen, damit Sie für den Rest des Buches gut gerüstet sind und auch ein wenig »Angeberwissen« für den Kaffeetisch haben. Wir Menschen besitzen im Ober- und Unterkiefer jeweils vier Schneidezähne, jeweils zwei Eckzähne, zwei kleine Backenzähne und zwei große Backenzähne. Die Zähne sind hintereinander angeordnet und berühren sich an einer Stelle ganz leicht – der sogenannte Kontaktpunkt. Hier sollte es so schön knacken oder klicken, wenn Sie mit der Zahnseide durchgehen. Zahnseide – Sie hassen diesen klebrigen Faden? Dann habe ich gute Nachrichten für Sie, denn kaum eine Sache in der dentalen Welt wurde von Zahnärzten und dem Prophylaxepersonal so vehement empfohlen und scheint laut aktuellen wissenschaftlichen Erkenntnissen so wenig Wirkung zu haben. Wenn Sie endlich mit gutem Gewissen die Zahnseide vergessen wollen, dann schauen Sie einmal im Kapitel »*Zahnbürste, Zahnseide, Zahnzwischenraumbürsten*« nach.

Bei der Zahnanzahl hat die Natur einen großen Spielraum, denn nicht immer sind alle Zähne vorhanden und manchmal sind im Kiefer sogar ein paar Zähne zu viel angelegt. Ich hatte einmal zwei Patienten, die zufällig am gleichen Tag in meine Praxis kamen und die im Wartezimmer auch noch über ihre Zahnsituation ins Gespräch kamen: Der eine hatte zusätzlich zu den Weisheitszähnen noch zwei weitere Zähne angelegt, die hinter den Frontzähnen im Kiefer verlagert waren, und meinem nächsten Patienten fehlten von Geburt an zwei kleine seitliche Schneidezähne. Bei beiden Patienten mussten durch umfangreiche – auch operative – Behandlungen die Zähne entweder entfernt oder ersetzt werden. Kurz konnte ich das Gespräch der beiden im Wartezimmer mithören: »Schade, dass wir nicht einfach tauschen können – dann wären wir hier schon fertig!«

Fehlende oder nicht angelegte Zähne sind tatsächlich nicht wirklich selten. Es gibt Untersuchungen, die zeigen, dass bei bis zu 11,3 % aller Menschen ein Zahn nicht angelegt ist. Am häufigsten sind davon die Weisheitszähne betroffen. Wen das betrifft, der hat meistens ein wenig Glück, denn ein nicht angelegter Weisheitszahn muss auch nicht entfernt werden. Wir kommen im Kapitel »*Willst Du Dich bei mir und meiner Zahnspange einhaken?*« nochmal genauer darauf zu sprechen, wann und ob man Weisheitszähne entfernen muss. Anders sieht es bei den Frontzähnen aus, die neben den unteren kleinen Backenzähnen am nächsthäufigsten nicht angelegt sind. Wenn einer dieser Frontzähne nicht angelegt ist, wird es komplizierter: Denn ein Zahn sorgt beim Durchbruch und bei der Entwicklung auch dafür, dass sich Knochen und Zahnfleisch mitentwickeln – und Knochen und Zahnfleisch benötigt man dringend, nicht nur im täglichen Leben, sondern z. B. auch bei einem Zahnimplantat.

Zähne sind nicht fest mit dem Kiefer verwachsen, sondern an feinen Fasern – wie eine Hängematte – mit dem Kieferknochen verbunden. Wenn Sie wollen, können Sie das einmal ausprobieren. Nehmen Sie Ihren unteren Frontzahn einmal zwischen zwei Finger und wackeln etwas daran – Sie werden merken, dass er leicht hin und her wippt und Sie Druck weit unten im Kiefer spüren. Wenn Ihre Zähne evtl. schon stärker wackeln (wir kommen im Kapitel *»Puh, wie das riecht!«* darauf), machen Sie das Experiment lieber bei jemand anderem, z. B. bei Ihrer Schwiegermutter.

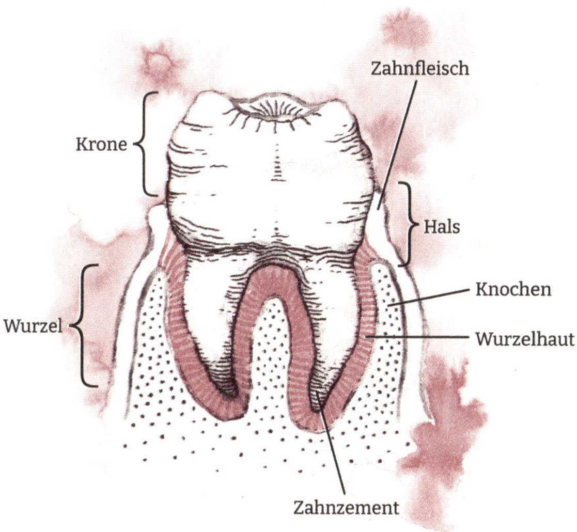

Jetzt fragt man sich, warum der Körper den Zahnhalteapparat so kompliziert aufgebaut hat – wäre es nicht einfacher, wenn die Zähne fest mit dem Kiefer verwachsen wären? Nun, das Problem wäre dann, dass wir zu wenig »Gefühl« in den Zähnen hätten, denn die Aufhängefasern sind wahre Tastmeister. Hier kommt der berühmte »Kirschkerneffekt« zum Tragen: Wenn Sie z. B. gerade Schwarzwälder Kirschtorte genießen und plötzlich mit voller Wucht auf einen Kirschkern beißen, dann merken das die Fasern, die die Zähne mit dem Kieferknochen verbinden, schon weit vor Ihnen und öffnen reflektorisch den Kiefer, um die Zähne zu schützen. Schaut beim Kaffeeklatsch komisch aus, hat Ihnen aber gerade einen Zahn gerettet.

Übrigens gibt es einen großen anatomischen Unterschied zwischen dem Ober- und dem Unterkiefer. Der Unterkiefer ist nämlich nur über ein Gelenk mit dem Schädel verbunden – dem Kiefergelenk – und stellt ansonsten einfach nur eine Knochenspange dar. Auch wenn es sich manchmal anders anfühlt: Das Einzige, was Sie am Kopf bewegen können, ist der Unterkiefer. Manchmal verwende ich diese Tatsache beim Patienten als Trick: nach langen Sitzungen im Behandlungsstuhl wissen Patienten oft nicht mehr genau, was ich meine, wenn ich sage: »Bewegen Sie doch einmal den Unterkiefer nach rechts.« Stattdessen sage ich dann: »Schieben Sie einmal die oberen Zähne nach links.« Völliger Blödsinn, aber meistens bringt es das gewünschte Ergebnis!

Eine große Besonderheit der Zähne im menschlichen Körper ist, dass unsere bleibenden Zähne, wie schon erwähnt, für den Rest des Lebens halten müssen. Das unterscheidet uns vom Haifisch, der einen kleinen Revolver im Kiefer hat und sich bei einem ausgebissenen Zahn einfach einen neuen aus der Reserve holt. Zähne zu züchten ist deshalb eines der heißen Forschungsthemen in der zahnmedizinischen Wissenschaft. Wäre das nicht eine tolle Vorstellung? Ein Zahn ist kaputt, und nun wird im Labor aus ein paar Zellen ein neuer Zahn gezüchtet, der dann wieder aus dem Kiefer herauswächst wie im Kindesalter. Forschern der TU Berlin ist es mittlerweile sogar schon gelungen, im Labor (man nennt das »in vitro«) Zähne nachwachsen zu lassen. Allerdings gehen die meisten Forscher in diesem Themengebiet davon aus, dass es noch ziemlich lange dauern wird, bis diese Technik in der täglichen Praxis zur Anwendung kommen wird. Auch wenn Sie noch etwas jünger sind – das ist leider kein Thema mehr für Sie!

Kommen wir also zu einer eher grundsätzlichen Frage. Warum haben wir überhaupt Zähne? Jetzt werden Sie mir antworten: Ist doch logisch: zum Kauen. Klar, das ist einer der Hauptgründe (siehe Kapitel: »*An apple a day keeps the dentist away?*«), aber Zähne haben noch viele andere Aufgaben. Das fängt bei der Sprache an. Zähne sind entscheidend bei der Lautbildung. So werden z.B. F-, W- und V-Laute durch die oberen Frontzähne und die Unterlippe gebildet. Oder versuchen Sie einmal, »Feuerwehr« zu sagen und dabei die Lippen von den Zähnen wegzuhalten. Wenn Sie bei dieser Übung jetzt Ihr Nachbar im Zug oder in einem Wartezimmer komisch anschaut, dann sagen Sie einfach, Sie seien ein berühmter Schauspieler und probten für einen Film – einen Feuerwehrfilm.

Aber natürlich haben Zähne noch eine – für die meisten Menschen – sehr wichtige Aufgabe. Ohne Zähne oder mit ungepflegten oder abgenutzten Zähnen ist ein ästhetisches Erscheinungsbild praktisch nicht denkbar. Wenn Sie sich in erster Linie für die Verbesserung Ihrer Zahnästhetik interessieren, dann springen Sie doch gleich zum Kapitel »*Spieglein, Spieglein an der Wand*«, denn dort besprechen wir alle Optionen der modernen Zahnheilkunde, die Optik der Zähne und des Zahnfleisches zu verbessern. Uns Zahnärzten geht die Begutachtung der Zahnästhetik bei anderen Menschen irgendwann in Fleisch und Blut über. Ich erinnere mich noch sehr gut, wie mein Vater – auch er Zahnarzt – nach dem Treffen mit einem Bekannten verkündete: »Die Schneidekanten der oberen Frontzähne sind bei Herrn M. im Verhältnis zur Gesichtsmimik 1,5 Millimeter zu kurz, aber ansonsten ist er ein sehr netter Mann!« Verschiedene Untersuchungen belegen, dass gepflegte Zähne einen großen Wert für das eigene Selbstvertrauen und die Wahrnehmung durch andere haben. Menschen mit gleichmäßigen und weißen Zähnen werden nicht nur attraktiver eingeschätzt als solche mit unregelmäßigen oder dunklen Zähnen, sondern ihnen wird auch mehr Zuverlässigkeit, Intelligenz und Ausgeglichenheit zugeschrieben. Natürlich sind das Vorurteile, aber wir können uns diesen schnellen Wertungen häufig nicht entziehen. Auf der anderen Seite müssen die Zähne aber auch zu ihrem Besitzer und dessen Alter passen. Gerade stehende schneeweiße Zähne ohne Abrieb sind im jungen Alter wunderschön, einem 80-Jährigen aber nimmt man sie kaum noch ab. Sie sehen, die Zahnästhetik ist eine Gratwanderung. Auf der einen Seite sollte es schön und ästhetisch sein, aber es muss auch passend sein. In diese Richtung geht auch die schlimmste Kritik, die Sie gegenüber einem Zahnarzt äußern können: »Meine neuen Zähne gleichen farblich und von der Form ziemlich genau einer WC-Schüssel!«

Kommen wir zu den unangenehmen Seiten der Zähne: Zahnschmerzen. Schmerzen im Kopfbereich lassen einen sofort an etwas »Vitales« denken oder das Schlimmste befürchten. Denken Sie an die Szene in dem bekannten Hollywoodfilm mit Tom Hanks, als er auf einer einsamen Insel plötzlich Zahnschmerzen bekommt und einen Zahn als Übeltäter ausgemacht hat. Verziehen Sie gerade schon Ihr Gesicht, wenn Sie daran denken, wie er mit einer Schlittschuhkufe den Zahn aus seinem Kiefer entfernt? Zahnschmerzen können paralysieren, denn Schmerzen mitten im Gesicht sind nicht zu ignorieren. Die gute Nachricht bei Zahnschmerzen: So schnell, wie die Schmerzen kommen, so schnell sind sie mit einer zahnärztlichen Behandlung auch wieder in Griff zu bekommen. Die schlechte Nachricht: Hausmittelchen helfen dabei nicht wirklich, sondern lindern meist nur kurz die Symptome.

Trotzdem möchte ich Ihnen gleich am Anfang des Buches ein paar Tipps für den Fall der Fälle geben. Sie müssen ja nicht gleich in Tom-Hanks-Manier zum Schlittschuh greifen, denn das würde auch auf Ihr Umfeld befremdlich wirken. Zahnschmerzen haben häufig eine der folgenden zwei Ursachen. Entweder ist es Zahnkaries, die den Zahnnerv angreift und damit eine Entzündung auslöst, oder es ist Parodontose, bei der das Zahnfleisch schmerzhaft angeschwollen ist. Beide Probleme werden durch Bakterien ausgelöst und damit ist auch schon klar, was hier helfen könnte – nämlich, diese Bakterien zu bekämpfen.

Fangen wir mit dem für Sie einfacher zu behandelnden Krankheitsbild an: Parodontose. Ich weiß, es heißt eigentlich Parodontitis (Entzündungen enden in der Medizin mit -itis), aber »Parodontose« hat sich beim Laien nun einmal durchgesetzt. Schauen Sie sich einmal die schmerzhafte Stelle an. Wenn Sie rotes und geschwollenes Zahnfleisch sehen (vergleichen Sie es einfach mit der anderen Mundseite), dann kommt das Problem wahrscheinlich von einer akuten Parodontose. Jetzt hilft nur Putzen, putzen, putzen und desinfizieren – idealerweise mit einer antibakteriellen Mundspülung aus der Apotheke.

Meine Empfehlung zur Akutbehandlung wäre daher als Erstes, Ihre alte Zahnbürste wegzuwerfen, denn Sie wollen ja nicht die alten Bakterien wieder zurückbringen. Nehmen Sie eine brandneue Zahnbürste, geben Sie die antibakterielle Mundspüllösung darauf und widmen Sie sich der entzündeten Stelle. Wenn Sie keine Mundspüllösung zur Hand haben, können Sie auch abgekühlten Kamillentee oder Salzwasser verwenden – auch diese Lösungen wirken antibakteriell. Das kann am Anfang bluten und etwas wehtun, sollte aber nach einiger Zeit besser werden. Bitte verstehen Sie mich nicht falsch, die Behandlung ist hier noch nicht abgeschlossen! Denn die Ursache ist damit nicht behandelt. Was Sie bisher getan haben, ist eher, wie eine schimmlige Wand mit neuer Farbe zu überstreichen – das hält, aber nicht lange! Sie sollten sich rasch einen Termin beim Zahnarzt geben lassen.

Die leider deutlich häufigeren Zahnschmerzen entstehen durch Zahnkaries und sind schwieriger selbst zu behandeln, denn hier steckt die schmerzhafte Entzündung meistens an der

Spitze der Zahnwurzel. Vielleicht kennen Sie noch den alten, aber treffenden Spruch: »Der Zahn sitzt auf Eiter!« Fürs Erste helfen hier meist nur Kühlen und die Einnahme von Schmerzmitteln. Aber wie oben erwähnt, kann eine zahnärztliche Behandlung die Schmerzen oft komplett und schnell wieder ausschalten.

Sie merken, zwei Aspekte sind in Bezug auf Ihre Zähne am wichtigsten. Erstens die Vermeidung von Problemen durch Prophylaxe und zweitens das Finden des richtigen Zahnarztes. Und damit geht es nun weiter: Welchen Zahnarzt soll ich denn nun auswählen? Brauche ich einen Spezialisten? Und sind zwei Doktortitel besser als keiner? Das erfahren Sie im nächsten Kapitel.

2.

HERR ZAHNARZT, DR. MED. DENT. ODER HERR DR. DR. – SIND ZWEI DOKTORTITEL BESSER ALS KEINER?

In Österreich ist in Bezug auf Titel vieles noch wie früher. Vom Geheimrat über den Magister bis hin zum Professor – jeder hat praktisch seinen eigenen Titel. Und die Titel werden täglich verwendet, sie stehen sogar auf der privaten Haustürklingel. Und das Schöne für den Ehepartner ist – diese Titel werden in der Regel am Standesamt weitergegeben. »Frau Professor, grüßen Sie mir doch bitte Ihren Mann, den Herrn Professor!«

In Amerika schaut die Sache etwas anders aus. Ich durfte zwei Jahre in New York an der Zahnklinik der New York University verbringen, um dort in Lehre und Forschung zu arbeiten. Für mich war das eine riesige Umstellung: Angefangen von American Football bis hin zu nicht vorhandener Krankenversicherung und unterirdischer Mülltrennung ist jenseits des großen Teichs so einiges anders.

Alles wirkt imposant und beeindruckend und natürlich ist auch die New Yorker Zahnklinik in einem kleinen Hochhaus beheimatet. Am allermeisten habe ich mich am Anfang gewundert, warum mein Chef, einer der bekanntesten Kliniker und Wissenschaftler im Bereich der Zahnmedizin, nur »Dr.« auf seinem Namensschild hatte, wobei alle Mitarbeiter, die die Zahnreinigungen durchführten, »Prof.« auf ihrem Namensschild trugen.

Als ehrfürchtiger Europäer war ich natürlich sofort begeistert von der Kompetenz des Assistenzpersonals an der Universität in

New York. Das hielt jedoch nur, bis ich erfahren habe, dass »Professor« in Amerika einfach »Lehrer/Lehrerin« bedeutet und jeder »Dr.« leicht säuerlich ist, wenn man ihn mit »Professor« anredet. Ein Professor ist in Amerika also nichts anderes als ein Lehrer, richtig hohe akademische Weihen kriegt man als »Dr.«.

Sie sehen also, andere Länder, andere Sitten. In den deutschsprachigen Ländern ist der »Professor« der Titel mit dem höchsten gesellschaftlichen Ansehen und – das kann ich mit Fug und Recht behaupten – mit ein paar Schweißperlen und Rückenschmerzen verbunden. Die Schweißperlen von der wissenschaftlichen Arbeit und die Rückenschmerzen vom Nicken und Dankesagen zu Chefs oder Laborleitern.

Sie werden sich vielleicht fragen, was dieses Kapitel in einem Zahnratgeber soll. Will er jetzt von seinem tollen Lebensweg erzählen? – Nein, das erspare ich Ihnen. Falls es Sie dennoch interessiert, können Sie es gerne in der hinteren Buchklappe nachlesen.

Es geht mir um ein wenig Übersicht für Sie als Patienten. Es gibt heute eine Flut von Titeln, Spezialisten und Fachzahnärzten, es ist ein wenig, wie Andy Warhol vor ein paar Jahrzehnten gesagt hat: »In the future everyone will be famous for fifteen minutes.« Man hat mittlerweile das Gefühl, dass ein Zahnarzt ohne Zusatzqualifikation oder Zusatztitel eigentlich nicht mehr viel auf der Pfanne hat. Doch das ist weit gefehlt! Warum das so ist, dazu kommen wir nun.

Mein Zahnarzt hat gar keinen Doktortitel … stimmt da etwas nicht?

Ein Doktortitel und die Approbation (also die Zulassung) als Zahnarzt haben erst mal nichts miteinander zu tun. Der Doktortitel wird für eine wissenschaftliche Leistung in einem akademischen Studienfach vergeben – wie z. B. Medizin, Zahnmedizin,

Chemie etc. Durch die Skandale der letzten Jahre hat ja nun jeder mitbekommen, dass die Doktorarbeit eine selbstständig durchgeführte Arbeit mit einem klar erkennbaren Eigenanteil sein muss. Ist dies der Fall, darf man sich, nach einer erfolgreichen mündlichen Prüfung, die zwei Buchstaben ans Türschild schreiben.

Wenn Sie sich nun aber Sorgen machen, weil Ihr Zahnarzt keinen Doktortitel führt, dann ist das völlig unberechtigt. Man könnte sagen: Der Doktortitel ist eine Fleißarbeit nach oder auch schon während des Studiums. Keinen Doktortitel zu haben bedeutet aber nicht, dass man faul war, sondern, dass man vielleicht in den Semesterferien arbeiten musste, um sich das Studium zu finanzieren, während die ein oder anderen Kinder aus gutem Hause schon entspannt ihre Doktorarbeit vorbereiten konnten …

Ich habe in meiner Zeit als Professor an der Universität auch einige Doktoranden betreut und sie auf dem Weg zum Doktortitel begleiten können: Ich kann Ihnen sagen, dass an so einer Promotionsarbeit ganz schön viel Zeit, Mühe und Ärger hängen. Und man sieht heute längst eine gesellschaftliche Tendenz, akademische Titel nicht mehr ganz so wichtig zu nehmen, wie dies frühere Generationen taten. Zahnärzte ohne Doktortitel werden in nächster Zeit also wohl immer häufiger anzutreffen sein – in fachlicher Hinsicht ihren promovierten Kollegen aber keineswegs nachstehen.

Die Qualifikation Ihres Zahnarztes hat mit dem Doktortitel nichts zu tun – Punkt. Es sollte für Sie keine Rolle spielen.

PATIENTENTIPP

Ich brauche einen Spezialisten – was tun?

Bei einigen Behandlungen ist es wichtig, einen Arzt auszusuchen, der sich im jeweiligen Spezialgebiet sehr gut auskennt und diese Art von Behandlung schon viele Male durchgeführt hat. Beispiele in der Zahnmedizin sind schwierige ästhetische Behandlungen wie z. B. Zahnveneers, denn hier braucht man viel Erfahrung, ein Gespür für Ästhetik und einen guten Zahntechniker, mit dem man schon lange zusammenarbeitet. Auch schwierige chirurgische Eingriffe, z. B. ein Zahnimplantat bei wenig Knochenstruktur. Hier geht es mir nicht darum, dass ein Spezialist das Zahnimplantat vielleicht gerader in den Knochen setzt – einen erfahrenen Chirurgen bringt vielmehr ein Zwischenfall während der OP nicht aus der Ruhe.

Jeder erfahrene Kieferchirurg kann Ihnen Geschichten von Patienten erzählen, die mit dem Taxi und einem blutenden Mundwinkel in seine Praxis geschickt wurden, weil der behandelnde Zahnarzt den vermaledeiten Weisheitszahn einfach nicht aus dem Kiefer herausbekommen hat.

Das ist sicherlich der Worst Case, mitten in einer OP zu einem anderen Zahnarzt gekarrt zu werden. Ich persönlich sehe es mittlerweile als den größten Vorteil eines Spezialisten an, eine gangbare Lösung zu finden, falls es während des Eingriffes nicht so läuft wie geplant.

Nun, der beste Fall ist immer, wenn Sie Ihr Zahnarzt von sich aus für eine Behandlung zu einem Spezialisten überweist. Meistens ist diese Empfehlung ein guter Rat. So eine Zusammenarbeit besteht häufig schon sehr lange und würde nicht mehr bestehen, wenn sie nicht von vielen Erfolgen gekrönt wäre. Das kennen Sie doch von sich selber. Wenn Sie etwas weiterempfehlen und es wird dann doch nicht so toll wie angekündigt, dann fällt das immer auch ein wenig auf Sie selber zurück.

Wenn Sie sich selber auf die Suche nach einem Spezialisten für Ihr Zahnproblem machen wollen, dann sind die zahnmedizinischen Fachgesellschaften gute Ratgeber. Für Ästhetik die *Deutsche Gesellschaft für Ästhetische Zahnheilkunde e. V. (www.dgaez.de)*, für Zahnimplantate die *Deutsche Gesellschaft für Implantologie im Zahn-, Mund- und Kieferbereich e. V. (www.dginet.de)*, für parodontologische Fragestellungen die *Deutsche Gesellschaft für Parodontologie (DG PARO) e. V. (www.dgparo.de)* und für Fragestellungen im Bereich von Wurzelkanalbehandlungen und Zahnunfällen die *Deutsche Gesellschaft für Endodontologie und zahnärztliche Traumatologie e. V. (www.dget.de)*. Bei den meisten Fachgesellschaften gibt es zertifizierte Spezialisten, also Zahnärzte, die bestimmte Behandlungen häufiger und routinierter durchführen. Es macht sicher Sinn, den Zahnarzt, zu dem Sie von Ihrem Hauszahnarzt überwiesen wurden, auf diesen Websites zu suchen. Im Zweifel holen Sie bei einer komplizierten Sache doch eine Zweitmeinung ein – das kann nie schaden, insbesondere bei einer größeren und schwierigeren Behandlung.

Ein Sonderfall als Titel auf dem Praxisschild ist der sogenannte *Master of Science* (MSc). Diesen akademischen Titel führen mittlerweile relativ viele Zahnärzte. Er bedeutet, dass eine berufsbegleitende, strukturierte Fortbildung zu einem zahnmedizinischen Fachbereich erfolgreich durchgeführt wurde. Die Besonderheit an dieser Fortbildung ist der akademische Abschluss. Bei anderen Fortbildungen ist die reine Anwesenheit ausreichend. Beim *Master of Science* nicht. Hier wird neben einer Prüfung auch eine Masterarbeit verlangt, die wissenschaftlichen Kriterien genügen muss. Der *Master of Science* ist daher ein gutes Kriterium für Patienten, dass sich der Zahnarzt eingehend mit einem spezifischen Thema beschäftigt hat. Dennoch ist er fachlich sicherlich hinter dem Spezialisten oder Fachzahnarzt (z. B. Fachzahnarzt für Oralchirurgie) einzuordnen.

In Deutschland ist für Ärzte und Zahnärzte die Aufnahme in die FOCUS-Liste der Mediziner ein kleiner Ritterschlag. Die Nennung in dieser Liste ist ziemlich begehrt und meistens wird man hier nur geführt, wenn man irgendetwas »Besonderes« nachgewiesen hat. Also z. B. wissenschaftliche Tätigkeit oder viele Vorträge auf großen wissenschaftlichen Kongressen. Die Nennung in der FOCUS-Liste basiert unter anderem auf Empfehlungen von anderen Zahnärzten und ist damit ziemlich unabhängig. Also, es ist sicherlich kein schlechtes Zeichen, wenn Ihr Zahnarzt oder der Arzt, zu dem Sie überwiesen wurden, in dieser Liste zu finden ist.

Nicht, dass wir uns falsch verstehen. Nicht für alles brauchen Sie einen Spezialisten oder sollten Sie die Internetseiten der Fachgesellschaften durchforsten. Viele Zahnärzte arbeiten auf sehr hohem Niveau, weil sie sich ständig fortbilden. Mein Vater war z. B. so einer. Jedes Wochenende auf Kursen, am Abend noch die Fachzeitschriften gelesen und eigentlich nur eines im Kopf: Zahnmedizin. Wenn Sie so einen Zahnarzt gefunden haben, dann brauchen Sie keinen Spezialisten.

Sie benötigen eine schwierige Behandlung? Wenn Sie Ihr Zahnarzt zu einem Kollegen überweist, mit dem er schon länger vertrauensvoll zusammenarbeitet, dann würde ich der Empfehlung folgen. Die Homepages der großen Fachgesellschaften bieten eine Spezialistensuche an, die sich z. B. für eine zweite Meinung anbietet. Und in die FOCUS-Liste kommt man auch nicht nur durch Nasebohren …

PATIENTENTIPP

Mein Zahnarzt ist ein Herr Professor – wird es dann teurer?

Das höre ich oft: »Ist ja klar, dass es bei Ihnen etwas teurer ist, denn ein Professor kann ja mehr abrechnen.«

Das stimmt nicht, denn der Titel hat mit der Art der Abrechnung nichts zu tun. Es hat höchstens etwas damit zu tun, dass die Fälle, die an den hoch spezialisierten Professor überwiesen werden, in der Regel entsprechend schwieriger zu behandeln sind.

Die Verleihung des Professorentitels war für mich schon ein besonderer Tag, denn eigentlich war jetzt der höchstmögliche akademische Titel erreicht – also kann es jetzt nur noch bergab gehen, oder? Nun, ein Herr Professor in der eigenen Zahnarztpraxis ist eher die Ausnahme. Denn die Habilitation und der in der Folge verliehene Titel »Professor« sind ja eigentlich die Voraussetzung für die Bewerbung auf eine Hochschullehrerstelle und damit sollten Professoren eigentlich an den Hochschulen bleiben.

Doch in der Realität gibt es beides. Die Professoren an einer Hochschule (Universitätsklinik), bei denen man sich auch behandeln lassen kann, und niedergelassene Zahnärzte, die diesen Titel führen.

Das kommt daher, dass manche Zahnärzte – und so war das auch bei mir – irgendwann die Entscheidung getroffen haben, die Hochschulkarriere nicht mehr weiterzuführen und in die freie Praxis zu gehen. Andere haben den Weg weitergeführt und sind dann irgendwann zu einem sogenannten Ordinarius ernannt worden – also auf einen Lehrstuhl einer Universitätsklinik berufen worden.

Doch zurück zur Praxis, was bringt Ihnen jetzt ein Herr Professor als Zahnarzt? Nun, Sie können sich sicher sein, dass so jemand viel wissenschaftliche Erfahrung hat und auch lange an einer Universitätsklinik gearbeitet hat. Aber so ein wenig ist es schon wie mit der Doktorarbeit. Wegen eines Professorentitels ist niemand ein besserer oder schlechterer Zahnarzt.

Das Einzige, womit Sie wirklich rechnen können, ist, dass ein Professor eine gewisse Zeit pro Semester an seiner Uni verbringt, um Vorlesungen für Studenten zu halten und meistens auch noch Doktoranden betreut. Das bedeutet natürlich, dass er schon alleine dadurch immer noch sehr nahe am aktuellen Forschungsstand ist.

Bei mir persönlich hat es sich so ergeben, dass ich zwei- bis dreimal im Monat an der Universität bin, mit jüngeren Zahnärzten arbeite und wissenschaftliche Projekte betreue – für mich eine tolle Verbindung zwischen Praxis und Wissenschaft.

Bei einigen Ärzten und Zahnärzten liest man manchmal Priv.-Doz., PD oder Privatdozent vor dem Doktor. Was ist denn das? Ein Privatgelehrter? Nun, der Titel kommt wirklich aus der Zeit, als Universitäten Gelehrte ernannten, die dann in ihren Häusern Vorlesungen und Seminare hielten. Heute erhält man diesen Titel nach dem Abschluss der Habilitation – also der großen wissenschaftlichen Leistung als Voraussetzung für eine Professur. Man könnte also sagen, der Privatdozent ist der letzte Meilenstein vor der Professur.

Ob man dann irgendwann wirklich Professor wird, hängt von vielen anderen Faktoren ab – manche haben nach der Habilitation das Interesse an zeitintensiver Forschung verloren und bleiben bei dem Titel Privatdozent.

Also keine Angst, wenn Sie einen Termin bei einem Privatdozenten haben. Das bedeutet nicht, dass die Behandlung in seinen Privatgemächern stattfindet oder dass er nur privat abrechnet. Es ist einfach ein Zeichen dafür, dass jemand mit viel Engagement und Zeit wissenschaftlich gearbeitet hat – ein besserer Arzt ist er damit aber nicht unbedingt.

Aus eigener Erfahrung kann ich sagen, dass es manchen Patienten schon wichtig ist, von einem Professor behandelt zu werden. Prinzipiell sagt das aber nicht viel über die Qualifikation als praktischer Arzt aus. Das Einzige, was man daraus schließen kann, ist, dass dem Professor der aktuelle Wissensstand bekannt sein sollte, denn er ist ja mehrmals im Semester an seiner Universität.

PATIENTENTIPP

Ist Kieferchirurg das Gleiche wie Kieferorthopäde?

Ich würde Ihnen auf keinen Fall empfehlen, die Termine bei diesen beiden Zahnärzten zu verwechseln. Denn das Handwerkszeug des Kieferchirurgen ist das Skalpell und das des Kieferorthopäden die Zahnspange. Eine Verwechslung könnte daher unschön enden. Trotzdem höre ich oft von Patienten, dass ihnen ein Kieferorthopäde die Weisheitszähne entfernt hat und ein Kieferchirurg die Zähne begradigt hat. Na ja, lassen wir sie in dem Glauben.

Daher nur mal ganz kurz: Ein Kieferorthopäde ist ein Fachzahnarzt für die Korrektur von schiefen Zähnen in der Regel im Kindesalter. Ein Kieferchirurg hat das Medizin- und Zahnmedizinstudium abgeschlossen und ist ein Fachzahnarzt für alle chirurgischen Eingriffe in Kiefer und Gesicht. Wenn Sie also im Wartezimmer Ernie & Bert oder Mickey Mouse anlächeln, dann sind Sie eher beim Kieferorthopäden gelandet.

Wir werden im Kapitel »*Willst Du Dich bei mir und meiner Zahnspange einhaken?*« noch mehr über den Besuch beim Kieferorthopäden sprechen, denn meistens passiert das im Kindesalter. Interessanterweise gibt es auch einen Eingriff beim Kieferchirurgen, der oft im Kindes- und Jugendalter durchgeführt wird: das Entfernen der Weisheitszähne.

Es gibt noch eine Gemeinsamkeit. Beide Fachzahnärzte sind Überweisungsärzte. Das heißt, Sie werden, meist von Ihrem Zahnarzt, aufgrund eines bestimmten Problems – wie schiefe Zähne oder verlagerte Weisheitszähne – dorthin geschickt. Wenn der »Job« erledigt ist, gehen Sie zurück zu Ihrem Zahnarzt, der Sie manchmal ein ganzes Leben lang betreut.

Ein kleiner Tipp von meiner Seite wäre, dass Sie Ihren Zahnarzt einmal beiläufig fragen, wie lange er denn schon mit dem Arzt/Zahnarzt zusammenarbeitet, zu dem Sie geschickt werden. Wenn Ihr Zahnarzt jetzt ausholt und Geschichten von früher auspackt, dann ist alles gut. Gehen Sie dorthin und es wird sicherlich klappen.

Es gibt noch eine kleine Besonderheit bei Überweisungen zu anderen Ärzten, die manche Patienten verwirrt: Viele Zahnärzte schicken Patienten für das Einsetzen eines Zahnimplantates zu einem Kieferchirurgen oder zu einem Oralchirurgen, das Einsetzen der Zahnkrone nach dem Einwachsen des Implantates übernimmt dann aber wieder der Zahnarzt. Das klingt manchmal ein wenig so, als ob die Autowerkstatt die Winterreifen zwar abschraubt, aber zwei Tage später erst ein Spezialtrupp kommt, der die Sommerreifen wieder draufschrauben kann.

Diese Besonderheit hat etwas mit der Spezialdisziplin »Implantologie« zu tun, auf die wir im Kapitel »*Hilfe, mein Zahnarzt will mir ein Loch in den Knochen bohren!*« näher eingehen werden. Für den Moment also nur Folgendes: Kieferchirurgen sind chirurgisch sehr versiert und machen häufig sehr viel umfangreichere chirurgische Eingriffe als das Einsetzen von Zahnimplantaten. Sie haben aber kaum Erfahrung mit Zahnprothetik – also dem Setzen von Zahnkronen etc. Genau andersherum geht es häufig Ihrem eigenen Zahnarzt. Mit allen prothetischen Wassern gewaschen, aber chirurgisch nicht ganz so wetterfest. Also ist das doch eine perfekte Symbiose …

Kieferorthopäden, Kieferchirurgen und Oralchirurgen sind reine Überweisungsärzte in ziemlich unterschiedlichen Zahndisziplinen – daher bitte nicht verwechseln! Die Empfehlung Ihres Zahnarztes ist meist gut, insbesondere, wenn die beiden schon lange zusammenarbeiten. Fragen Sie also mal kurz nach …

PATIENTENTIPP

Mein Zahnarzt ist spitze im Internet bewertet …

Es gibt mittlerweile keinen Hotel- oder Handwerkerbetrieb und kein Umzugsunternehmen mehr, zu dem man sich nicht im Internet die Kritiken anschauen kann. Und natürlich ist das verführerisch, denn es ist doch ein bisschen wie den besten Freund nach Rat zu fragen, der schon Erfahrungen sammeln konnte: »Und wie hat's dir dort gefallen? Wie haben sie gearbeitet?«

Aber irgendwie auch nur ein bisschen, denn die Menschen, die diese Rezension im Internet schreiben, kennen Sie ja gar nicht – ob sie wirklich genau Ihren Geschmack und Ihre Präferenzen treffen? Überlegen Sie doch mal, von wie vielen Leuten aus Ihrem weiteren Bekanntenkreis Sie sich beispielsweise ein Hotel empfehlen lassen würden.

Natürlich gebe ich Ihnen recht, wenn das Hotel neben einem Braunkohlebergwerk liegt, dann würden 100 % aller Menschen gleich ticken. Aber es geht ja meistens um Essen, Einrichtung, Sympathie etc. – und da sind wir Menschen ja häufig grundverschieden. Umso differenzierter ist das bei Ärzten. Sie werden mir zustimmen, dass die wenigsten Patienten genau beurteilen können, was ihr Arzt oder Zahnarzt da gerade macht und noch viel weniger, wie gut er es macht. Für die Zahnmedizin gilt das sogar noch mehr, denn die Qualität einer Behandlung schlägt sich meist erst nach drei bis fünf Jahren nieder und keiner wartet heute so lange, bevor er eine Bewertung schreibt. Die meisten Bewertungen kreisen daher eher um die Themen Praxiseinrichtung, Perligkeit des Mineralwassers im Wartezimmer, Nettigkeit des Praxispersonals oder Schmerzhaftigkeit der Behandlung.

Und keine Frage, das ist natürlich auch wichtig, denn keiner will von einem Zahnarzt mit Knoblauchfahne in einer heruntergekommenen Baracke behandelt werden. Auf der anderen Seite –, wenn dieser Zahnarzt eine weltberühmte Koryphäe ist, dann würde ich ihn trotzdem dem Kollegen mit dem weißen Flügel im Entree und bequemen Wartezimmerlederstühlen vorziehen.

Meiner Meinung nach kommt bei den Bewertungsportalen ein weiterer Punkt zum Tragen: Im Internet herrscht oft eine Negativeinstellung und auch Nörgelstimmung, denn es ist ja sehr leicht, anonym zu kritisieren. Und in der Medizin gibt es nun einmal Komplikationen, entscheidend ist, wie man damit umgeht. Der Patient sieht jedoch oft nur, dass etwas schiefgegangen ist, und das lässt sich dann sehr gut im Internet breittreten.

Sie erkennen also schon meine Tendenz: Ich möchte die Bewertungsportale nicht schlechtreden, und ich glaube, dass ein Zahnarzt, der dort stets mit der Schulnote 1,0 bewertet wird, sicherlich zu den guten Vertretern seines Fachs gehört.

Ihr Zahnarzt ist laut den Bewertungsportalen der beste in der ganzen Stadt? Super, er kann sicherlich kein Schlechter sein. Aber bedenken Sie bitte, dass die Bewertung häufig das Praxisinterieur oder die Schmerzen bei der Spritze betreffen. Eine aufwendige ästhetische oder implantologische Behandlung würde ich nicht nur von diesen Einträgen abhängig machen.

PATIENTENTIPP

3.

NACH WELCHEN KRITERIEN
SOLL ICH JETZT MEINEN ZAHNARZT AUSSUCHEN?

Was tun, wenn man neu in eine Stadt gezogen ist? Die FOCUS-Liste durchkramen und den Zahnarzt mit den meisten Titeln nehmen? Oder im Internet nach dem besten Zahnarzt suchen und zu dem mit der Traumnote in den Bewertungsportalen gehen? Nun, ich würde das schon ein wenig von der Art der Behandlung abhängig machen.

Brauchen Sie eine Routinebehandlung und vielleicht ein- bis zweimal im Jahr eine Zahnreinigung, dann spricht sicher nichts dagegen, ein wenig zu googeln und sich dann dort einen Termin geben zu lassen, wo man den besten Eindruck hat. Bei Kontrollterminen und professionellen Zahnreinigungen (PZR) dürften die Unterschiede zwischen den Zahnärzten nicht so groß sein.

Weiß man aber vielleicht schon, dass man ein Problem hat – ob mit dem Zahnfleisch oder mit Karies –, oder braucht man ein Zahnimplantat, dann macht es sicher Sinn, ein wenig im Freundes- und Bekanntenkreis herumzufragen.

Die alte Mund-zu-Mund-Propaganda ist meist viel ehrlicher als das unpersönliche Internet. Sobald Sie einen Zahnarzt gefunden haben und eine schwierige Behandlung ansteht, ist es sinnvoll, sich eine zweite Meinung bei einem Spezialisten anzuhören. Hierzu eignen sich die Homepages der oben genannten Fachgesellschaften und deren Spezialistensuche. Das hat nichts mit Misstrauen zu tun und ist bei einer größeren Behandlung völlig normal – übrigens würde das jeder Arzt so machen, wenn eine größere Behandlung bei ihm selber oder in seiner Familie anstünde.

Welche Kriterien kann man als Patient noch heranziehen, um einen Hinweis auf die Qualität der Behandlung zu bekommen? Für mich fängt das schon auf der Homepage an. Wenn dort Ankündigungen für Termine stehen, die schon ein halbes Jahr in der Vergangenheit sind, dann ist das meist kein so gutes Zeichen – da wurde die Pflege der Homepage vergessen und vielleicht wurde auch die Pflege von anderen Dingen vergessen. Wenn Sie dann in der Praxis sind, sehen Sie sich in Ruhe um. Hygiene ist das Entscheidende in einem medizinischen Betrieb. Wenn im Wartezimmer Staub in den Ecken liegt und die Magazine vom letzten Jahr sind, dann ist das auch ein Grund für Zweifel.

Handschuhe und Mundschutz sollten im Behandlungszimmer absoluter Standard sein. Wenn heute ein Zahnarzt ohne Mundschutz und mit bloßen Händen eine Erstuntersuchung durchführt, dann würde ich skeptisch werden, ob er bei einem größeren Eingriff die Hygienekette so perfekt einhalten wird.

Ganz so weit hergeholt ist die Vorstellung eines Zahnarztes ohne Handschuhe nicht: Zu mir kam vor ein paar Jahren einmal eine Patientin, die es nicht mehr aushielt, dass die rechte Hand ihres früheren Zahnarztes nach Zigaretten und die linke Hand nach Kartoffelchips gerochen hat!

Für Routinebehandlungen (Kontrolle, professionelle Zahnreinigung) ist es sicherlich okay, sich im Internet nach einem Zahnarzt umzusehen. Wenn jedoch etwas Komplizierteres ansteht, ist die alte Mund-zu-Mund-Propaganda immer noch am ehrlichsten. Auch die zweite Meinung bei einem Spezialisten der jeweiligen Fachgesellschaften ist sinnvoll und nützlich. Und achten Sie in der Praxis besonders auf Hygiene – Anzeichen von mangelnder Sorgfalt sind nie ein gutes Zeichen!

PATIENTENTIPP

4.

JA, ICH BIN ZAHNARZT

UND »ARZT« STECKT EBEN AUCH IN DIESEM WORT

Einiges hat sich in der Zahnmedizin geändert. Früher wurden Zahnärzte als »Zahnklempner« belächelt, und vielleicht war die Bezeichnung auch ein wenig zutreffend. Denn vieles hat sich früher um Plomben, Gebisse und Zähneziehen gedreht. Der Lieblingsspruch vieler Zahnärzte war damals: »Kommen Sie wieder, wenn irgendetwas wehtut!«

Ich möchte Ihnen an zwei Patientenfällen zeigen, warum wir unsere Patienten heute vor den ersten Schmerzen sehen wollen und warum wir das Wörtchen »Arzt« in der Berufsbezeichnung »Zahnarzt« mehr betonen.

Eines Morgens kommt ein Patient beschwingt in meine Zahnarztpraxis und schmettert ein sympathisches »Hallo, allerseits« in die Runde. Er ist 1,80 Meter groß und wiegt geschätzt 85 kg. Er erzählt, dass er gerade aus dem Fitnessstudio kommt und nächste Woche eine Fahrradtour entlang der Loire plant. Beim Blick auf sein Geburtsdatum muss ich zweimal hinsehen: 1941. Dieser Mann ist über 80?

Er sieht aus, als ob er gerade 60 Jahre alt geworden wäre. Natürlich helfen hier auch sein kurzer Haarschnitt und die modernen Jeans, die er trägt. Mich interessiert aber natürlich sein Zahnstatus – schließlich bin ich ja Zahnarzt.

Alle Zähne außer einem einzigen (der erste obere Backenzahn) sind noch vorhanden – kaum Füllungen oder Kronen. Die Messung des Zahnfleischstatus zeigt: straffes Zahnfleisch und keine Anzeichen einer Parodontose. Auch das angefertigte Röntgenbild zeigt keine Anzeichen von Knochenabbau oder irgendwelche anderen Auffälligkeiten.

Im Gespräch zeigt sich, dass er in seinem Leben hinsichtlich seiner Gesundheit wohl ein paar richtige Entscheidungen getroffen hat, wie z. B. frühzeitige zahnärztliche Prophylaxe, gute Ernährung und kaum Risikofaktoren (wie Übergewicht oder Rauchen). Aber natürlich hatte er auch Glück, einen Zahnarzt gefunden zu haben, der vorausschauend arbeitete.

So erzählt er, dass ihm sein Zahnarzt im Jahre 1990 zu einem damals noch sehr neuartigen Zahnimplantat geraten hat, als er den oberen rechten Backenzahn aufgrund eines zu heftigen Bisses auf einen Kern im Zwetschgenkuchen verloren hatte.

Das war für die damalige Zeit zwar etwas wagemutig, aber hat seine Nachbarzähne vor dem Abschleifen gerettet (dazu mehr im Kapitel: *»Hilfe, mein Zahnarzt will mir ein Loch in den Knochen bohren!«).* Denn wenn eine Zahnbrücke hergestellt wird, müssen die gesunden Nachbarzähne sehr stark abgeschliffen werden. Das kann natürlich dafür sorgen, dass eigentlich gesunde Zähne über die Jahre auch Probleme bekommen – wie z. B. Karies an den Kronenrändern der Zahnbrückenkonstruktion (dazu mehr im Kapitel: *»Hast 'ne Lücke, kriegst 'ne Brücke – ich brauche Zahnersatz!«).*

Er erzählte auch, dass sein damaliger Zahnarzt schon sehr früh auf Prophylaxe geachtet hat – so wurde ihm fluoridhaltige Zahnpasta und eine halbjährliche professionelle Zahnreinigung empfohlen. Insbesondere bei fluoridhaltiger Zahnpasta sind sich heute fast alle Experten einig, dass das Risiko für Karies extrem gesenkt werden kann (aber dazu mehr im Kapitel *»Zahnbürste, Zahnseide, Zwischenraumbürste«).*

Auf der anderen Seite hatte er auch einfach etwas Glück. Eine günstige Zusammensetzung seines Speichels und eine Widerstandsfähigkeit gegenüber Parodontose hatte er wohl auf genetischem Wege mitbekommen.

Erfreut fahre ich den Zahnarztstuhl wieder hoch und sage dem Patienten, dass die Chance sehr hoch ist, dass er weiterhin mit gesunden Zähnen sein Schnitzel essen wird.

Zwei Stunden später hat eine andere Patientin einen Termin. Ähnliches Alter wie der Patient von eben, jedoch eine komplett andere Erscheinung. Etwas übergewichtig kommt sie auf Krücken in die Zahnarztpraxis und unser Fragebogen reicht kaum aus, um ihre ganzen Vorerkrankungen aufzunehmen.

Ich begrüße sie freundlich und komme mit ihr ins Gespräch. Ganz anders als beim vorigen Patienten dreht sich bei ihr alles um ihre Krankheiten und darum, wie schlecht es ihr geht. Mir fällt sofort auf: Die Lebenseinstellungen sind komplett unterschiedlich. Der Blick in den Mund zeigt: viele Zahnbeläge, starke Parodontose und einige Zähne, die ich wahrscheinlich nicht retten kann (hierzu mehr im Kapitel: *»Puh, wie das riecht!«*).

Im Gespräch mit der Patientin finde ich heraus, dass sie nie über Prophylaxe aufgeklärt wurde und nur zum Zahnarzt gegangen ist, wenn etwas wehgetan hat. Auch über die Wichtigkeit richtiger Ernährung und körperlicher Bewegung wurde sie durch ihren Hausarzt und Zahnarzt nie aufgeklärt.

Was unterscheidet also diese beiden gleichaltrigen Patienten und was möchte ich Ihnen mit diesen beiden Geschichten sagen? Natürlich wird hier jeder sagen: Ist doch klar! Positive Lebenseinstellung bei dem einen, eher negative Lebenseinstellung bei der anderen. Aktiver Lebensstil bei dem einen, Bewegungsarmut und Übergewicht bei der anderen.

Aber warum sollte sich das auch an den Zähnen zeigen? Nun, der Mund ist der Anfang vom Darm und ein Spiegel des Körpers. Die isolierte Betrachtung der Mundhöhle, die lange betrieben wurde, entspricht nicht mehr dem heutigen Wissensstand.

Früher waren in der Zahnmedizin der perfekt sitzende Zahnkronenabschluss und der auf den letzten Mikrometer eingestellte Biss am wichtigsten, heute wissen wir, dass der körperliche Lifestyle (und damit meine ich nicht die eng sitzenden Jeans) eines Patienten ganz entscheidend in die Zahngesundheit hineinspielt.

Vielleicht wundern Sie sich jetzt, denn Ihr Zahnarzt hat Ihnen immer gesagt: Wer seine Zähne gut putzt, kriegt keine Probleme. Oder, ein anderer sehr beliebter Spruch: »Ein sauberer Zahn wird nicht krank!« Das ist nicht falsch, aber eben nur ein Stück der Torte.

Sie werden mir natürlich zu Recht entgegnen: Wenn ich ab heute meine Zähne nicht mehr putze, werde ich sicherlich mehr Probleme bekommen als jemand, der zweimal täglich seine Zähne reinigt. Hierzu gibt es ein berühmtes Experiment einer schwedischen Forschergruppe. Sie haben Zahnmedizinstudenten sieben Tage lang nicht mehr ihre Zähne putzen lassen. Was ist passiert? Die meisten Probanden zeigten starke Zahnfleischentzündungen. Sobald sie wieder mit dem Zähneputzen angefangen hatten, waren alle Symptome weg.

Also Kommando zurück? Wer gut putzt, wird niemals Probleme bekommen und kann gerne jeden Tag einen Doppel Whopper verschlingen und eine Packung Zigaretten rauchen?

Nicht ganz. Denn wenn man mit Zahnärzten spricht, fällt Folgendes auf: Die Zahngesundheit hat nicht nur etwas mit wenig Süßigkeiten und zweimal täglich Zähneputzen zu tun. Gerade in den letzten zehn bis 20 Jahren wird uns mehr und mehr klar: Die Erkrankungen der Zähne (wie z. B. Karies und Parodontose) sind multifaktoriell – also von verschiedenen erworbenen (durch die Umwelt bedingt) und angeborenen (z. B. genetische Empfänglichkeiten) Faktoren geprägt. Und das perfekte Wienern der Zähne ist eben nur ein Aspekt davon – zugegebenermaßen ein wichtiger.

Eine der ersten Studien, die dies nachgewiesen hat, wurde auch von schwedischen Forschern durchgeführt. Die Forschergruppe wollte untersuchen, ob Parodontose (also die Erkrankung des Zahnfleisches) unter gleichen Bedingungen auch gleichmäßig in der Bevölkerung verteilt sei. Die Gruppe bereiste also Sri Lanka und untersuchte Plantagenarbeiter, die keinen Zugang zu zahnmedizinischer Behandlung oder Prophylaxe hatten und auch keine eigene Mundhygiene betrieben; zusätzlich kauten sie ständig auf Tabak herum.

Die Ergebnisse des Forscherteams waren durchaus überraschend: Natürlich waren die Zähne aller Teearbeiter mit Zahnbelägen übersät und eine oberflächliche Zahnfleischentzündung konnte bei praktisch allen Probanden festgestellt werden.

Aber nur bei ca. 8 % aller Probanden war eine wirklich schwere Parodontose mit schnellem Verlauf festzustellen. 81 % zeigten ein eher langsames Fortschreiten der Parodontose und – man höre und staune – 11 % der Probanden zeigten keinerlei Anzeichen einer Parodontose. Das klingt nun einerseits nicht unbedingt erfreulich – legt aber andererseits doch ganz klar den Schluss nahe: Zähneputzen ist wichtig, aber eben auch nicht alles, um seine Zähne bis ins hohe Alter zu erhalten!

Es spielen also viele Faktoren eine Rolle, um gesunde und starke Zähne lebenslang zu erhalten. Und die tolle Nachricht ist, vieles können Sie selber beeinflussen. Deswegen habe ich dieses Buch geschrieben!

TEIL 2

DER JUNGE ZAHN – ES TUT SICH ETWAS IM KIEFER

1.

MILCHZÄHNE

EGAL, WEIL SOWIESO BALD WEG?

Kinder sind das Schönste auf der Welt – sagte schon meine Oma. Das stimmt, aber auf ein paar Sorgen als Papa hätte ich schon verzichten können. So kam zum Beispiel letzthin eine Mutter mit ihrer kleinen Tochter zu mir in die Praxis. Nele ist vier Jahre alt, begrüßt mich mit einem strahlenden Lächeln, aber ihre Mutter ist völlig entsetzt. Gestern beim Zähneputzen hat sie entdeckt, dass der Milch-Backenzahn links unten auf der Kaufläche ganz braun ist. Nele sagt sogar, der Zahn sei scharfkantig.

Hat Nele ein großes Kariesloch und muss im schlimmsten Fall vielleicht sogar der Milchzahn gezogen werden? Oder ist es nur eine bräunliche Verfärbung der Grübchen, die manchmal bei Milchzähnen vorkommen kann? Oder hat Nele doch diese neue unaussprechliche Zahnerkrankung, die landläufig als »Kreidezahn« bezeichnet wird? Nele grinst mich trotzdem an und freut sich auf die Behandlung – oder vielleicht auch nur auf das Wühlen in der obligatorischen Geschenkekiste nach dem Termin. Nach einer kurzen Kontrolle wird mir klar: Nele hat wirklich einen Kreidezahn und leidet – wie es wissenschaftlich heißt – an Molaren-Inzisiven-Hypomineralisation (MIH).

Das ist leider nicht die einzige Sorge, die Eltern oder Großeltern mit den Milchzähnen der Kinder und Enkelkinder treffen kann. Was ist z. B. nach einem Sturzflug vom Klettergerüst, wenn der Zahn plötzlich einige Millimeter tiefer im Kiefer sitzt und sich dann nach einigen Wochen dunkel verfärbt? Oder bei ganz alltäglichen Fragestellungen: Ist es okay, wenn Kinder die nach

Gummibärchen schmeckende Zahnpasta wie Eis am Stiel vernaschen? Welche Zahnpasta sollte denn ab welchem Alter überhaupt verwendet werden? Und die Frage aller Fragen: Wie kriege ich denn, verdammt nochmal, den Mund bei meinem Kind auf, um die Zahnbürste an Ort und Stelle zu bekommen?

In diesem Kapitel erkläre ich Ihnen als Zahnarzt und Vater, was Sie über die Zähnc Ihres Kindes wissen sollten, wann sie durchbrechen, wie lange sie erhalten bleiben und welche Probleme es geben kann.

Eine kurze Anatomiestunde

Anatomie war im Studium nicht gerade mein Lieblingsfach, aber es ist Wissen, mit dem ich bis heute im Freundeskreis bei mancher besorgten Mutter ziemlich punkten kann.

Daher sicherlich nicht schlecht zu wissen: Milchzähne bestehen, wie bleibende Zähne auch, aus einem Zahnnerv, der vom Zahnbein umgeben ist. Der Zahn steckt mit seiner Zahnwurzel im Kieferknochen und aus dem Zahnfleisch schaut die Zahnkrone heraus. Milchzähne, genauso wie bleibende Zähne, bestehen aus drei Teilen. Das Zahnbein ist hierbei das Gerüst und wird im Zahnkronenbereich (also im »sichtbaren« Bereich über dem Zahnfleisch) vom Zahnschmelz und im nicht sichtbaren Bereich unterhalb des Zahnfleisches vom Zahnzement überdeckt. Bei Milchzähnen ist im Unterschied zu bleibenden Zähnen die Zahnschmelz-Schutzschicht viel dünner und die Zähne stehen enger beieinander. Diese Unterschiede machen Milchzähne für Karies anfälliger als bleibende Zähne und auch das Verankern von Zahnfüllungen schwieriger – also beides ein Grund, gut auf die Milchzähnchen aufzupassen!

Wenn Sie sich jetzt denken, dass Milchzähne ja sowieso bald ausfallen, möchte ich Ihnen sagen, dass Milchzähne neben einer wichtigen Platzhalterfunktion für die bleibenden Zähne auch ex-

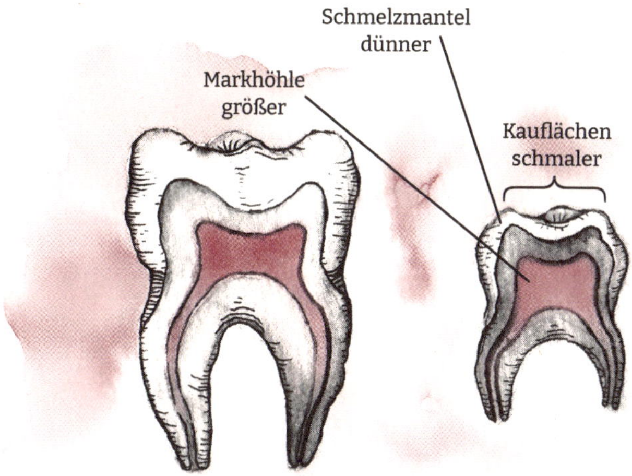

trem wichtig für die Kiefer- und Sprachentwicklung Ihres Kindes sind. Versuchen Sie mal, ohne vorderen Schneidezahn eine neue Sprache zu lernen.

Das komplette Milchgebiss besteht aus 20 Zähnen, die zu verschiedenen Zeiten im Säuglings- und Kleinkindalter durchbrechen.

Aufgepasst, jetzt kommt wieder Angeberwissen für das Kaffeekränzchen mit anderen Eltern: Bei Säuglingen brechen als erste Zähne mit sechs bis acht Monaten meist die beiden unteren Schneidezähne durch, gefolgt von den oberen Schneidezähnen und den seitlichen Schneidezähnen. Im Alter von 2,5 bis drei Jahren sollten dann alle Beißerchen im Kindermund blitzen.

Zähne sind eine Besonderheit im Körper: Es gibt nirgendwo sonst eine feste Struktur, die nicht nachwächst oder sich erneuert, aber trotzdem durch die Körperoberfläche durchragt: also ein besonderes Organ, welches Eltern und Großeltern ziemlich viele Nerven kosten kann.

Kind noch im Bauch und schon die Milchzähne im Kopf?

Sicherlich kennen Sie den alten Spruch: »Jedes Kind kostet einen Zahn.« Es stimmt schon, dass sich die Hormonveränderungen während der Schwangerschaft oft im Mund und dort ganz speziell am Zahnfleisch widerspiegeln. Schon während der Schwangerschaft verändert sich das Zahnfleisch. Es kann beim Zähneputzen oder Kauen bluten und sich geschwollen anfühlen.

Keine Angst, das ist völlig normal, denn die Schwangerschaft ist eine große Umstellung für den Körper. Es ist bis heute nicht genau bekannt, warum der Körper gerade am Zahnfleisch so überreagiert. Viele wissenschaftliche Untersuchungen haben jedoch gezeigt, dass die Veränderungen am Zahnfleisch, die manchmal erschreckend aussehen (blutendes und geschwollenes Zahnfleisch), eigentlich harmlos sind und nur den oberflächlichen Anteil des Zahnfleisches betreffen. Meistens wird Ihr Frauenarzt das Thema auch ansprechen, aber Untersuchungen zeigen, dass längst nicht alle Schwangeren Informationen zur Mundgesundheit bekommen. Daher hier ein paar Tipps:

Wenn Sie immer gesundes Zahnfleisch hatten und vor der Schwangerschaft nicht zu Parodontose neigten, dann brauchen Sie sich keine Sorgen zu machen. Eine gute Mundhygiene und vielleicht ein Zahnreinigungstermin mehr bei Ihrem Zahnarzt bringen Sie aus Sicht des Zahnfleisches problemlos über diese spannende Zeit. Denn das Letzte, was Sie während der Schwangerschaft brauchen, ist irgendein Ärger mit den Zähnen.

Anders schaut es aus, wenn Sie schon Anzeichen einer Parodontose haben (siehe Kapitel *»Puh, wie das riecht!«*) oder ein paar Risikofaktoren mitbringen (z. B. Rauchen oder eine Zuckererkrankung). Das kann dann wirklich die oberflächliche Zahnfleischentzündung während der Schwangerschaft verstärken und sogar zu vermehrtem Knochenabbau und zu Zahnlockerungen führen. Auch die Zuckererkrankung (Diabetes) könnte sich – möglicherweise auch durch die Zahnfleischentzündung – verschlechtern und ggf. sogar Konsequenzen für Ihr Kind haben.

Daher gilt: Wenn Sie Risikopatientin sind, dann sollten Sie im ersten Schwangerschaftstrimester (also zwischen dem ersten und dritten Monat) Ihren Zahnarzt aufsuchen und mit ihm besprechen, wie man die Schwangerschaft ohne weiteren Schaden am Zahnfleisch übersteht. Meistens geht das ganz gut, denn ein paar Tricks für eine bessere Mundhygiene und eine professionelle Zahnreinigung, ggf. mit Behandlung der Zahnfleischtaschen, vermeiden weitere Probleme. Auch die Ernährung spielt eine Rolle. Ich weiß, Schokolade und Gurken sind in dieser Zeit Ihr Favorit, aber die Empfehlungen aus dem Kapitel »*An apple a day keeps the dentist away?*« gelten insbesondere für Schwangere!

Übrigens tun Sie auch Ihrem Kind etwas Gutes: Es gibt mittlerweile einige wissenschaftliche Untersuchungen, die zeigen, dass unbehandelte Zahnfleischentzündungen der Mutter mehr Frühgeburten und Schwangerschaftskomplikationen auslösen. Also je weniger das Zahnfleisch blutet, umso besser für Sie und Ihr Kind!

> Eine verstärkte Zahnfleischblutung während der Schwangerschaft kann normal sein. Wenn Sie sowieso zu Parodontose neigen oder vielleicht noch andere Risikofaktoren haben, dann macht eine frühe Kontrolle bei Ihrem Zahnarzt Sinn. Weisen Sie Ihren Frauenarzt auch auf Probleme im Mund hin! Und geben Sie sich einen Ruck: intensive Mundhygiene und eine gesunde Ernährung helfen, einen stressfreien Schwangerschaftsverlauf zu haben.
>
> **PATIENTENTIPP**

Das leidige Thema mit dem Schnuller und den Zähnen

Der Schnuller ist wirklich ein leidiges Thema. Als Zahnarzt weiß ich, dass es Besseres für die Kieferentwicklung gibt als einen Schnuller. Natürlich bin ich auch mit dem hehren Ziel gestartet, dass meine beiden Kinder ohne Schnuller aufwachsen: Aber wie so oft, holt einen die Realität schnell ein. Meine Tochter Helena liebte ihren Schnuller und es war ein Riesendrama, ihn ihr abzugewöhnen. Dazu war letztlich ein pädagogisch fragwürdiges Geschenk von der Schnullerfee nötig, um den Abschiedsschmerz zu betäuben. Was war die Konsequenz? Ein leichter offener Biss, der aber durch eine Zahnspange zu korrigieren ist.

Wir brauchen nicht darum herumzureden: Das Nuckeln an Schnuller oder Daumen ist mit Zahnfehlstellungen und einem sogenannten Überbiss assoziiert. Die wissenschaftlichen Untersuchungen in der Zahnheilkunde zeigen dies relativ klar. Durch das »Schnullern« entsteht ein Unterdruck im Kindermund und das lässt die Kiefer mehr in die Höhe als in die Breite wachsen. Es ist allerdings auch gut belegt, dass Daumenlutschen sogar zu noch stärkeren Veränderungen des Kiefers führt als ein Schnuller. Wahrscheinlich liegt das daran, dass der Daumen viel größer und weniger flexibel ist als das Silikon des Schnullers und meistens viel länger »verwendet« wird – das Durchschnittsalter, in dem Kinder aufhören, am Daumen zu lutschen, liegt bei 3,8 Jahren!

Aber keine übermäßige Angst: Die entstandenen Fehlbildungen – meistens ein sogenannter offener Biss – sind relativ schnell durch kieferorthopädische Behandlungen zu korrigieren. Aus dieser Sicht ist der Schnuller vielleicht dann doch die bessere Alternative als der Daumen: Denn beim Schnuller kann man eine zahnschonende Variante aussuchen und ihn auch zu gegebener Zeit abgewöhnen – das geht beim Daumen viel schwieriger. Also fühle ich mich als Vater vielleicht doch nicht ganz so schlecht mit meinen beiden Schnullerkindern und schließlich gibt der Schnuller auch ein wenig Halt und Geborgenheit.

Die wissenschaftlichen Untersuchungen sehen kaum positive Effekte von Schnullern. Neben den Zahnproblemen entwöhnt man die Kinder durch den Schnuller auch schneller vom Stillen – und Stillen wird von allen Seiten wärmstens empfohlen. Die guten Nachrichten aus zahnmedizinischer Sicht: Die Probleme mit Sprache und Kieferfehlstellungen fangen eigentlich erst an, wenn der Schnuller im Alter von drei bis vier Jahren immer noch da ist.

Also, was kann man empfehlen? Wenn Ihr Kind ohne Schnuller und Milchfläschchen zufrieden ist, dann würde ich das so belassen – keine schlafenden Hunde wecken! Wenn der Schnuller aber doch sein muss, dann ist er die bessere Alternative als der Daumen.

Jetzt kommt die ultimative Schnuller-Regel: je dünner der Hals des Schnullers, desto besser aus zahnärztlicher Sicht. Forscher der Universitäten Witten-Herdecke und Jena konnten in Studien zeigen, dass das Risiko für Zahnfehlstellungen umso höher ist, je größer und voluminöser der Schnuller ist. Also, achten Sie beim Schnullerkauf auf einen dünnen Hals. Es gibt sogar Schnuller, die mit einem Zahnmännchen gekennzeichnet sind. Diese Schnuller wurden klinisch getestet und führten zu weniger Zahnfehlstellungen. Das Zahnmännchen gibt es auch auf Kaugummis und Bonbons – ein geprüftes Zeichen für Zahnfreundlichkeit.

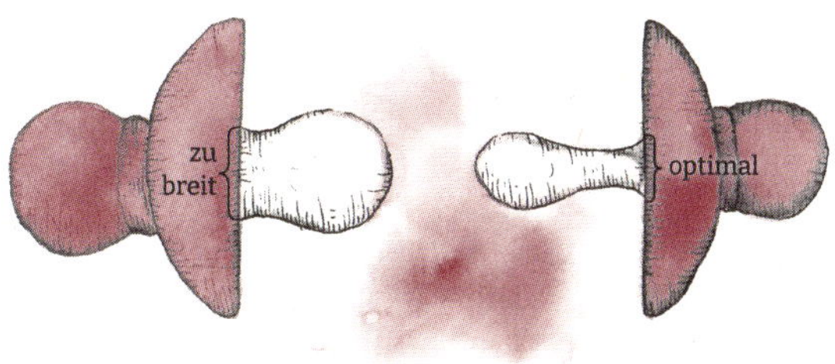

Nicht nur die Schnuller haben einen Einfluss auf die Zähne Ihres Kindes, auch die Nuckelflaschen. Beim Nuckeln werden die Zähne ständig mit – oft zucker- oder säurehaltiger – Flüssigkeit umspült. Dramatische Befunde sieht man manchmal bei Kindern, die gesüßte Getränke in der Nuckelflasche zum Einschlafen bekommen, denn so kann der Zucker (auch Fruchtzucker ist Zucker!) lange an den Zähnen wirken. Also, es gilt: Um den ersten Geburtstag sollte Ihr Kind lernen, aus dem Glas zu trinken, und die Nuckelflasche gehört auf keinen Fall ins Bett zum Einschlafen.

Vermutlich werden Sie nicht um eins von beiden herumkommen: Daumenlutschen oder Schnuller. Aus zahnmedizinischer Sicht ist der Schnuller nicht toll, aber mit dünnem Hals scheint er – klinisch getestet – weniger Fehlstellungen hervorzurufen als andere Schnuller. Achten Sie beim Kauf auf das Zahnmännchen. Und natürlich gilt: Ab dem zweiten Lebensjahr ist der Schnuller nur noch Gewohnheit – so hart es auch ist, der Schnuller muss weg. Ob Schnullerfee oder zufälliges Vergessen bei der Fahrt in den Urlaub. Eine Methode, die zwar fies klingt, aber gut zu funktionieren scheint, ist das schrittweise Löchern der Schnuller – damit macht das Saugen dann immer weniger Spaß!

ELTERNTIPP

Kinderarzt oder Zahnarzt – wer hat denn recht?

In den Wochen nach der Geburt gibt es natürlich ganz andere Themen als die Entwicklung der Zähne Ihres Kindes. Das war bei uns auch so: kein einziger Gedanke an Milchzähne und Kieferfehlstellung. Allerdings hören Sie schon bei der ersten Kinderarztuntersuchung nach dem Krankenhaus (U2-Untersuchung) etwas über Fluorid und Vitamin-D-Tabletten zur Vermeidung von

Zahnkaries und der Knochenerweichung Rachitis. Ein Thema, bei dem sich Kinderärzte und Zahnärzte seit Jahren uneinig waren. Fluorid (übrigens nicht zu verwechseln mit dem giftigen Gas Fluor) ist ein gesundes, natürlich vorkommendes Spurenelement, einer der am besten untersuchten Stoffe in der Zahnheilkunde und schützt nachweislich den Zahnschmelz vor Karies.

Kinderärzte, die im Rahmen der U-Untersuchungen die Kinder als Erstes sehen, verordnen daher schon bei Säuglingen Fluorid als Tabletten und führen als Hauptargument an, dass Fluorid während der Zahnschmelzbildung sehr wichtig ist. Und der Zahnschmelz bildet sich in den ersten Lebensmonaten. Durch die Tablettengabe kommt das Fluorid über den Blutkreislauf an den sich bildenden Zahnschmelz.

Zahnärzte – und hier insbesondere die spezialisierten Kinderzahnärzte – argumentieren aber eher, dass die lokale Verwendung von Fluorid (also z. B. über die Zahnpasta beim Zähneputzen) nach dem ersten Zahndurchbruch viel wichtiger ist. Die direkte Wirkung von Fluorid durch das Einmassieren mit der Zahnbürste stärkt den Zahnschmelz besser als das wenige Fluorid über den Blutkreislauf. Als ich mit meiner Frau und unserer Tochter für die erste Säuglingsuntersuchung bei unserem befreundeten Kinderarzt war, hatten wir die gleiche Diskussion – und da kommen dann schnell die alten Nickligkeiten zwischen Ärzten und Zahnärzten aus dem Studium wieder hervor: Seid ihr Zahnärzte denn überhaupt richtige Ärzte? Aber wenn es im Studium damals dann gegen die Juristen ging, haben wir Mediziner immer zusammengehalten!

Wer hat also recht, Kinderarzt oder Zahnarzt? Und was sollten Sie als Eltern tun? Meistens ist es für Sie einfach, denn zu diesem Zeitpunkt sehen Sie den Zahnarzt ja noch gar nicht. Wissenschaftlich gesehen sind beide Versionen in Ordnung, wobei für die Stärkung des Zahnschmelzes die lokale Wirkung (also die Wirkung der Zahnpasta auf den Zahn) besser und ausgeprägter

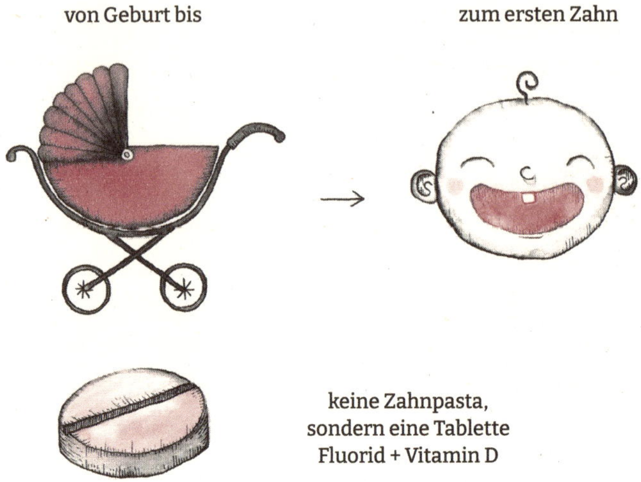
von Geburt bis
zum ersten Zahn
keine Zahnpasta,
sondern eine Tablette
Fluorid + Vitamin D

zu sein scheint. Ist ja klar, dass ich auf der Seite meiner zahnmedizinischen Kollegen bin. Und sogar das Bundesinstitut für Risikobewertung hält sich aus dem Streit heraus. Es empfiehlt ganz neutral, nur eine Form der Fluoridgabe anzuwenden. Ganz aktuell scheinen sich Kinderärzte und Zahnärzte auch geeinigt zu haben: Beide Arten der Fluoridierung (also weiter mit Tabletten oder Wechsel auf Zahnpasta) sind ab dem ersten Zahndurchbruch möglich – jedoch müssen Sie sich für eine von beiden entscheiden.

Also, um eine einfache Empfehlung für Eltern auszusprechen: Der Kinderarzt kombiniert die Fluoridgabe häufig mit der Gabe von Vitamin D, um eine Knochenfehlbildung durch Vitaminmangel (Rachitis) zu vermeiden. Daher ist das auch eine gute Empfehlung, an die man sich halten sollte. Aufpassen sollten Sie nur, wenn Sie in einer Gegend wohnen, in der das Trinkwasser fluoridiert ist oder Sie dem Baby fluoridiertes Mineralwasser geben – aber das ist wohl selten der Fall.

Daher aus meiner Sicht: Folgen Sie ruhig den Empfehlungen Ihres Kinderarztes und geben Sie schon vor dem ersten Zahndurchbruch Fluorid kombiniert mit Vitamin D. Wenn die ersten Zähne da sind, sollten Sie noch einmal neu entscheiden, aber das sehen wir gleich im nächsten Kapitel.

Bis zum Durchbruch der ersten Milchzähne folgen Sie den Empfehlungen Ihres Kinderarztes zur Tablettenfluoridierung. Außer vielleicht, wenn Sie in einer Gegend mit Trinkwasserfluoridierung wohnen – aber das wird man Ihnen sicherlich auch sagen.

ELTERNTIPP

Mehr durchgemachte Nächte als damals als Teenager – die Zähne kommen …

Die ersten Monate im Leben eines Babys und der Eltern sind aufregend. Jeder kleine Entwicklungsschritt wird freudig begleitet – das gilt auch für die Entwicklung der Zähne. Nach einigen Monaten können Sie schon die ersten Wölbungen im Unterkiefer sehen und ertasten. Der Durchbruch der ersten Zähne im Unterkiefer findet jedoch in der Regel erst ab dem sechsten Lebensmonat statt.

Wie war das bei mir als Vater? Als Zahnarzt habe ich natürlich schon vorher den Unterkiefer meiner Tochter und meines Sohnes täglich abgetastet. Aber meine Tochter Helena hat sich ganz schön Zeit gelassen und mich schon Lehrbücher wälzen lassen, was da los sein könnte.

Mit zehn Monaten kamen die ersten beiden unteren Milchzähne durch und sie hat uns zwei Wochen ganz schön auf Trab gehalten mit Fieber, Geschrei und Durchfall. Mein Sohn Justus war da anders, denn pünktlich zum sechsten Lebensmonat waren eines Morgens die beiden unteren Schneidezähne da – so war er schon bei der Geburt: 20 Minuten nach Ankunft im Krankenhaus war er da!

Vielleicht liegt es ja daran, dass man beim zweiten Kind nicht mehr jeden Entwicklungsschritt minutiös verfolgt, aber man sieht doch, dass es riesige Unterschiede gibt. Prinzipiell gilt aber: Der Durchbruch der ersten Milchzähne bei Säuglingen ist für Kind und Eltern anstrengend. Schlaflose Nächte, rote Fieberbäckchen und viele Tränen begleiten das Durchbrechen der ersten Zähne. Auch die Nächte könnten nach ersten Fortschritten wieder etwas kürzer werden.

Es gibt viele Tipps in diversen Ratgebern, wie man den Kleinen über diese Zeit hinweghelfen kann. Medizinisch gesehen, ist diese Zeit für den Säugling eine wichtige Entwicklungsphase, da das erste Mal ein fester Gegenstand (Zahn) die körperliche Schranke (Epithelbarriere) durchbricht. Daher ist es nur sinnvoll, dass der Körper und sein Immunsystem reagieren und sich auf diese Situation einstellen.

Also, als erste Nachricht an alle beunruhigten Eltern: Eine gewisse Immunreaktion (Fieber) ist beim ersten Zahndurchbruch völlig normal und sogar gesund für Ihr Kind. Durchfall und Schwierigkeiten beim Essen liegen natürlich auch an der speziellen Entwicklungsphase, in der Zähne durchbrechen. Denn genau in dieser Zeit wird häufig vom Milchtrinken oder Stillen auf Brei oder erste festere Nahrung umgestellt. Das war bei uns auch die Zeit, in der wir unseren schönen Holzboden unter dem Esstisch mit einer sehr schicken Plexiglasscheibe geschützt haben, um das Ölen des Bodens durch den Pastinakenbrei, der nicht im Mund gelandet ist, zu vermeiden.

Gibt es denn überhaupt etwas, was in dieser Zeit helfen kann, oder muss man da einfach durch? Ein Beißring als Zahnungshilfe ist vielleicht nicht schlecht. Manche Beißringe kann man kühlen und das Herumkauen auf dem Ring scheint für den Säugling angenehm zu sein. Die betäubenden Cremes und Pasten aus der

Drogerie sind eher nicht zu empfehlen. Hier ist oft ein leichtes Anästhetikum (Narkosemittel) enthalten und das muss in diesem Alter wirklich noch nicht sein – insbesondere, weil die Aufnahme eines Medikamentes über die Mundschleimhaut ziemlich schnell und unkontrolliert geschieht. Wenn es wirklich sein muss, dann ist ein Ibuprofen-Saft deutlich sinnvoller und auch wirksamer, z. B. einmal vor dem Einschlafen.

Der Zahndurchbruch beim Säugling ist meist mit Begleitreaktionen wie Fieber verbunden. Das ist normal, denn der Körper muss mit den Bakterien aus dem Mund, die jetzt in direktem Kontakt mit der offenen Schleimhaut stehen, umgehen. Gekühlte Beißringe können helfen. Der beste Tipp ist aber in dieser Zeit: Fangen Sie genau jetzt mit einem spielerischen Zähneputzen (z. B. mit einer Fingerbürste) an. Dann gewöhnt sich Ihr Kind am besten an dieses tägliche Ritual.

ELTERNTIPP

Der erste Zahn ist da – oh Gott, jetzt müssen wir Zähne putzen!

Mit dem Durchbruch des ersten Zahnes empfiehlt es sich, das erste Mal mit dem Säugling »Zähne zu putzen«. Das erfüllt zwei Zwecke: 1. Milchzähne haben, wie wir schon gehört haben, einen sehr dünnen Schmelzmantel und sind gerade in der Frühphase sehr empfindlich für Zahnkaries. 2. Das Kind muss sich an das Ritual »Zähneputzen« gewöhnen.

Wenn Sie jetzt etwas genervt schauen und mich für einen Helikoptervater halten, weil die Milchzähne ja sowieso bald weg sind, dann schauen Sie sich mal folgende Studie an: Eine schwedische Forschergruppe verfolgte 499 Probanden vom dritten bis zum 20. Lebensjahr. Und die Daten waren klar: Die Kinder, die schon an den Milchzähnen Karies hatten, hatten auch im Alter von 20 Jahren deutlich mehr Karies an den bleibenden Zähnen – »Was Hänschen nicht lernt, lernt Hans nimmermehr!«.

Natürlich gibt es hier noch andere Einflussfaktoren wie Ernährung, sozialer Status etc., aber das Grundprinzip stimmt sicher: Wenn Sie jetzt beim Zähneputzen und der Ernährung konsequent sind, werden Ihnen die bleibenden Zähne Ihres Kindes das sicher danken.

Also fangen wir an: Wie sollen wir Zähne putzen, mit welcher Zahnpasta und wie oft am Tag?

Prinzipiell ist zu sagen, dass es einen Stoff gibt, der über die letzten Jahrzehnte eine immense Wirkung auf Karies gezeigt hat: Fluorid. Fluoride werden in unterschiedlichen Konzentrationen entweder vom Patienten zu Hause als Zahnpasta oder aber in der Zahnarztpraxis als hoch konzentrierter Lack verwendet.

Wir kommen damit natürlich wieder zurück auf unseren – scheinbar beigelegten – Streit zwischen Kinderärzten und Zahnärzten, ob die Tablettenfluoridierung oder die Zahnpastafluoridierung wirkungsvoller ist. Prinzipiell kann man sagen, dass beide ein bisschen recht haben und ein Großteil des Kariesrückganges bei Kindern über die letzten Jahrzehnte auf Fluorid zurückzuführen ist.

Der Wirkmechanismus ist aber bis heute noch nicht hundertprozentig klar. Früher dachte man, dass das vor dem Zahndurchbruch gegebene Fluorid wichtig ist, denn zu dem Zeitpunkt entsteht ja der Zahn und durch das Fluorid über die Tabletten wird der Zahnschmelz dann fester. Heute weiß man, dass der lokale Effekt, z. B. durch die fluoridierte Zahnpasta beim Zähneputzen, sehr viel wichtiger ist – aber wie Sie schon gelesen haben, schieden sich hier bis vor Kurzem noch die Geister. Systemisch oder lokal – Fluorid wirkt, und das ist doch die wichtigste Nachricht.

Oben haben wir schon besprochen, dass Sie den Empfehlungen Ihres Kinderarztes mit der kombinierten Gabe von Fluorid- und

Vitamin-D-Tabletten folgen sollten. Allerdings, aus meiner Sicht (und übrigens der Sicht der allermeisten zahnmedizinischen Fachgesellschaften und Wissenschaftler) nur, bis der erste Zahn durchgebrochen ist. Sobald das der Fall ist, ist die lokale Fluoridierung durch das Einmassieren der Zahnpasta viel wichtiger.

Aber – Sie werden es sich schon denken – auch hier ist es nicht ganz so einfach wie gedacht. Lange Zeit galt in der Zahnmedizin die folgende Regel: Milchzähne erhalten eine geringere Fluoridmenge, bleibende Zähne eine erhöhte Fluoridmenge. Deswegen enthalten die allermeisten Kinderzahnpasten (die mit den tollen Anna- und Elsa-Motiven) eine reduzierte Fluoridmenge von 500 ppm (ppm ist eine mathematische Einheit und steht für *parts per million*, also 1 ppm entspricht 0,0001 %) – und damit ziemlich wenig. Zurück zur Dosierung. Die folgende Regel war jahrzehntelang klar: Milchzähne zweimal am Tag mit Kinderzahnpasta (500 ppm) und bleibende Zähne zweimal am Tag mit Erwachsenenzahnpasta (>1000 ppm) putzen. Dieses Vorgehen war auch einer S2k-Leitlinie (eine sehr hochrangige Empfehlung einer Expertenkommission aufgrund der internationalen wissenschaftlichen Lage) von 2013 so zu entnehmen.

Aber in der medizinischen Forschung ist eben alles im Fluss und, wie ein altes deutsches Sprichwort schon sagt: »Nichts ist so alt wie die Zeitung von gestern.« Groß angelegte Studien aus den Jahren 2016 und 2018 zeigten für verschiedene Gesellschaftsgruppen, dass Fluorid über die letzten Jahre fast 80 % der Karies der Jugendlichen (also bei den bleibenden Zähnen) »ausgerottet« hat. Interessanterweise ist die Situation bei Milchzähnen viel schlechter. Dort ist zwar auch die Kariesmenge gesunken, aber hier zeigt fast jeder zehnte Milchzahn noch Karies. Und dieser sehr große Unterschied kann nicht nur durch die dünnere Schmelzschicht der Milchzähne erklärt werden.

Der wirklich einzige große Unterschied zwischen Milchzähnen und bleibenden Zähnen ist die verwendete Fluoridmenge

(Kinderzahnpasta versus Erwachsenenzahnpasta). Andere Länder haben das schon viel länger entdeckt. So empfiehlt z. B. die *American Dental Association* seit dem Jahr 2014 bereits ab dem ersten Zahn eine Zahnpasta mit 1000 ppm Fluorid. Die Folgen wurden vor Kurzem in dem größten Report zur Zahngesundheit in den USA vom *National Institute of Health* publiziert: Die Milchzahnkaries hat sich in Amerika über die letzten 20 Jahre beinahe halbiert.

Natürlich wird bei höheren Fluoridmengen in der Zahnpasta auch mehr Fluorid verschluckt. Man geht davon aus, dass insbesondere bei den Kinderzahnpasten ca. 20 bis 40 % der Zahnpasta verschluckt wird. Das ist unbedenklich, wenn nicht noch zusätzlich Fluorid-Tabletten gegeben werden. Denken Sie an die Regel: nur eine Fluoridquelle.

Stand der Dinge ist heute also eine höhere Fluoridkonzentration ab dem ersten Milchzahn. Die großen Fachgesellschaften in der Zahnmedizin zu diesem Fachbereich, *Deutsche Gesellschaft für Kinderzahnheilkunde* (DGKiZ), *Deutsche Gesellschaft für Präventivzahnmedizin* (DGPZM) und die *Bundeszahnärztekammer* (BZÄK) empfehlen daher mittlerweile, dass Kinder von ihrem zweiten bis zum sechsten Geburtstag mit einer Zahnpasta mit 1000 ppm Fluoridkonzentration putzen sollten. Dies bestätigt auch eine konzertierte Empfehlung vieler europäischer Fachgesellschaften aus dem Jahre 2020: Fluorid ab dem ersten Zahn in einer Konzentration von 1000 ppm.

Sie sind verwirrt? Machen wir es einfacher: Vergessen Sie die Kinderzahnpasten mit den reduzierten Fluoridmengen. Putzen Sie die ersten Milchzähne zweimal täglich mit einer kleinen Menge von 1000-ppm-Zahnpasta (reiskorngroße Menge) und verändern Sie die Menge der Zahnpasta einfach mit dem Wachstum des Kindes – also ab dem zweiten Lebensjahr zweimal täglich eine ca. erbsengroße Menge. Wichtig ist dann aber, die Fluorid-Tabletten ab dem ersten Zähneputzen wegzulassen.

Wie viel Zahnpasta *(1000ppm Fluorid)* für Kinder?

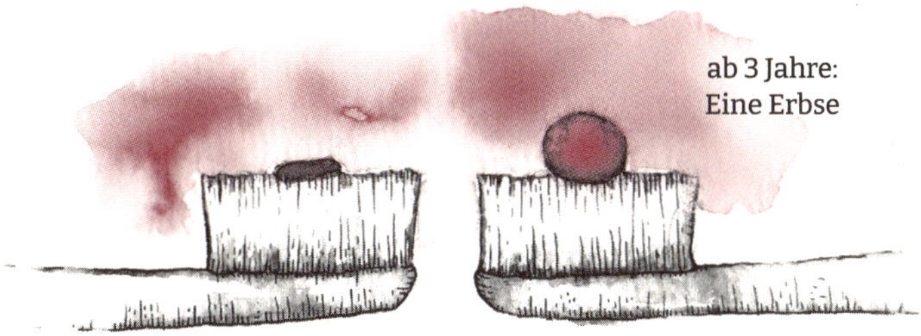

Kommen wir noch zu einem zweiten wichtigen Punkt, der in den wissenschaftlichen Untersuchungen der letzten Jahre sehr klar wird. Fluorid ist toll, aber wenn die Ernährung völlig falsch ist, kann Fluorid auch nicht alles abfedern.

Ich weiß selber als Vater, wie schwierig es ist, den Lolli, das Eis oder jeden Mittag Fischstäbchen zu verbieten, aber wichtig wäre das schon. Ein paar kleine Regeln, die für Sie und Ihr Kind eigentlich nicht so viele Einschränkungen bedeuten, sind entscheidend. Mehr dazu erfahren Sie im Kapitel »*An apple a day keeps the dentist away*«. Aber vielleicht einmal kurz zusammengefasst: Den allergrößten Effekt auf die Mundgesundheit Ihres Kindes erreichen Sie, wenn Sie einfach auf zuckerhaltige Getränke (fast komplett) verzichten. Das bedeutet, Mineralwasser für zwischendurch und zum Essen. Natürlich wäre es pädagogisch geschickt, zu einer Hauptmahlzeit ein zuckerhaltiges Getränk zu erlauben – und dazu zählt Apfelschorle auch!

Bei der Ernährung von Kindern gilt das Gleiche wie bei Erwachsenen. So wenig wie möglich prozessierte Nahrung: also lieber frischen Fisch als die berühmten Fischstäbchen. Außerdem einmal am Tag »bunt« essen – also Gemüse oder Obst. Und mich jetzt nicht missverstehen – mit bunt meine ich nicht die Gummibärchentüte!

Fangen Sie mit dem Durchbruch des ersten Milchzahnes mit dem Zähneputzen an und lassen Sie ab jetzt die Fluorid-Tabletten weg. Nehmen Sie eine Kinderzahnpasta mit erhöhtem Fluoridgehalt (1000 ppm) – keine Angst, die Menge ist immer noch winzig – und verändern Sie die Menge mit dem Alter. Ernährung ist die zweite wichtige Säule bei Karies. Bunt essen (Gemüse und Obst) und so wenig prozessierte Nahrung wie möglich.

ELTERNTIPP

Welche Zahnbürste wienert denn die Beißerchen am besten und wie?

Die Industrie hat sich natürlich extrem viel einfallen lassen, wenn es um Kinderzahnbürsten geht. Jegliche Comicfiguren sind erhältlich und natürlich kann die »Öko-Fraktion« auch Bambuszahnbürsten erwerben. Und für die »Luxus-Fraktion« sind auch schallbetriebene elektrische Zahnbürsten mit Zahnputzapp zu erhalten.

Meine prinzipielle Empfehlung lautet: Sie können in diesem Bereich nicht viel falsch machen. Nehmen Sie die Bürste, die Ihnen am besten gefällt. Von den Bambuszahnbürsten würde ich jedoch aus hygienischen Gründen abraten. Wenn Sie einen Bambusstrang einmal unter dem Mikroskop gesehen haben, dann wollen Sie lieber nicht mehr daran denken, ob die Bakterien, die in den Bambus-Zwischenräumen überleben, nun einen oder drei Monate alt sind.

Also Kinderzahnbürste aussuchen – wenn Sie wollen, auch elektrisch – und einmal am Tag fluoridhaltige Zahnpasta (1000 ppm) verwenden, das sollte ausreichen.

Sie finden, dass Sie ein sehr schlaues Kind haben, das sich schon selber die Zähne putzen kann? Eine wissenschaftliche Studie untersuchte 40 Vorschulkinder, die sich selber die Zähne putzten. Nur die Hälfte von ihnen putzte die Kauflächen, und kein einziges die Außenflächen. Sie sollten wenigstens einmal am Tag das Zähneputzen selber übernehmen – idealerweise am Abend. Ab einem bestimmten Alter können Sie das ja diplomatisch ankündigen: »Du putzt erst selber und ich putz dann nochmal nach«, wobei Sie natürlich nochmal einen kompletten Putzvorgang durchführen.

Zwei Ratschläge zum Zähneputzen bei Ihren Kindern möchte ich Ihnen noch geben. Wir Erwachsene werden ja von unserem Zahnarzt schon immer ermahnt, beim Zähneputzen nicht zu fest aufzudrücken. Das stimmt ganz sicher, wenn Sie heute Abend Ihre eigenen Zähne putzen: Drücken Sie nicht so fest auf, sonst putzen Sie sich richtige Rillen in die Zähne und das Zahnfleisch leidet auch (siehe Kapitel »*Zahnbürste, Zahnseide, Zwischenraumbürsten*«). Bei Milchzähnen ist das ein wenig anders. Wir haben Angst, unseren Kleinen wehzutun, und streicheln die Zähne mit der Zahnbürste nur.

Meine Frau war immer etwas verstört, wenn sie gesehen hat, wie »raubeinig« ich die Zähne unserer Kinder geschrubbt habe. Wenn sie dann ein paar Tage geputzt hatte und ich wieder übernommen habe, war ein richtiger Zahnbelagrasen auf den Frontzähnen gewachsen und umso mehr auf den Backenzähnen. Einmal habe ich es mit einem Nahrungsmittelfarbstoff angefärbt und meine Frau ist richtig darüber erschrocken, wie viel Belag auf den Zähnen war, obwohl sie doch vor ein paar Stunden erst geputzt hatte. Also reduzieren Sie heute Abend bei Ihren eigenen Zähnen den Druck um die Hälfte und verwenden Sie die gesparte Kraft bei Ihren Kindern. Keine Angst, Ihre Kinder und insbesondere deren Zähne sind nicht aus Wachs!

Ein anderer Punkt betrifft das Alter zwischen fünf und sechs Jahren. Vielleicht haben Sie es gar nicht mitbekommen, aber der erste bleibende Backenzahn ist schon hinter dem letzten Milchzahn aufgetaucht. Da dieser Zahn lange unentdeckt bleibt und am Anfang tiefer steht als die anderen Zähne, wird er beim Putzen oft vergessen. Die Folge: Dieser Zahn hat das höchste Risiko für Karies im gesamten Gebiss. Also schauen Sie hin und wieder ab dem fünften Lebensjahr nach, ob da vielleicht schon ein Zahn durchspitzt und winkeln Sie die Zahnbürste etwas ab, um diesen wichtigen Zahn auch zu erwischen.

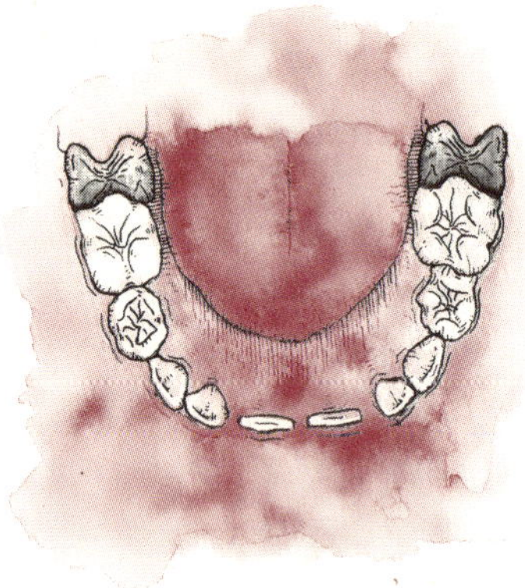

Welche Technik sollen Sie denn jetzt anwenden? Nun, natürlich geistert immer diese KAI-Technik umher, die man mit Kindern relativ zeitnah lernen sollte. Also zuerst Kauflächen, dann Außenflächen und am Schluss Innenflächen putzen (KAI-Technik).

Nach meiner Meinung ist es von Kita-Kindern oder auch Kindergartenkindern ein wenig viel verlangt, sich erstens komplett selber die Zähne zu putzen und zweitens auch noch alle Flächen zu erreichen – ganz ehrlich, ich bin auch nicht sicher, ob ich jeden Abend jede Fläche all meiner Zähne perfekt erreiche!

Daher würde ich empfehlen, bis die Kinder in die Schule kommen auf alle Fälle zweimal täglich die Zähne zu putzen und einmal am Tag als Elternteil das Putzen zu übernehmen. Idealerweise pädagogisch korrekt mit »Vorputzen und Nachputzen durch die Eltern«. Sobald die Kinder in der Schule sind und so langsam die bleibenden Zähne durchspitzen, sollten die ersten Zahnreinigungstermine beim Zahnarzt erfolgen, bei denen ein Profi aus dem Prophylaxeteam die Kinder spielerisch ans Zähneputzen heranführt. Alles andere gibt nur Ärger zu Hause und führt in der Regel auch nicht zum Erfolg.

Also Zähne putzen mit etwas mehr Druck, als Sie vielleicht für richtig halten, und dann ab dem Schulalter durch eine dritte Person auf das eigene Zähneputzen umgewöhnen lassen – das spart Nerven und ist wahrscheinlich am effektivsten.

Suchen Sie die Zahnbürste aus, die Ihnen am besten gefällt, und putzen Sie jeden Abend bis zum Schulalter die Zähne Ihrer Kinder nach. Die Technik spielt keine große Rolle – eher der Druck. Riskieren Sie ab dem fünften Lebensjahr auch mal einen Blick hinter den letzten Milchzahn – vielleicht ist der erste bleibende Zahn schon da, und den dürfen Sie beim Putzen auf keinen Fall vergessen!

ELTERNTIPP

Mein Kind hat Termine – aber auch schon beim Zahnarzt?

Natürlich wird Ihnen jeder Kinderzahnarzt sagen, dass die Kinder nach Durchbruch des ersten Milchzahnes wie ein Erwachsener zweimal im Jahr zum Zahnarzt gehen sollten. Meine Kinder waren natürlich jeden Tag beim Zahnarzt, wenn auch erst nach Feierabend …

Mir erscheint es sinnvoller, dass Sie Ihr Kind – solange der Zahndurchbruch regelmäßig verläuft (siehe die Anatomiestunde von oben) – einmal zum Zahnarzt mitnehmen, wenn die ersten Milchzähne da sind. Danach sollte eine kurze jährliche Kontrolle völlig ausreichend sein. Behandlungen finden in der Regel nicht statt, denn gerade in diesem Alter muss extrem aufgepasst werden, keine Zahnarztangst oder Ähnliches durch eine schmerzhafte Zahnbehandlung zu verursachen. Wenn Sie sich an die oben besprochenen Dinge halten (Fluoridierung, tägliches Zähneputzen und Ernährung), dann sollte gesunden Milchzähnen nichts im Wege stehen. Natürlich gibt es aber auch Kinder, die zu Karies neigen und bei denen schon beim ersten Zahnarztbesuch ein Loch festgestellt wurde. Dann macht es Sinn, häufiger zu kontrollieren und an der Ernährung, dem Zähneputzen und der Fluoridierung zu arbeiten.

Gibt es denn überhaupt prophylaktische Behandlungen bei Milchzähnen? Eine Besonderheit, die auch ich Ihnen empfehlen möchte, setzt sich in den letzten Jahren immer mehr durch. Die sogenannte Milchzahnversiegelung. Wir haben ja oben schon besprochen, dass Milchzähne anfälliger für Karies sind, weil der Schmelzüberzug dünner ist. Und natürlich erreicht man nicht jeden Abend gleich perfekt die Backenzähne.

Schauen Sie sich einmal die Backenzähne Ihres Kindes an. Sie sehen die Täler und Berge des Zahnes, und die Täler können manchmal ganz schön tief sein – die sogenannten Fissuren. Hier sammeln sich sehr gerne Essensreste an, und wenn Sie die Backenzähne beim Putzen nicht immer erwischen, dann kann sich in diesen Grübchen Karies entwickeln.

Also, wenn Sie das Gefühl haben, dass die Grübchen bei den Backenzähnen Ihres Kindes sehr tief sind oder Ihr Zahnarzt an einem anderen Zahn vielleicht schon Karies festgestellt hat, dann ist es sicherlich sinnvoll, die Milchbackenzähne zu versiegeln. Hierbei wird das »Tal« des Zahnes einfach mit einem flüssigen Kunststoffmaterial aufgefüllt und das Material ausgehärtet. Dies eliminiert diese Gefahrenzone und vermeidet Milchzahnkaries.

Jetzt werden Sie vielleicht sagen: Was für ein Aufwand für einen Zahn, der in drei bis vier Jahren sowieso herausfällt. Das stimmt schon, aber sehen Sie es doch einmal andersherum: Jegliche Behandlung von Karies ist bei kleinen Kindern extrem schwierig und bei tiefen Kariesstellen bleibt manchmal nur das Entfernen des Milchzahnes. Und Sie können sich vorstellen, das Ziehen eines Zahnes ist der Albtraum für ein Kind. Also ist Prophylaxe gerade bei Milchzähnen viel besser als eine aufwendige Behandlung.

Nehmen Sie Ihr Kind einmal mit zum Zahnarzt, wenn die ersten Zähne durchgebrochen sind. Wenn der Zahndurchbruch problemlos und zeitlich einigermaßen korrekt abläuft, reicht eigentlich eine kurze jährliche Kontrolle – auch der Kinderarzt kontrolliert meist kurz die Zähne. Wenn Sie das Gefühl haben, dass die Grübchen an den Backenzähnen tief sind, sprechen Sie Ihren Zahnarzt auf eine Milchzahnversiegelung an. Diese kleine und schnelle Behandlung, die man ganz spielerisch durchführen kann, vermeidet manchmal große und einschüchternde Behandlungen.

ELTERNTIPP

Kinder zwischen dem 6. und 72. Lebensmonat haben Anspruch auf sechs Früherkennungsuntersuchungen – meist in Abstimmung mit der U-Untersuchung beim Kinderarzt. Diese Hinweise sind im U-Heft zu finden und sollten wahrgenommen werden, denn bei diesen Terminen wird meistens auch eine Härtung des Zahnschmelzes mit hochwirksamem Fluorid-Lack durchgeführt. Es entstehen keine zusätzlichen Kosten für die prophylaktischen Behandlungen.

KOSTENCHECK

Oh Gott, mein Kind ist gestürzt – wo ist der Notarzt?

Ich weiß, es sackt einem das Herz in die Hose, wenn man sein eigenes Kind stürzen sieht. Aber das passiert nun einmal. Manchmal passiert etwas an den Zähnen und manchmal eben nicht.

Bei Kindern ist die Chance für Stürze natürlich viel höher als bei Erwachsenen, denn gerade während des Laufenlernens sind viele Aktionen noch nicht wirklich koordiniert und auch später ist der Übermut manchmal kein guter Begleiter.

Ich erinnere mich noch gut daran, wie ein befreundetes Paar mit ihrem gerade zwölf Monate alten Kind bei uns zu Besuch war. Der kleine Ferdinand hatte ein Holzspielzeug entdeckt und nutzte es wie einen Rollator, um bei uns durchs Wohnzimmer zu flitzen und plötzlich, zack, fädelt das Spielzeug an einer Kante ein, und Ferdinand stürzt mit vollem Karacho auf sein Gesicht.

Ich dachte sofort an alle Einzelheiten aus dem Notfalllehrbuch: Nasenbeinbruch, Zahnfraktur, Jochbeinbruch. Geblutet hat es wie nach einem Verkehrsunfall, aber nach einer kurzen Untersuchung stellte sich heraus, dass Ferdinand intuitiv die Hände als Sturzhilfe verwendet hatte, und die Ober- und Unterlippen wie ein Airbag die Hauptbelastung abbekommen hatten – also nur eine dicke Lippe und kein weiterer Schaden.

Zahnunfälle passieren während der Säuglings- und Kinderzeit und sind für die Eltern oft dramatisch, denn man ist sich so unsicher, was zu tun ist. Ich verstehe das total, denn mir ging es auch so, als meine dreijährige Tochter Helena im Haus meiner Eltern mit den Frontzähnen auf die Steintreppe gefallen ist. Plötzlich stand der Zahn einen Millimeter tiefer im Kiefer und alle haben mich fragend angeschaut. Obwohl ich vom Fach bin und eigentlich weiß, was zu tun ist, habe ich mindestens fünf Kollegen angerufen und ein Bild der Zahnsituation geschickt, weil ich mir unsicher war.

Natürlich haben wir – wie so häufig bei Milchzähnen – nichts gemacht und das war auch richtig so. Am besten fasst es der Titel eines Fachartikels zu diesem Thema zusammen: »›The art of doing nothing‹ nach Milchzahntrauma«. Sie sehen also, keine Panik, in der Regel ist es das Beste, nichts zu tun. Das gilt aber nur für Milchzähne! Bei bleibenden Zähnen schaut das ganz anders aus – das werden wir im Kapitel *»Ich habe die Schlägerei gewonnen«* besprechen.

Zwei Dinge muss man jedoch auch bei Milchzähnen unterscheiden: Das eine ist ein abgebrochener Zahn, das andere ist ein verlagerter Zahn. Bei kleinen Ecken, die vom Milchzahn abgebrochen sind, brauchen Sie nichts zu tun. Außer, wenn der Zahn ziemlich weit abgebrochen ist oder es aus der Mitte des Zahnes blutet, dann sollten Sie mit dem Kleinen zeitnah zum Zahnarzt gehen. Er wird in der Regel eine Abdeckung der Zahnwunde durchführen.

Bei verlagerten Milchzähnen, z. B. nach einem Sturz, ist das Schlechteste, was Sie machen können, den Zahn mit den Händen zu stabilisieren. Oder noch schlimmer: den Zahn wieder in die alte Position drücken. Denken Sie daran, erstens verschleppen Sie Keime von der Haut und ggf. auch vom Unfall in die Wunde, und zweitens, fast noch wichtiger: Unter jedem Milchzahn ist ein bleibender Zahn, und durch unkontrollierte Bewegungen kann der bleibende Zahnkeim geschädigt werden.

Also, wenn ein Unfall passiert ist und der Milchzahn anders aussieht oder eine andere Position hat, machen Sie am besten nichts. Lassen Sie sich einen Termin bei Ihrem Zahnarzt geben oder ggf. gibt es bei Ihnen in der Gegend eine spezialisierte Traumaambulanz in der Zahnklinik.

Auch wenn der Zahn komplett außerhalb des Mundes ist – bitte nicht wieder in die Wunde hineinstecken! Aber nochmals, das gilt nur für Milchzähne!

Zahnunfälle sehen immer schlimm aus. Insbesondere, weil die Lippen beteiligt sind, und es daher relativ stark blutet. Bei Milchzähnen wird nur unter großem Bedacht eine Behandlung durchgeführt, denn der Schutz des darunterliegenden Zahnes ist das Wichtigste. Also – natürlich – lassen Sie die Situation anschauen, schon um zu erfahren, ob ggf. wegen der Verunreinigung der Wunde ein Antibiotikum notwendig ist, aber führen Sie an verlagerten Milchzähnen bitte keine Eigenbehandlung durch. Die Schäden durch diese Maßnahme sind meist viel größer, als wenn man alles so belässt.

ELTERNTIPP

Mein Kind hat einen Kreidezahn – was soll ich tun?

Kreidezähne sind Verkalkungsstörungen hauptsächlich von bleibenden Zähnen und sehen bräunlich-dunkel oder auch cremiggelb aus. Im Milchgebiss sind meist die hinteren Backenzähne betroffen. Es sieht dann manchmal so aus, als ob noch ein bisschen Schokolade oder Essensreste am Zahn hängen geblieben sind. Auch ist der Zahn beim Zähneputzen häufig sehr empfindlich, Ihr Kind zuckt beim Putzen des Zahnes oder will den Zahn gar nicht geputzt haben.

Als Eltern vermutet man sofort Karies und man hat gleich ein schlechtes Gewissen, weil man meint, man hätte mit dem Zähneputzen geschludert. Aber diese Erkrankung – wissenschaftlich gesprochen heißt sie Molaren-Inzisiven-Hypomineralisation – ist keine Zahnkaries, sondern eher eine Fehlbildung des Zahnschmelzes. Der Schmelz ist nicht richtig verkalkt und kann auch sehr brüchig sein.

In der Wissenschaft werden sehr viele Ursachen diskutiert, aber so genau weiß man nicht, was das Problem ist. Kunststofffläschchen und Kunststoffschnuller stehen im Verdacht, über Weichmacher und ähnliche chemische Verbindungen an der Entstehung dieser Erkrankung beteiligt zu sein. Wenn das so wäre, wäre natürlich das Daumenlutschen doch die bessere Alternative – aber bis auf Weiteres ist das nur ein Verdacht.

Wenn Sie so einen Zahn bei Ihrem Kind entdecken, haben Sie keine Angst! Gerade bei Milchzähnen ist es oft kein Problem, durch Fluoride und gute Zahnputzhygiene diese Zähne problemlos bis zu den bleibenden Zähnen zu erhalten.

Allerdings muss man zugeben: Wenn ein Milchzahn schon diese Erkrankung hat, ist die Wahrscheinlichkeit, dass die bleibenden Zähne auch davon betroffen sind, relativ hoch. Was ist also zu tun, wenn Sie entdeckt haben, dass der hinterste Backenzahn Ihres Kindes bräunlich-gelb ist, und Sie sicher sind, dass es kein Rest eines Gummibärchens ist?

Natürlich sollte sich ein Zahnarzt die Situation einmal ansehen. Allerdings gilt auch hier: Behandelt wird in diesem Alter eher wenig, und Fluoride helfen, die wenig verkalkte Schmelzstruktur des Zahnes zu stärken. Daher als Tipp: den Zahn besonders genau zweimal am Tag mit einer fluoridhaltigen Zahnpasta einmassieren (1000 ppm) und ggf. mit dem Zahnarzt über eine Fluoridierung mit einem hoch dosierten Fluoridlack sprechen. Auch kann bei einer guten Begrenzung des Defektes eine Versiegelung oder eine Füllung des Zahnes sinnvoll sein. So kann eine Kariesentstehung vermieden werden – denn das ist natürlich das nächste Problem: ein schwacher Schmelz (durch die Kreidezahn-Erkrankung) und dazu noch ein Milchzahn (sowieso dünnerer und schwacher Schmelz). Dann kann sehr schnell ein großes Kariesloch entstehen, und das ist sicherlich das Letzte, was wir wollen.

Sie haben bei Ihrem Kind einen bräunlichen oder cremig-gelblichen Backenzahn entdeckt? Keine Angst – das ist möglicherweise ein Kreidezahn, und das Risiko für Kreidezähne bei den bleibenden Zähnen ist dann erhöht. Sie müssen jetzt aufpassen, dass der Zahn keine weitere Karies bekommt und bis zum Ausfallen durchhält. Also fluoridhaltige Zahnpasta, genaues Zähneputzen und idealerweise wenig zuckerhaltige Ernährung.

ELTERNTIPP

2.

WILLST DU DICH BEI MIR UND MEINER ZAHNSPANGE EINHAKEN – JA, NEIN, VIELLEICHT?

Meine Oma hat immer gesagt: »Kleine Kinder, kleine Sorgen, große Kinder, große Sorgen.« Aus Sicht der biologischen Entwicklung stimmt das wahrscheinlich eher nicht, denn in den ersten Lebensjahren passiert am meisten, und es kann auch am meisten schiefgehen. Später kommen dann eher die selbst gemachten Probleme, die emotionalen und finanziellen Sorgen. Wenn ich daran denke, mit welchen unsinnigen Aktionen ich als Jugendlicher meinen Eltern Geld und Nerven gekostet habe …

Ab dem sechsten Lebensjahr beginnt eine spannende Phase – na ja, vorher war es auch schon ganz interessant. Ihr Kind kommt so langsam in ein Alter, in dem die Schule »droht«, und auch die ersten Zähne sind schon ausgefallen. Vielleicht kann Ihr Kind schon Fahrrad fahren, schwimmen und erste Buchstaben schreiben – irgendwie beginnt schon der erste Loslöseprozess von den Eltern.

Meine Kinder haben in diesem Alter angefangen, sonntagmorgens »Party« bei sich im Kinderzimmer zu machen – Licht aus, Taschenlampen und Hörbuch an. Wenn man reingekommen ist, hieß es: »Lässt du uns bitte alleine?«

Die ersten bleibenden Zähne spitzen schon durch, und jetzt wird es ernst. Denn eine zweite Chance für die bleibenden Zähne gibt es nicht.

Viele wichtige Dinge haben wir im Kapitel »*Milchzähne – egal, weil sowieso bald weg?*« schon besprochen, einige aber noch nicht:

Was ist denn z. B. mit einer Zahnspange oder welche Maßnahmen sind denn bei den durchspitzenden bleibenden Zähnen wichtig?

Vielleicht wiederholen sich ein paar Dinge aus dem vorherigen Kapitel und eventuell werden auch ein paar Aspekte aus den nächsten Kapiteln schon angesprochen. Aber dieses Buch soll ja ein Ratgeber sein, bei dem man auch die Kapitel einzeln lesen kann. Und außerdem gibt es gute Untersuchungen, die zeigen, dass man Dinge erst langfristig behält, wenn man sie siebenmal wiederholt hat. Daher folgt jetzt ein Kapitel zu dem Alter »Nicht-mehr-Baby« bis zu »Noch-nicht-Erwachsener«. Obwohl das »Noch-nicht-Erwachsener« vom Betroffenen ja ganz häufig komplett anders gesehen wird.

Wieder eine Anatomiestunde …

Auch auf die Gefahr hin, dass ich mich wiederhole, ein Mensch hat 20 Milchzähne, die ca. mit sechs bis acht Lebensmonaten beginnen durchzubrechen, mit etwa 2,5 bis drei Jahren sollte das Milchzahngebiss so langsam einmal fertig sein. Unter den Milchzähnen wächst nun die sogenannte Zahnleiste heran. Von niemandem gesehen, sprießen im Kiefer die bleibenden Zähne heran und lösen die Milchzahnwurzeln von unten auf.

Es ist wirklich faszinierend, wie der Körper das hinbekommen hat. Manche sagen zwar, dass der Haifisch von seinem Schöpfer besser durchdacht ist, denn er hat eine Art Revolver im Kiefer. Jeder Zahn, der abgenutzt oder ausgebissen ist, wird sofort durch einen neuen Zahn ersetzt. Nun, viele Zahnärzte halten das für kein gutes Modell, und irgendwie kann ich verstehen, warum …

Das bleibende Gebiss besteht dann aus 32 Zähnen. Zwei große Backenzähne ganz hinten, zwei kleine Backenzähne, dann ein Eckzahn und zwei Frontzähne und das jeweils im oberen und unteren Kiefer.

Jetzt rechnen Sie wahrscheinlich kurz nach und stellen fest: Das sind aber nur 28 Zähne. Stimmt, denn ich habe die Weisheitszähne unterschlagen. Die Weisheitszähne kommen – wenn sie denn überhaupt angelegt sind und durchbrechen – als Allerletztes, und das manchmal erst im Alter von 18 oder noch später.

Ich hatte mal eine Patientin, die in beiden Kiefern keine Zähne mehr hatte. Wir haben ein Röntgenbild gemacht und plötzlich entdeckt, dass sie noch zwei untere Weisheitszähne im Kiefer liegend hatte. Die Patientin hat sich sehr gefreut, dass sie ab jetzt nicht mehr als »zahnlos« gilt.

Auf die Weisheitszähne kommen wir gleich noch zu sprechen, denn meistens passen diese Zähne nicht mehr wirklich in unsere Kiefer – das ist noch ein Überbleibsel aus unserer Raubtierzeit.

Diese kleine Anatomiestunde ist das kleine Rüstzeug für die nächsten Punkte von Wackelzahn über Fissurenversiegelung und Zahnspange bis hin zu Weisheitszahnentfernung.

Die ersten Zähne wackeln … Schnur an die Tür und raus damit?

Meistens passiert es im Alter von ca. sechs Lebensjahren, dass irgendeiner der unteren Frontzähne plötzlich etwas locker wird. Meine Tochter war beim ersten lockeren Milchzahn super aufgeregt – ihr Vater natürlich auch – und hat wirklich gewartet, bis der Zahn praktisch beim Ausatmen herausgefallen ist. Beim zweiten lockeren Zahn war sie schon viel cooler: Wie ein Naturbursche hat sie den lockeren Milchzahn, der sie beim Brötchenessen gestört hat, zwischen die Finger genommen und mit einem Ruck herausgedreht – und dann entspannt weitergegessen. Meine Frau und ich haben uns nur verwundert angesehen.

Interessanterweise wird man als Eltern erst auf den Zahnwechsel aufmerksam, wenn die ersten Milchzähne locker sind. Dabei kommt der erste bleibende Backenzahn, wie wir schon gehört haben, ganz häufig unbemerkt durch, denn sein Platz ist ja hinter dem letzten Milchzahn. Achten Sie beim Putzen darauf!

Gibt es etwas, was man als Eltern oder Großeltern beim Zahnwechsel beachten muss? Eigentlich nicht. Wenn Sie das Gefühl haben, dass der Zahn nicht durchkommt, oder schon die Spitze des bleibenden Zahnes neben dem Milchzahn durchguckt, dann sollten Sie keine Panik bekommen und sofort zu Ihrem Zahnarzt rennen.

Die Entfernung eines Milchzahnes ist so ziemlich das Letzte, was man als Zahnarzt macht – wenigstens bei mir in der Praxis. Denn die Kinder sind noch ziemlich jung und so eine Spritze und eine Zange in diesem ominösen Stuhl sind nicht besonders schöne Erfahrungen und können ziemlich prägen – manchmal sogar für das ganze Leben.

Allerdings gibt es auch eine Laune der Natur und die heißt: Nichtanlage. Das bedeutet, dass es den Zahn – und meistens auch den in der anderen Kieferhälfte – einfach nicht als bleibenden Zahn gibt. Das fällt erst auf, wenn ein Röntgenbild gemacht wird oder ein paar Zähne sich überhaupt nicht an den normalen Rhythmus halten.

Überraschenderweise sind die häufigsten Zähne, die nicht angelegt sind, die oberen kleinen Schneidezähne. Das ist nicht besonders erfreulich, aber auch kein Drama. Am besten wäre es in diesem Fall, wenn die Milchzähne so lange wie möglich drinbleiben, denn für den Milchzahn gibt es dann ja keinen Grund auszufallen.

Milchzähne fangen meist im Alter von sechs Jahren an zu wackeln. Als erste bleibende Zähne kommen in der Regel die unteren Schneidezähne dran. Denken Sie aber daran, auch mal hinter die Milchbackenzähne zu schauen; manchmal sind die ersten bleibenden Backenzähne in dem Alter schon da.

ELTERNTIPP

Die ersten bleibenden Zähne – was muss man machen?

Die ersten bleibenden Zähne sind da – ein Stückchen Erwachsensein. Aber auch das letzte Mal, dass jemand bei einer Zahnlücke »Ach, wie süß!« sagen wird.

Das Erwachsensein gilt dann aber auch für die Mundhygiene Ihres Kindes. Wir haben ja oben besprochen, dass es sicherlich Sinn macht, bei den Kindern bis zum Schulalter oder sogar noch länger die Zähne abends »nachzuputzen«. Für mich als Vater hieß das, die Kids ein bisschen rumwischen zu lassen und dann nochmal ein ganz normales Zähneputzen durchzuführen. Natürlich ohne eine weitere Ladung Zahnpasta auf die Bürste zu geben.

Das sollte sich jetzt so langsam ändern. Meistens ist es eine gute Idee, einen Termin in der Prophylaxeabteilung Ihres Zahnarztes auszumachen und Ihrem Kind einmal alles erklären zu lassen – also Zähneputzen und evtl. Zahnseide (wir werden darüber noch sprechen …). Das ist meistens viel schlauer, als das in Eigenregie durchzuführen. Auch sollte man so langsam die rosafarbene Kinderzahnpasta (wohlgemerkt auch schon mit 1000 ppm Fluoridgehalt) gegen eine Erwachsenenzahnpasta tauschen. Die hat zwar auch nicht viel mehr Fluorid (1000 ppm – 1500 ppm), aber irgendwann muss man ja auch mal von diesem unglaublich natürlichen Erdbeergeschmack wegkommen.

Eine Überlegung wäre, ab dem Schulalter einmal pro Woche die normale Zahnpasta durch ein Zahngelee (z. B. *elmex® gelée*) zu ersetzen. Ich kenne das noch aus meiner Jugend – schmeckt ziemlich grausam, aber die allermeisten Empfehlungen der Wissenschaftler sehen positive Effekte bei der wöchentlichen Anwendung.

Die Fluorid-Konzentration dieser Gelees ist ziemlich hoch (12 500 ppm), und daher sollten sie nur einmal wöchentlich angewendet werden. Das ist auch der Grund dafür, dass Sie diese

Produkte nur in der Apotheke bekommen. Wenn Sie jedoch konsequent ab dem ersten Zahn mit einer 1000-ppm-Fluorid-Zahnpasta geputzt haben, brauchen Sie diesen Fluorid-Turbo nicht unbedingt. Empfehlenswert wäre er nur, wenn Ihr Kind an den Milchzähnen schon ein paar Kårieslöcher hatte. Dann auf alle Fälle einmal pro Woche mit einem Zahngelee aus der Apotheke Zähne putzen. Das empfiehlt auch die *Deutsche Arbeitsgemeinschaft für Jugendzahnmedizin*, eine aktuelle Leitlinie der großen Fachgesellschaften und ein hochaktuelles europäisches Konsensuspapier.

Ansonsten sollten Sie einmal im Jahr eine Kontrolluntersuchung bei Ihrem Zahnarzt wahrnehmen. Hier sollten unbedingt auch die Backenzähne kontrolliert werden – auf die Möglichkeit einer Versiegelung. Zahnversiegelung haben wir im Kapitel »*Milchzähne – egal, weil sowieso bald weg?*« angesprochen und wir werden sie im Kapitel »*Better safe than sorry*« nochmal ansprechen. Eine Versiegelung bezeichnet das Verschließen der Täler auf den Kauflächen der Backenzähne. Denn diese Täler können manchmal ziemlich tief sein, und da kommt kein Mensch der Welt mit seiner Zahnbürste hin. Daher bietet es sich an, sie einfach mit Kunststoff aufzufüllen. Das ist jedoch nur möglich, wenn der Zahn perfekt trockengelegt werden kann, und das geht erst, wenn er richtig durchgebrochen ist. Es gibt also zwei Möglichkeiten: Die eine ist eine Vorversiegelung mit einem Zahnzement, die zweite ist abwarten.

Was sollen Sie jetzt also machen? Auch in diesem Fall würde ich das von der Karieserfahrung Ihres Kindes abhängig machen. Hatte Ihr Kind schon ein paar Kårieslöcher, dann ist eine Vorversiegelung, genauso wie die wöchentliche Anwendung von Zahnpasta-Gelee, sinnvoll. Wenn nicht, dann kann man auch noch ein bis zwei Jahre warten, bis der Zahn komplett isoliert und die Versiegelung ohne Speichel gelegt werden kann.

Bleibende Zähne sollten wie bleibende Zähne behandelt werden. Daher am besten einen Termin für eine Mundhygienesitzung beim Prophylaxepersonal ausmachen und jährliche Kontrollen beim Zahnarzt durchführen. Wenn Ihr Kind an den Milchzähnen schon Karies hatte oder Sie selber damit zu kämpfen haben, lassen Sie das Kind einmal pro Woche mit einem Fluorid-Gelee aus der Apotheke die Zähne putzen und sprechen Sie Ihren Zahnarzt auf Fissurenversiegelungen an.

ELTERNTIPP

Vom 6. bis zum vollendeten 18. Lebensjahr sind halbjährliche Kontrolluntersuchungen sowie die Versiegelung der Backenzähne Leistung der gesetzlichen Krankenkasse. Eine Versiegelung der Milchzähne ist nicht Teil der Leistungen der gesetzlichen Krankenkasse, kann aber sehr sinnvoll sein – hier müssen Sie mit etwas Mehrkosten (nicht mehr als 20 Euro pro Zahn) rechnen. Denken Sie daran, die Backenzähne Ihres Kindes vor dem 18. Lebensjahr versiegeln zu lassen, denn danach müssen Sie es selber bezahlen. Eine private Krankenversicherung übernimmt – je nach Tarif – Fissurenversiegelungen auch an Milchzähnen und bleibenden Zähnen ohne Altersbeschränkung.

KOSTENCHECK

Wann muss ich denn mit meinem Kind zum Kieferorthopäden?

Mit kieferorthopädischen Behandlungen ist es bei Jugendlichen ein wenig wie früher mit dem Mofa. Eine Zahnspange ist auf dem Pausenhof nur cool, wenn die meisten anderen auch eine haben – und 55 % aller Mädchen im Alter von 13 Jahren haben eine Zahnspange.

Vielleicht sollten wir auch erst einmal aufräumen mit dem Vorurteil, mit dem Kieferorthopäden immer zu kämpfen haben: dass nämlich ihre Behandlungen der Schönheit und der Verbesserung der Partnersuche dienen.

Eine korrekte Stellung der Zähne hat maßgeblichen Einfluss auf das Sprechen, das Schlucken und die Stellung der Kiefergelenke zueinander. So ist bekannt, dass z. B. Unfallverletzungen bei einer kieferorthopädisch korrigierten Stellung der Zähne deutlich geringer ausfallen. Natürlich sind gerade stehende Zähne auch schön, aber kieferorthopädische Behandlungen erfüllen eben auch zu einem großen Anteil funktionelle Zwecke.

Eine kieferorthopädische Behandlung muss nicht in allen Fällen sein. So kenne ich z. B. keine Studien, die einen negativen Zusammenhang zwischen schiefen Zähnen und Misserfolgen bei der Partnersuche zeigen. Andererseits bin ich mir auch nicht sicher, ob Sie Ihre Chancen auf dem Heiratsmarkt nach kieferorthopädischer Behandlung verbessern. Das wäre ja einmal ein interessantes Thema für eine Doktorarbeit.

Auch sind mir einige Patienten bekannt, die nie beim Kieferorthopäden waren und trotzdem ganz passable und gerade stehende Zähne haben. Zwei Gründe sprechen aber schon stark dafür, Ihre Kinder wenigstens einmal beim Kieferorthopäden vorzustellen und den Umfang der nötigen Behandlung anzuhören.

Erstens: Die Behandlung geht im jungen Alter viel schneller und leichter als später im Erwachsenenalter. Zweitens: Die gesetzlichen Kassen zahlen in der Regel notwendige Behandlungen bis zum 18. Lebensjahr.

Wann ist also der beste Zeitpunkt, Ihr Kind beim Kieferorthopäden vorzustellen? Nun, in der Regel wird Ihr Zahnarzt Ihnen das sagen und vielleicht gleich auch einen Kieferorthopäden empfehlen. Ideal, denn persönliche Empfehlungen sind im medizinischen Bereich häufig das verlässlichste Vorgehen – siehe Kapitel *»Herr Zahnarzt, Doktor med. dent. oder Herr Dr. Dr.«*.

Als Daumenregel für den Zeitpunkt der Erstvorstellung beim Kieferorthopäden gelten die ersten Grundschuljahre. In diesem Alter sind viele Milchzähne schon ausgefallen, ein paar bleibende Zähne schon da, und bei den jungen Patienten ist das Verständnis für eine Behandlung vorhanden. Zu diesem Zeitpunkt kann man die Gebissentwicklung kontrollieren, erste Prognosen oder Behandlungspläne erstellen.

Natürlich gibt es Situationen, in denen auch zu diesem frühen Zeitpunkt schon eine Behandlung notwendig sein kann. Das sollte aber mit großem Bedacht durchgeführt werden. Für mich ist das allerfrüheste Alter für eine kieferorthopädische Behandlung im sechsten bis siebten Lebensjahr. Was immer noch früh ist und nur geboten, wenn wirklich grobe Fehlstellungen vorhanden sind. Eine aktuelle Leitlinie empfiehlt kieferorthopädische Frühbehandlungen nur bei ausgeprägten Kieferanomalien.

Zahnspangen sind normal und die großen »Schneeketten« von früher sind auch out. Meistens rät Ihnen Ihr Zahnarzt, sich beim Kieferorthopäden vorzustellen. Wenn nicht, dann können Sie sich in den ersten Grundschuljahren einen Termin geben lassen, um alles anzuschauen. Behandelt wird in diesem Alter eher noch nicht.

ELTERNTIPP

Was kann der Kieferorthopäde denn machen?

Natürlich ist für den Kieferorthopäden eine Sache symptomatisch, wie ein Hammer für einen Schmied: die Zahnspange. In der Regel sind das feste Zahnspangen, die auf die Zähne geklebt werden – die sogenannten Brackets. Früher gab es eigentlich nur feste und herausnehmbare Zahnspangen, und beide Optionen wurden für die Behandlungen meistens miteinander kombiniert.

Heute gibt es sehr viel mehr Möglichkeiten – unter anderem herausnehmbare transparente Schienen, die über die Zähne gestülpt werden und die Zähne in die richtige Position drücken. Eine tolle Sache, die praktisch unsichtbar ist – deswegen heißt das bekannteste Verfahren auch so: *Invisalign*®.

Nun, in einer so individuellen und planungsintensiven Fachdisziplin wie der Kieferorthopädie ist ein Ratgeber wie dieser hier sicherlich fehl am Platze. Aber ein paar grundlegende Aspekte möchte ich Ihnen schon mitgeben.

Ich habe ja schon angesprochen, dass eine kieferorthopädische Behandlung ab dem Alter von zehn Jahren ganz gut geeignet ist, da Bewegungen relativ schnell durchgeführt werden – und meistens hört Ihr Kind noch auf das, was Sie sagen. Wenn Sie deutlich später mit der kieferorthopädischen Behandlung anfangen, wird es viel schwieriger und jeder Kieferorthopäde kann Ihnen sicherlich ein Lied von der leidigen Pubertät seiner Patienten singen.

Auf der anderen Seite sehe ich die ganz frühen Behandlungen im sechsten oder siebten Lebensjahr doch eher kritisch – diese sind meist für die Kinder psychologisch nicht so toll, denn man gibt ihnen das Gefühl, dass an ihrem Körper etwas nicht stimmt. Ein paar Jahre später können Sie es Ihrem Kind ziemlich gut erklären und in der Schule haben viele andere das meistens dann auch.

Es gibt in der Kieferorthopädie unendlich viele verschiedene Situationen. Deswegen ist hier die Diagnosefindung extrem wichtig. Alle Zahnärzte müssen im Studium einen gewissen Teil dieses Fachgebietes der Zahnmedizin kennenlernen. Um ein Kieferorthopäde zu werden, muss man jedoch in der Regel eine Fachzahnarztausbildung an einer Universitätsklinik absolviert haben. Zwar bieten viele Zahnärzte heute auch kleinere kieferorthopädische Behandlungen an, zur Behandlung Ihres Kindes würde ich Ihnen jedoch immer einen sogenannten »Fachzahnarzt« empfehlen. Nicht nur, dass ein Fachzahnarzt für Kieferorthopädie den ganzen Tag nichts anderes macht, häufig sind Kieferorthopäden insgesamt besser auf Kinder als Patienten eingestellt. Das erleichtert die Behandlung für Ihr Kind wirklich sehr stark.

Ich kann mich noch ziemlich gut an die kieferorthopädische Grundausbildung im Studium erinnern. Ich kam mir immer vor wie ein Architekt oder Bauzeichner, denn das meiste, was wir gemacht haben, war Kiefermodelle auszumessen oder Röntgenbilder abzuzeichnen. Das führt zu meinem wichtigsten Tipp: Eine kieferorthopädische Behandlung gehört gut durchgeplant!

Gerade bei Kindern sollten am Anfang Zahnmodelle gemacht werden, Röntgenbilder erstellt werden und Zeit für die Planung vorhanden sein. Ein Kieferorthopäde, der Ihnen nach einem High Five mit dem Kind und einem kurzen Blick in den Mund das Therapiekonzept vorstellt, ist entweder ein Genie oder es steckt nicht viel dahinter.

Zwei Dinge, auf die Sie als Eltern Einfluss nehmen können, sind vielleicht noch wichtig. Erstens: die Art der kieferorthopädischen Behandlung. Wie schon gesagt, es gibt heute unterschiedliche Möglichkeiten, und das Metallband auf den Zähnen muss nicht unbedingt sein. In der Regel spielt das bei Kindern nicht die große Rolle, aber es gibt natürlich schon auch Situationen (z. B. wenn Sie das Gefühl haben, dass das Selbstvertrauen Ihres Kindes nicht das Beste ist), in denen man eine unsichtbare Variante bevorzugt. Sprechen Sie solche Gedanken und Sorgen auch bei Ihrem Kieferorthopäden an.

Der zweite Punkt ist sehr wichtig: Er betrifft die sogenannte Retention nach der Behandlung. Retention bezeichnet das Festhalten der erreichten Position der Zähne, denn Zähne wollen meist wieder dorthin zurück, wo sie hergekommen sind.

Die kieferorthopädische Behandlung sollte mit dem 18. Lebensjahr vollendet sein. Das Problem an diesem Alter ist jedoch, dass Ihr Kind an vieles denkt, aber ganz sicher nicht an die Termine beim Kieferorthopäden – und die Mama und den Papa im Schlepptau zu haben, ist mit fast 18 ja nicht besonders cool. Achten Sie also auch in diesem Alter darauf, dass die Termine wirklich wahrgenommen werden und Ihr Kind nicht stattdessen im Skatepark abhängt. Denn gerade die letzten Termine, bei denen eine sogenannte Retention durchgeführt wird – also ein Band von hinten an die Zähne geklebt wird, damit nicht alles wieder zurückrutscht –, sind extrem wichtig. Sonst fängt mit 25 das gleiche Spiel von vorne an.

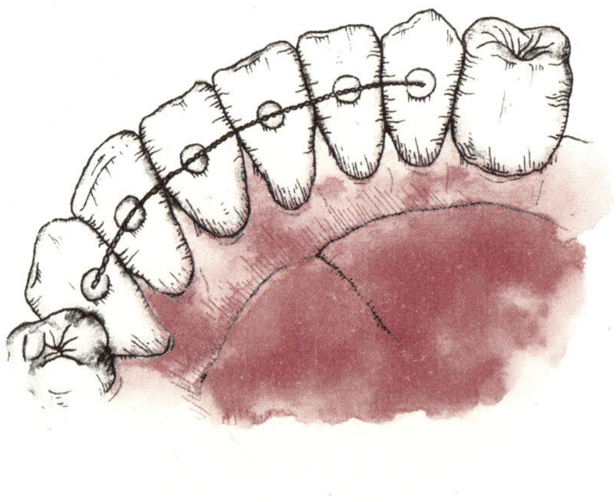

In Sachen Kieferorthopädie kann ich Ihnen eigentlich nur ein paar kleine Tipps geben. Lassen Sie die Behandlung nicht zu früh beginnen (natürlich gibt es Ausnahmen) und sprechen Sie Ihren Kieferorthopäden auch auf unsichtbare Zahnspangen an, wenn Sie das Gefühl haben, das täte Ihrem Kind seelisch gut. Zum Ende der Behandlung lässt häufig die Lust nach. Einer der wichtigsten Termine ist der letzte – dort wird alles stabilisiert!

ELTERNTIPP

Eine medizinisch notwendige kieferorthopädische Behandlung übernimmt die gesetzliche Krankenkasse bis zum 18. Lebensjahr. Sogenannte »Kieferorthopädische Indikationsgruppen (KIG)« legen die »Notwendigkeit« fest. Die Behandlung leichterer Fälle – z.B. leicht schief stehende Zähne im Frontzahnbereich – gehört nicht dazu. Zusätzliche Privatleistungen – meist kosmetischer Art, wie innen geklebte oder durchsichtige Brackets – müssen privat bezahlt werden. Private Krankenkassen haben je nach Tarif keine Altersbeschränkungen für kieferorthopädische Behandlungen, aber jährliche Höchstbeträge. Ein Kostenvoranschlag schafft Klarheit.

KOSTENCHECK

Die Weisheitszähne – das Trauma einer ganzen Generation

Ich kann mich noch ziemlich gut erinnern. Die Entfernung der Weisheitszähne war ein ziemlich großes Thema auf dem Pausenhof. Derjenige, der alle vier Weisheitszähne auf einmal gezogen bekommen hatte, war in der Schule auf alle Fälle unter den Coolsten.

Ich hatte da ein wenig Pech. Mein Vater war ja auch Zahnarzt und hielt nicht so viel von der Idee, dass alle vier Zähne auf einmal entfernt werden sollten. Und die Sorge, dass bei einer Blutung oder Komplikation die Schwellung groß werden, und es irgendwann vielleicht ein Problem mit der Atmung geben könnte, ist nicht ganz von der Hand zu weisen. Für mich damals als Kind nicht plausibel, denn ich stand auf dem Pausenhof unter dem Verdacht, ein Weichei zu sein, das sich nur zwei Zähne pro Sitzung entfernen lässt. Irgendeine Ausrede werde ich damals schon gefunden haben, denn ich habe immer noch ein paar Freunde aus meiner Schulzeit.

Früher war es gar keine Frage, ob die Weisheitszähne entfernt werden sollten. Die Frage war nur, wann und, aus Männlichkeitsgründen, wie viele auf einmal. Komplett untendurch waren natürlich die, die nur drei oder vielleicht nur zwei Weisheitszähne angelegt hatten – lächerlich!

Jetzt mal wieder Ernst: Weisheitszähne sind eigentlich überflüssig. Denn im Laufe der Evolution ist unser Kiefer kleiner geworden – schauen Sie sich mal die großen Kiefer der Neandertaler an –, aber irgendwie sind die Weisheitszähne nicht verschwunden. Vielleicht schafft das die Evolution ja noch in den nächsten 10 000 Jahren.

Die gute Nachricht für alle Weicheier: Die Einstellung der Zahnärzte und Kieferchirurgen zum Entfernen von Weisheitszähnen hat sich etwas verändert. Früher wurden praktisch alle im Röntgenbild sichtbaren Weisheitszähne gezogen. Frei nach dem Motto: »Was weg ist, kann auch keine Probleme machen.«

Auf der anderen Seite weiß man heute durch Studien, dass ca. 80 % der Weisheitszähne eigentlich gar nicht aus dem Kiefer herauswachsen oder nur teilweise und sehr selten Probleme machen. Das hat eine Zeit lang dazu geführt, dass man diese Zähne wirklich nur noch entfernt hat, wenn sie Probleme gemacht haben.

Allerdings konnten wissenschaftliche Studien auch zeigen, dass es bestimmte Positionen des Weisheitszahnes gibt, die prädestiniert für Probleme sind – z. B., wenn er sehr nahe an Ihrem letzten Backenzahn steht.

Stand der Dinge ist heute, dass man Weisheitszähne entfernt, wenn es absehbar ist, dass sie Probleme machen. Das könnte passieren, wenn hinter Ihrem letzten Backenzahn überhaupt kein Platz ist oder der Weisheitszahn schon direkt mit seiner Zahnkrone am letzten Zahn liegt. Wenn man die Weisheitszähne entfernen lässt, sollte man es vor dem 25. Lebensjahr machen – die Komplikationen steigen mit zunehmendem Alter an.

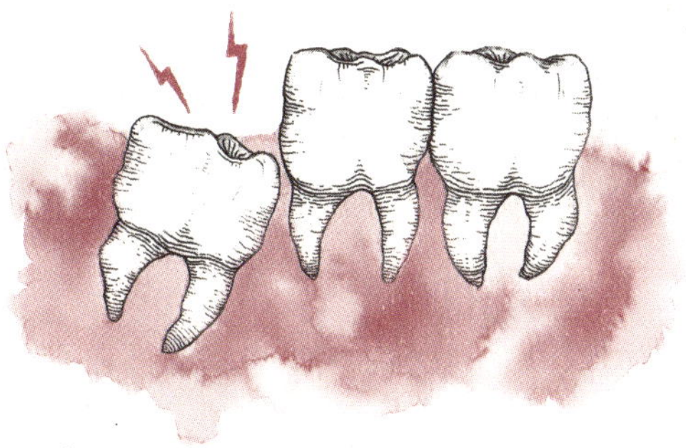

Weisheitszähne kann prinzipiell jeder Zahnarzt entfernen. Allerdings ist das wirklich die Domäne von Oral- und Mund-Kiefer-Gesichtschirurgen. Die haben das im Rahmen ihrer Facharztausbildung an der Klinik zuhauf gemacht und sind sehr routiniert.

Weisheitszähne passen meistens nicht in den Kiefer. Weisheitszähne prinzipiell zu entfernen – wie in meiner Kindheit –, ist heute nicht mehr Stand der Dinge. Lassen Sie Ihren Zahnarzt abwägen, und wenn, dann sollte es vor dem 25. Lebensjahr gemacht werden. Oral- und Mund-Kiefer-Gesichtschirurgen bieten sich für diesen Job an.

PATIENTENTIPP

Die Behandlungskosten für die Entfernung von Weisheitszähnen übernehmen die gesetzlichen und privaten Krankenversicherungen einschließlich der dazu notwendigen örtlichen Betäubung. Narkosen und Dämmerschlaf werden nur in vom Behandler zu begründenden Ausnahmefällen übernommen.

KOSTENCHECK

3.

ICH HABE DIE SCHLÄGEREI GEWONNEN

ABER JETZT FEHLT MEIN FRONTZAHN!

Im Grunde war das schon immer mein Traum: offizieller Teamarzt einer Eishockeymannschaft oder von Henry Maske zu werden – vermutlich immer genug zu tun und relativ gut zu erreichen, da das Problem meistens an den vorderen Zähnen ist.

Aber Spaß beiseite, Zahnunfälle sind ziemlich unschön und oft auch noch mit anderen Verletzungen im Gesicht verbunden. Natürlich erwischt es bei Stürzen meist das, was am weitesten vorne steht – die Zähne und die Nase. Das kann oft kritisch sein, denn so ein Nasenbeinbruch oder Unterkieferbruch kann schnell einmal lebensbedrohlich werden, z. B. durch eine einsetzende Blutung oder Schwellung, die die Atemwege blockiert. Daher natürlich ganz klar: Bei schweren Unfällen, die das Gesicht betreffen, muss sofort der Notarzt gerufen werden und die Zähne stehen hier erst einmal hintenan.

Trotzdem ist man bei Zahnunfällen immer sehr unsicher. Was soll man tun? Soll man den Zahnsplitter aufheben? Was, wenn der Zahn in den Kiefer hineingedrückt ist? Oder der allerschlimmste Fall: Der Zahn ist komplett außerhalb der Mundhöhle …

Natürlich brauchen Sie bei einem Zahnunfall kompetente Hilfe und häufig sind Universitätskliniken oder Krankenhäuser mit einer kieferchirurgischen Abteilung die richtigen Anlaufstellen. Denn dort haben sich mittlerweile an vielen Orten sogenannte Traumaambulanzen eingerichtet, die genau wissen, was zu tun ist, wenn etwas mit den Zähnen passiert ist. Eines kann ich aber jetzt schon sagen: Das Schlechteste, was man machen kann, ist, selber Hand anzulegen. James Bond und John Rambo operieren sich aus Zeitgründen meist direkt am Unfallort selber, denn am Ende des Films müssen sie ja den Kampf gewonnen haben. Die Technik empfehle ich Ihnen eher nicht, denn wie in den Actionfilmen den Zahn wieder zurückdrücken ist sicherlich keine gute Idee. Daher will ich Ihnen in diesem Kapitel einen kleinen Überblick geben, was im kleinen Zahnnotfall zu tun ist.

Was muss sofort gemacht werden?

Direkt nach einem Unfall, bei dem eine Verletzung der Zähne oder der Lippen erfolgt ist, sollten Sie Folgendes beachten: Das Wichtigste ist erst einmal, größere Verletzungen auszuschließen. Prinzipiell gilt, wenn Sie das Gefühl haben, dass »mehr passiert« ist, also z. B. an der Nase oder am Jochbein, dann ist sofort ein Krankenwagen zu holen oder in die Notaufnahme zu fahren.

Frakturen oder Blutungen im Gesichtsschädel können potenziell immer gefährlich sein, da z. B. die Atmung sehr leicht durch eine Schwellung behindert werden kann. Sehr viel empfehlen kann ich Ihnen in einem Buch dazu nicht, das Einzige, was Sie machen können, ist zu schauen, ob alles noch symmetrisch aussieht. Wenn eine Gesichtsseite anders aussieht als die andere, muss von einer Gesichtsverletzung ausgegangen werden. Asymmetrien sind wichtige Anhaltspunkte für Knochenfrakturen.

Aus Sicht der Zähne wäre es wichtig, alle Teile mitzunehmen, die Sie finden. Natürlich werden Sie als Ersthelfer den Verletzten nicht ausbluten lassen, während Sie nach den letzten Zahnschmelzteilen suchen, aber große Stücke der Zähne können manchmal sehr helfen. Ganze Zähne kann man sehr häufig wieder zurück in den Kiefer setzen, und sie haben trotzdem eine gute Prognose, wieder anzuwachsen.

Ob ein Zahn nach einem Unfall wieder festwächst, hängt extrem davon ab, welchen Zustand er hat. Zwei Tipps kann ich Ihnen geben. Fassen Sie den Zahn niemals an der Zahnwurzel an, sondern immer nur an der Zahnkrone, und putzen Sie Sand oder anderen Dreck nicht ab, denn durch das Abrubbeln beschädigt man noch gesunde Zellen, die beim Wiederanwachsen des Zahnes helfen können. Der zweite Punkt betrifft das Lagermedium – also: Wohin damit? Früher hat man gesagt, am besten wieder zurück in den Mund, aber das würde ich Ihnen nicht raten, denn der Verletzte steht ja unter Schock und verschluckt den Zahn dann vielleicht auch noch. Am besten wäre es, die Feuchtigkeit des Zahnes zu konservieren und ihn in eine Frischhaltefolie einzuwickeln. Oft eignet sich die Verpackung von Taschentüchern sehr gut. Alles andere ist meist unpraktikabel, oder schleppen Sie etwa ständig H-Milch für den Fall eines Zahnunfalles mit sich herum? Am allerbesten wäre natürlich eine Zahnrettungsbox aus der Apotheke, aber auch die hat man – leider – eher selten dabei.

Verletzungen am Kopf sind – logischerweise – nicht unkritisch. Bevor Sie sich nach einem Unfall um die Zähne kümmern, checken Sie bitte erst einmal das Gesicht des Verunfallten: irgendwelche Asymmetrien, dann ab ins Krankenhaus. Zähne können fast immer gebraucht werden, daher bitte alles einsammeln und idealerweise in Folie einwickeln.

PATIENTENTIPP

Ein Tetanus-Impfschutz sollte bei jedem Unfall abgecheckt werden. Hier geht es um ein Bakterium, das häufig in der Erde zu finden ist – Clostridium tetani – und starke Infektionen auslösen kann: den Wundstarrkrampf. Das *Robert-Koch-Institut* empfiehlt hier die Impfung im Säuglingsalter und dann die Auffrischung alle zehn Jahre. Das wird Sie der Notfallarzt ganz sicher fragen.

Umso sinnvoller ist es, wirklich darauf zu achten, dass Kinder prinzipiell einen guten Impfschutz haben. Denn Kinder spielen oft draußen und nicht bei jeder Verletzung wird ein Arzt aufgesucht.

Gott sei Dank nur ein Stückchen Zahn abgebrochen …

Bei den allermeisten kleineren Unfällen bricht nur ein kleineres oder manchmal auch größeres Stückchen vom Zahn ab. Da der Zahnschmelz an sich ja nicht lebt – denken Sie an die Zahnanatomie –, muss das gar nicht unbedingt schmerzhaft sein. Meistens ist der Zahn dann nur sehr empfindlich, weil durch den fehlenden Schmelzmantel die Reize besser ins Zahnbein geleitet werden. Wenn wirklich nur ein Stückchen vom Zahnschmelz abgebrochen ist, müsste man eigentlich gar nichts machen, das ist aber für einen Laien schwer zu sehen. Sobald das Zahnbein beteiligt ist – und das geht relativ schnell –, sollte die sogenannte »Dentinwunde« abgedeckt werden. Man kann die Zahnempfindlichkeit hier schon als ein gewisses Maß nehmen. Wenn der Zahn sehr empfindlich auf Luft oder Kälte reagiert, dann ist sicher das Zahnbein beteiligt und Sie sollten zum Zahnarzt.

Viele glauben, dass man das Zahnstück sowieso nicht mehr benutzen kann – völlig falsch. Zwar trocknet das Zahnstück etwas aus, aber wenn man es für einige Zeit in Wasser lagert, kann man es meist problemlos wieder an den Zahn ankleben. Und auch wenn nicht alles zu 100 % erhalten ist, dann kann man das große Stück ankleben und den Rest des Defektes mit Kunststoff ausgleichen. Also, Stückchen vom Zahn niemals wegschmeißen oder liegen lassen. Wichtig ist, wie schon erwähnt, dass die Dentinwunde abgedeckt wird. In den meisten Fällen empfiehlt es sich also, am Tag des Unfalls zum Zahnarzt zu gehen, der dann erst mal das Zahnbein abdeckt. Das Zahnfragment wird in Wasser gelagert und am nächsten Tag wieder angeklebt.

Das gleiche Verfahren findet meist auch dann Anwendung, wenn ein größeres Stück vom Zahn weggebrochen ist und es aus der Mitte des Zahnes etwas herausblutet. Dann ist der Zahnnerv mit seinen Gefäßen geöffnet. Keine Angst, das heißt noch lange nicht, dass Sie jetzt zum Kapitel »*Eine Wurzelbehandlung? – Da kriege ich lieber nochmal zwei Kinder*« springen müssen. Gerade bei jüngeren Patienten (und häufig passieren diese Unfälle ja bei Jüngeren), kann man die Blutungswunde gut abdecken und den Zahnnerv damit schützen. Wichtig ist hier jedoch, relativ schnell zum Zahnarzt zu gehen, denn je länger der Zahnnerv offen ist und mit Bakterien in Kontakt kommt, desto schlechter die Prognose. In der Regel kommt man um eine Wurzelbehandlung herum, denn man kann den Zahnnerv gut abdecken und damit den Zahn sogar vital erhalten.

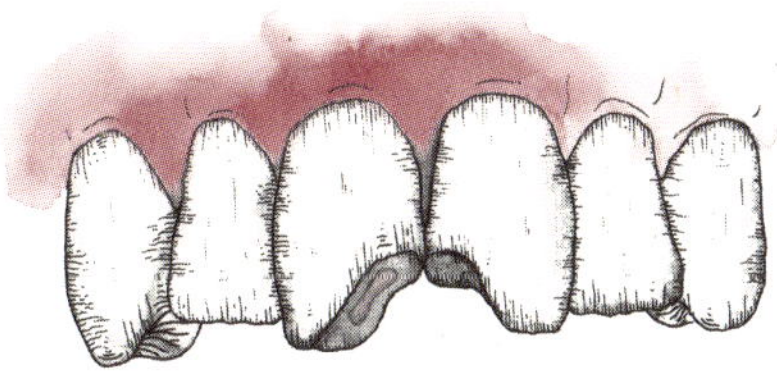

Sie haben sich vom ersten Schreck erholt und sehen, dass nur ein Stückchen vom Zahn abgebrochen ist und noch ziemlich viel steht. Sehr gut. Sammeln Sie alle Teile des Zahns auf und gehen Sie sofort zum Zahnarzt. Der versiegelt die Zahnwunde und klebt direkt oder am nächsten Tag das Stück wieder an. Selbst eine Eröffnung des Zahnnervs muss noch kein Drama sein. Auch das kann abgedeckt und das Zahnstück wieder befestigt werden. Wenn das Fragment weg ist, kann meist ein Aufbau mit Kunststoff erfolgen.

PATIENTENTIPP

Je tiefer der Bruch des Zahnes ist, desto schwieriger wird es natürlich, den Zahn später wiederaufzubauen. In der Akutsituation gilt jedoch, dass man immer versucht, alles zu tun, um den Zahn zu erhalten. Immerhin handelt es sich meist um einen Frontzahn, der ja auch ästhetische Funktionen hat.

Steht denn da überhaupt noch was? Die komplette Zahnkrone ist abgebrochen …

Es schaut meist ziemlich gruselig aus: Gefühlt ist der komplette Zahn abgebrochen. Aber keine Panik – der Zahn besteht ja aus einer Wurzel und einer Zahnkrone. Das bedeutet, die Hälfte des Zahnes ist meist noch da! Häufig ist hier auch das Alter entscheidend. Eine komplette Zahnkrone bricht bei jüngeren Patienten so leicht nicht ab. Meist steht nach innen oder zur Seite hin noch ein Stückchen vom Zahn. Je älter Patienten werden – und auch die stürzen –, desto häufiger sieht man, dass einfach die Zahnkrone auf Höhe des Zahnfleisches abbricht. Das kann sein, wenn der Zahn völlig gesund war, aber es passiert noch öfter, wenn schon eine Zahnkrone drauf war oder der Zahn etwa bereits eine Wurzelbehandlung hatte. Auch bei der Weiterversorgung muss man klar sagen: Je größer die Zahnverletzung ist, desto mehr spielt das Alter des Patienten eine Rolle. Bei einem jungen Patienten wird man alles versuchen, den Zahn unbedingt zu erhalten, bei einem älteren Patienten kann man in solchen Fällen schon darüber nachdenken, ob es nicht besser ist, die Zahnwurzel zu ziehen und dann eine Zahnbrücke herzustellen oder über ein Zahnimplantat nachzudenken.

Der allerbeste Fall ist immer – egal wie viel abgebrochen ist –, wenn das abgebrochene Stück noch vorhanden ist. Je jünger ein Patient ist, desto besser klappt das Wiederankleben des Stückes. Manchmal muss man etwas Zahnfleisch verdrängen oder evtl. sogar das Zahnfleisch leicht abheben, aber dann kann man wie bei einem Puzzle die Zahnkrone meist wieder perfekt an die Wurzel ankleben. Auch hier muss der Zahnnerv wieder behandelt werden – aber keine Angst, eine Wurzelkanalbehandlung ist nicht in jedem Fall notwendig.

Etwas schwieriger wird es jedoch, wenn der Zahn schon eine Vorgeschichte hat – wie z. B. eine Zahnkrone oder eine Wurzelbehandlung. Als schnelle Lösung kann man sehr oft die Zahnkrone oder das Zahnstück wieder ankleben, eine langfristige Lösung ist das aber meistens nicht. Jetzt kommt es natürlich extrem auf den Restzahn an, der noch steht. Schafft man es durch geeignete Maßnahmen, genug Futter für eine Zahnkrone an dem verbliebenen Stück zu ergattern, dann sollte der Zahn erhalten und eine Zahnkrone hergestellt werden. Ist das jedoch eine sehr aufwendige Aktion und es steht vielleicht im Raum, dass die Zahnwurzel schon einen »Schlag« mitbekommen hat, dann ist es häufig sinnvoller, den Zahn zu ziehen und über den richtigen Ersatz nachzudenken.

Wenn Sie das Gefühl haben, es steht nicht mehr viel im Mund, geht meistens noch ziemlich viel. Insbesondere, wenn der Zahn vorher gar nichts hatte und Sie das Fragment noch haben, kann man ziemlich sicher den Zahn erhalten und sogar das Zahnstück wieder ankleben. Je größer die Vorgeschichte des Zahnes ist (Zahnkrone, Wurzelbehandlung), desto schwieriger wird es werden, und man wird überlegen, ob nicht die Entfernung die bessere Lösung ist. Keine Angst, als Sofortlösung kann man den Zahn wieder zusammenkleben!

PATIENTENTIPP

Der Zahn ist verschoben … muss das jetzt so bleiben?

Je jünger Sie sind, desto weicher sind Ihre Knochen und desto härter ist Ihr Zahn. Bei den allermeisten Unfällen ist der Zahn das schwächste Glied, weil die Kraft ja auch direkt dort wirkt. Manchmal gibt aber auch der Knochen nach, und der gesamte Zahn steht jetzt irgendwo anders in Ihrem Gebiss. Ganz häufig kommt es zu einem Hineindrücken des Zahnes in den Kiefer oder zu einem »Nachhintendrücken« des Zahnes. Sieht schlimm aus, und man hat sofort die Angst, dass das nun so bleiben wird.

Nun, das Wichtigste ist auch hier, nicht selber zu handeln. Denn ein Verschleppen von Keimen in die Wunde ist die größte Gefahr. Man sieht das zwar immer in den Actionfilmen, aber Sie sollten – es sei denn, Sie sind Sylvester Stallone und spielen gerade in einem Film – die Wunde unbedingt in Ruhe lassen.

Die Therapie ist in der Regel immer die gleiche. Ihr Zahnarzt, oder in diesem Fall eher eine spezialisierte Traumaambulanz einer Zahnklinik, wird den Zahn unter Betäubung wieder in die richtige Position bringen und den Zahn mit den Nachbarzähnen verbinden – man nennt das eine Schienung. Meistens benutzt man einen etwas flexibleren Metalldraht, denn es ist wichtig, dass sich der Zahn trotzdem ein wenig bewegen kann. Um Ihre Hoffnung gleich ein wenig zu dämpfen – die allerwenigsten dieser Maßnahmen sind ohne Wurzelbehandlung möglich. Denn natürlich reißen an der Wurzelspitze die Nerven und die Blutgefäße ab, und so kann meistens kein Zahnnerv überleben. Das sollte bei der Erstversorgung noch kein Thema sein, aber die Wurzelbehandlung sollte dann relativ zeitnah angefangen werden. Zwei Dinge sind noch wichtig: Ganz oft ist das Zahnfleisch auch eingerissen und verletzt und muss ggf. genäht werden. Durch die Zahnfleischverletzung und die Verunreinigung der Wunde ist es auch meistens gut, wenn Ihr Zahnarzt Ihnen ein Antibiotikum verordnet.

Vielleicht noch ein Wort zur Prognose. Obwohl die Verletzung ja wirklich manchmal wild aussieht, ist die Prognose meistens nicht so schlecht. Wichtig ist, dass die Zähne geschient werden (nicht zu lange; maximal 6 Wochen) und dass zeitnah eine Wurzelbehandlung erfolgt. Die schlechteste Prognose hat jedoch das Einsenken des Zahnes in den Kiefer. Hier geht meist ziemlich viel kaputt und idealerweise sollte die Wurzelbehandlung gleich am Tag der Schienung passieren. Es kann aber wirklich sein, dass der Zahn dann Probleme macht und ggf. doch nicht erhalten werden kann.

Ein Wort noch zu Milchzähnen: Bitte gar nichts machen! Milchzähne werden praktisch nie zurückgesetzt oder in die Position zurückverpflanzt, da der bleibende Zahn darunter wächst und damit geschädigt werden kann (mehr dazu im Kapitel »*Milchzähne – egal, weil sowieso bald weg?*«).

Eine Verlagerung des Zahnes nach einem Unfall sieht wild aus. Oft kann man ihn aber wieder in die richtige Position bringen (natürlich wird erst betäubt!) und dann schienen. Eine Wurzelkanalbehandlung ist aber meistens notwendig.

PATIENTENTIPP

Der absolute Super-GAU – ich habe den ganzen Zahn in der Hand …

Das ist nun wirklich wie im Horrorfilm: Es ist ein Unfall passiert, Sie fühlen mit der Zunge, und da ist ein Riesenloch. Plötzlich sehen Sie, wie der komplette Zahn vor Ihnen auf dem Boden liegt. Das Dümmste, was ich Ihnen jetzt von meinem bequemen Lederstuhl aus schreiben könnte, ist: Ruhe bewahren.

Prinzipiell gilt aber, was ich oben geschrieben habe. Bei solchen großen Unfällen oder Verletzungen ist das Gesicht erst einmal viel wichtiger. Natürlich wird Ihnen der Kopf brummen, und es wird aus der Wunde bluten. Daher lassen Sie Ihr Gesicht schnell von einem anderen ansehen: Ist irgendetwas asymmetrisch oder verschoben, dann bitte sofort den Notarzt rufen oder in die Notaufnahme fahren.

Ich weiß, dass man in einem solchen Moment an vieles denkt, aber nicht daran, die Zähne aufzusammeln und richtig zu behandeln. Trotzdem spielt es für die Prognose der Zähne eine extrem wichtige Rolle. Ich habe es ja oben schon einmal geschrieben. Zwei eiserne Regeln: 1. Fassen Sie die Zähne niemals an der Wurzel an. Immer an der Zahnkrone. 2. Wischen Sie den Dreck nicht ab, sondern wickeln Sie den Zahn in eine Folie ein, um die Feuchtigkeit zu konservieren.

Natürlich kommt jetzt die Frage aller Fragen. Kann man denn einen ganzen Zahn wiedereinsetzen, und wird er dann wieder anwachsen? Prinzipiell ist die Antwort Ja, und je besser der Zahn nach dem Unfall behandelt wurde, desto besser klappt das. Denn im Idealfall überleben einige Zellen auf der Wurzel und können wirklich wieder mit dem Kiefer verwachsen. Also, wenn Sie alle Regeln befolgt haben, dann sollte Ihr Zahnarzt diesen Zahn oder diese Zähne auf alle Fälle wieder einsetzen, schienen und Ihnen einen Termin für eine Wurzelkanalbehandlung geben. Prinzipiell gilt das gleiche Verfahren auch, wenn der Zahn noch nicht komplett ausgewachsen ist. Die große Frage ist natürlich, was zu machen ist, wenn die Zahnzellen auf der Wurzel höchstwahrscheinlich kaputt sind. Wenn man jetzt den Zahn zurücksetzt, wird ziemlich sicher der Zahn mit dem Kieferknochen verwachsen und sich über die Jahre auflösen – ja, Sie haben richtig gehört. Wenn ein Zahn ohne Fasern mit dem Knochen verbunden ist, kommt es entweder zur Ankylose (also zum kompletten Verwachsen mit dem Knochen) oder zur Resorption (zum Anknabbern des Zahnes durch den Knochen). Es ist wirklich interessant, denn scheinbar halten gesunde Zellen auf der Wurzeloberfläche den Körper davon ab, seinen eigenen Zahn aufzuessen.

Prinzipiell ist das nicht schlimm, denn im allerschlimmsten Fall hat sich nach ein paar Jahren die Wurzel wie bei einem Milchzahn aufgelöst und die Zahnkrone fällt ab. Klar muss dann etwas gemacht werden, aber man hat die Zeit doch ganz gut überbrückt.

Der komplette Zahn ist raus – ein Horror. Wenn Sie jetzt aber gut reagieren, muss der Schaden nicht groß sein. Zahn aufheben, nicht an der Wurzel anfassen und nicht sauber machen. Dann am besten die Feuchtigkeit des Zahnes erhalten, z. B. durch eine Taschentuchverpackung aus Kunststoff, und ab zum Zahnarzt oder in eine spezialisierte Traumaambulanz einer Universitätszahnklinik.

PATIENTENTIPP

Die gesetzlichen und privaten Krankenkassen übernehmen die Kosten, die durch die Behandlung eines Notfalls nach einem Zahnunfall entstehen (auch z. B. einen Notarzteinsatz), ebenso wie die normale zahnärztliche Versorgung. Wenn Zahnersatz notwendig wird, wird bei der gesetzlichen und privaten Krankenversicherung ein Eigenanteil vom Patienten fällig – dieser kann am Kostenvoranschlag (HKP) im Vorfeld eingesehen werden.

KOSTENCHECK

TEIL 3

DER ERFAHRENE ZAHN – VON LÖCHERN, RISSEN UND ERSTEN NACHBESSERUNGEN

1.

ZAHNBÜRSTE, ZAHNSEIDE, ZWISCHENRAUMBÜRSTEN – WER IST HIER DER MEISTER PROPER?

Ich weiß nicht, wie es Ihnen geht, aber wenn man an einem Abend vergessen hat, Zähne zu putzen, dann fühlt man sich irgendwie ertappt. Sogar nach einer langen, feuchtfröhlichen Feier kriege ich es oft nicht übers Herz, das Zähneputzen einmal sein zu lassen. Obwohl ich als Zahnarzt ja wüsste, dass einmal »Zähneputzen vergessen« keinen Schaden verursacht – sagen Sie das aber bitte nicht Ihren Kindern!

Es ist wirklich interessant, wie es die Mundhygiene zum alltäglichen Ritual unseres Lebens gebracht hat. Zähne putzen gehört für jeden einfach dazu, und die Industrie hat das schon lange entdeckt. Die Regale in den Supermärkten und Drogerien sind voll mit unterschiedlichen Mundhygieneprodukten – und Sie können sich vorstellen, nicht alles davon ist wirklich sinnvoll oder wissenschaftlich getestet. Wenn man sich die Werbeslogans anhört, dann müssten die Zahnbürsten oder Zahnpasten ja wirkliche Zauberstäbe und -tränke sein. Tut mir leid, dass ich Ihnen die Illusion rauben muss: Es sind einfach nur schnöde Zahnbürsten und -pasten.

In der Werbung werden viele Wirkungen angepriesen, von weniger Zahnstein über weißere Zähne bis hin zu weniger Parodontose. Wir wollen in diesem Kapitel einmal den Vorhang lüften und die Frage beantworten: Schafft das alles die richtige Zahnbürste oder Zahnpasta?

Starten wir die Betrachtung von vorne. Warum müssen wir denn überhaupt Zähne putzen? Unsere Fußnägel putzen wir doch auch nicht jeden Tag und das sind auch »feste Gegenstände«, die durch die Haut ragen, und feucht ist es dort auch oft.

Die Haut und die Nägel besitzen einen einfachen Trick zum Selbstreinigen. Sie wachsen ständig nach und erneuern sich dadurch immer. Mit jeder Hautschuppe wird der Körper auch die darauf sitzenden Bakterien wieder los. Zähne wachsen nicht nach und fallen nicht einfach aus. Hinzu kommt, dass es im Mund feucht und warm ist und einige Nischen vorhanden sind – ein Traum für Bakterien. Der Belag, der sich mit der Zeit auf den Zähnen sammelt, muss weggeputzt werden, denn ansonsten entstehen durch ihn gemeine Erkrankungen wie Karies, Zahnfleischentzündungen oder sogar Parodontose.

Genau an diesem Punkt überschlagen sich die Konzerne, denn das Ziel ist praktisch immer das gleiche – mit einem speziellen Produkt soll es besser gelingen, Zahnbeläge zu entfernen. Meistens wird dann noch ein zusätzlicher magischer Effekt versprochen.

Gehen wir also einen Schritt weiter. Es ist mittlerweile jedem bekannt, dass tägliches Zähneputzen zu weniger Kařieslöchern führt. Das zeigen groß angelegte wissenschaftliche Arbeiten sehr klar. Also, kurz gesagt, tägliche Zahnpflege wird Ihnen unangenehme Bohrgeräusche bei Ihrem Zahnarzt ersparen. So weit, so gut.

Ob das allerdings auch für die Verringerung von Parodontose und Zahnfleischerkrankungen gilt, ist aus wissenschaftlicher Sicht bis heute nicht bewiesen. Aber klar ist schon: Weniger Zahnbelag ist sicherlich kein falscher Ansatz, denn neben den harten Fakten gibt es natürlich auch Gründe wie Frischegefühl im Mund oder weniger Mundgeruch. Oder hat irgendjemand von Ihnen beim ersten Date das Haus schon einmal ohne Zähneputzen verlassen?

Wenn man sich nun die Flut an Mundhygienehilfsmitteln in der Drogerie oder im Supermarkt ansieht, kann man leicht den

Überblick verlieren und greift am Ende doch zu dem Produkt, welches die vollmundigsten Versprechungen abgibt.

Es ist beim Zähneputzen jedoch wie bei vielen anderen Dingen im Leben, und hier muss ich nun kurz einmal neunmalklug werden: Es gibt viele Wege, ein Ziel zu erreichen, aber das Mittel zur Durchführung ist meistens weniger wichtig als die akribische Durchführung selbst. Das ist so ähnlich wie mit dem Tennisschläger von Roger Federer. Sie können sich genau sein Schlägermodell im Handel kaufen – das heißt aber noch lange nicht, dass Sie Nummer eins der Tennis-Weltrangliste werden.

Genau diesen Punkt verdeutlicht mir immer eine bekannte Untersuchung zu Zahnputzgewohnheiten. Per Zufall wurden 60 Studenten ausgewählt und ihre Mundhygienegewohnheiten gefilmt.

Was meinen Sie, wie lange haben die Studenten ihre Zähne geputzt? Zwei Minuten, drei Minuten oder vielleicht doch nur eine?

Nun, die durchschnittliche Dauer des Zähneputzens betrug in dieser Studie 33 Sekunden. Übrigens gab es in der Studie auch Kandidaten, die nur elf Sekunden geputzt haben. Und jetzt können Sie sich vorstellen, was ich meine. Da kann man die beste Zahnbürste der Welt haben, in 33 Sekunden wird man es nicht schaffen, einen Großteil der Zahnbeläge zu entfernen.

In diesem Kapitel möchte ich Ihnen einen Überblick über Zähneputzen, Zahnbeläge und Mundpflegeprodukte verschaffen und Ihnen dabei allerlei sinnvolle und sinnlose Dinge in Bezug auf die Mundhygiene näherbringen.

Und jetzt noch schnell Zähneputzen?

Die etwas älteren Leser wissen noch: »Nach jeder Mahlzeit Zähne putzen!« Und auch bei den etwas jüngeren Lesern hat sich die Dauer und Häufigkeit des Zähneputzens seit dem Kindergarten eingebrannt: »Zweimal am Tag für zwei Minuten Zähne putzen.« Prinzipiell könnte man das alles auch so stehen lassen. Aber ein Stoff hat viele Dinge in der Mundhygiene über die letzten Jahrzehnte grundlegend verändert: Fluorid.

Fluorid ist ein natürlich vorkommendes Salz, das nachweislich den Zahnschmelz stärkt. Das haben wir ja schon im Kapitel »*Milchzähne – egal, weil sowieso bald weg?*« besprochen. Man kann heute sogar fast sagen, dass Fluorid wichtiger ist als das eigentliche Wegschrubben der Zahnbeläge. Anders gesagt ist die Zahnbürste nur ein Vehikel, um täglich Fluorid auf die Zahnoberflächen zu bekommen. Jetzt könnten Sie natürlich entgegnen – super, dann spüle ich ab heute nur noch mit einer fluoridhaltigen Mundspüllösung. Das ist leider etwas zu einfach gedacht, denn bevor Fluorid auf der Zahnoberfläche wirken kann, muss ja erst einmal der Bakterienrasen entfernt werden – und dabei hilft die Zahnbürste.

Und dabei spielt natürlich die Zahnputzzeit eine sehr große Rolle. So konnten Studien zeigen, dass bei einminütigem Zähneputzen ca. 27 % der Zahnbelagsmenge entfernt werden konnte, bei zweiminütigem Zähneputzen aber schon 41 %. 41 % klingt nicht viel, aber dennoch scheint das genug zu sein, um das Vermehren von Mundbakterien zu vermeiden.

Und klar ist, dort wo der Zahnbelag nicht weggeputzt wurde, wird Fluorid auch nur sehr schwer wirken können. Daher spricht sehr viel für ca. zwei Minuten Zähneputzen.

Soll ich morgens und abends putzen oder reicht vielleicht einmal am Tag? Die Untersuchungen zur Häufigkeit des Zähneputzens zeigen: Zweimal am Tag Zähneputzen ist gegen Kárieslöcher wirksamer als einmal am Tag.

Sie denken, Sie sind ein absoluter Zahnputzprofi und erreichen locker mit einem Mal am Tag alle Zahnflächen? Glückwunsch, da gehören Sie zu einer absoluten Minderheit, denn meine tägliche Erfahrung mit Patienten ist eine andere!

Zusammenfassend würde ich Ihnen Folgendes empfehlen, und das ist übrigens auch die Aussage des Zahnputzexperten Nummer 1 in Deutschland Prof. Dr. Stefan Zimmer von der Universität Witten-Herdecke: Nehmen Sie sich einmal am Tag zwei bis drei Minuten, in denen Sie wirklich ordentlich und genau die Zähne putzen und vielleicht andere Hilfsmittel wie Zahnzwischenraumbürstchen oder evtl. Zahnseide anwenden (wir werden gleich besprechen, wann was sinnvoll ist). Das zweite Mal am Tag ist dann eher ein schnellerer Durchgang. So mache ich es persönlich auch. Genaues und ordentliches Zähneputzen am Abend. Schnelles und »etwas schlampiges« Zähneputzen am Morgen. Natürlich hängt das auch noch ein wenig von Ihrer Mundsituation ab – also z. B., ob Sie Zahnimplantate haben oder vielleicht sogar zu Parodontose neigen, aber das werden wir uns in der Folge noch genauer ansehen.

Das Wegputzen von Zahnbelag dient einerseits der Verringerung der schädlichen Bakterienmenge auf den Zähnen, andererseits aber auch dazu, das hochwirksame Fluorid aus der Zahnpasta auf den Zahn zu bekommen. Zweimal am Tag für zwei Minuten wäre super, um Karies zu vermeiden. Wenn Sie ein absoluter Zahnputzprofi sind, dann reicht Ihnen wahrscheinlich auch einmal am Tag ein »perfektes« Zähneputzen.

PATIENTENTIPP

Welche Bürste putzt denn am besten?

Meine Lieblingsgeschichte zum Thema Zahnbürsten habe ich einmal mit einem Patienten erlebt, der ein wirklich gutes Gebiss hatte mit ungewöhnlich wenig Zahnbelägen. Das war mir aufgefallen, obwohl die meisten Patienten ihre Zähne natürlich gründlich wienern, bevor sie zum Zahnarzt gehen. Nachdem ich ihn gefragt hatte, wie er das denn hinbekomme, hat er mir glaubhaft versichert, dass er seit Jahren die gleiche Zahnbürste benutze, mit der er jedoch gelegentlich auch die Zahnkranzritzel seines Fahrrads reinige!

Diese kombinierte Verwendung der Zahnbürste wäre jetzt nicht meine erste Empfehlung an Sie, jedoch zeigt das Beispiel, wie individuell der Körper ist: Dieser Patient ist in der Mundhöhle wahrscheinlich so resistent gegenüber Bakterien, er könnte sich mit allem die Zähne putzen und würde kaum Zahnbelag bekommen – aber keine Sorge, die Natur ist meistens gerecht: irgendwo anders im Körper ist er wahrscheinlich anfälliger als andere.

Ich kenne das von mir selber: Im Mund kann ich nicht besonders viel falsch machen. Aber wehe, ich schludere mit meinen täglichen Rückenübungen oder sitze falsch, das büße ich sofort!

Sie merken also, die eine Empfehlung für eine perfekte Zahnbürste wird schwierig! Aber der eben beschriebene Fall ist sicher ein Extrembeispiel. Jeder Zahnarzt erlebt in seiner Karriere einige Patienten, die eigentlich nie zum Zahnarzt gehen, eher selten zur Zahnbürste greifen und schon gar nicht zweimal jährlich an die Zahnprophylaxe denken – und trotzdem über Jahrzehnte kaum Probleme mit den Zähnen haben.

Allerdings gilt das für die allermeisten Menschen nicht – das wäre wirtschaftlich gesehen auch schlecht für uns Zahnärzte. Wir wissen, wenn Sie nur ein paar Tage mit dem Zähneputzen schludern, entwickelt sich meist schon eine oberflächliche Zahnfleischentzündung. Außerdem beginnen die Zahnbeläge durch den Speichel zu verkalken, und das bekommen Sie dann beim besten Willen auch mit einer Wunderzahnbürste nicht mehr entfernt.

Welche Zahnbürste ist denn nun die beste? Ich habe es oben ja schon angesprochen. Es ist wie mit Roger Federers Tennisschläger. Das Besitzen dieses Schlägers oder einer High-End-Zahnbürste bedeutet prinzipiell noch nicht viel.

Aber was sagt denn die Wissenschaft? Die Untersuchungen sind in diesem Bereich relativ klar. Es ist egal, was Sie verwenden, Sie müssen es nur korrekt und für die richtige Dauer anwenden. Wenn Sie also seit Jahren mit einer einfachen Handzahnbürste putzen und gut zurechtkommen, dann brauchen Sie nicht unbedingt die »Vibration Wonder White Bürste« aus der Werbung.

Ein Aspekt, der oft in den Medien thematisiert wird, ist die Art des Bürstenkopfes Ihrer Zahnbürste. Hier gibt es zwar eine Reihe von wissenschaftlichen Untersuchungen, aber wirklich relevante Unterschiede haben sich nicht herausgestellt. Ob das Borstenfeld wellenförmig ist oder Silikonnippel zwischen den Borsten sind, macht wohl eher fürs Marketing einen Unterschied als für die Zahnpflege.

Die einzigen zwei Dinge, die wirklich wissenschaftlich gesehen einen Effekt haben könnten (nochmals: nur wenn sie korrekt eingesetzt werden!), sind die Anwendung von elektrischen Zahnbürsten und die Verwendung von weichen Borsten – und das besprechen wir jetzt:

Fangen wir mit elektrischen Zahnbürsten an. In der heutigen Zeit ist es ja nur fair, dass auch das Zähneputzen digitalisiert ist und – das ist kein Spaß – es Modelle gibt, die über eine App mit Ihrem Handy kommunizieren. Das Zähneputzen müssen Sie jedoch auch in der näheren Zukunft selbst erledigen und auch das Badezimmer müssen Sie noch aufsuchen.

Wissenschaftliche Untersuchungen haben gezeigt, dass mit elektrischen Zahnbürsten mehr Zahnbelag entfernt werden konnte als mit Handzahnbürsten. Das bedeutet: Wenn elektrische Zahnbürsten korrekt angewendet werden, haben die Patienten danach weniger Zahnbelag und auch weniger Zahnfleischentzündungen.

Bevor Sie aber nun das Buch zuklappen und zum nächsten Drogeriemarkt rennen, um sich mit elektrischen Zahnbürsten einzudecken: Es ist bis heute gar nicht klar, ob das einen messbaren Effekt auf wirklich schwerwiegende Erkrankungen wie Karies oder Parodontose hat. Und da kommen wir wieder zum Punkt von eben: Eine korrekt angewendete Handzahnbürste ist sicherlich viel besser als eine falsch und schludrig angewandte elektrische Zahnbürste. Hinzu kommt, dass elektrische Zahnbürste nicht gleich elektrische Zahnbürste ist. Hier gibt es unterschiedliche Systeme, und jetzt wird es kurz einmal technisch: Die eine Technologie ist eine Dreh-Schüttel-Bewegung der Bürste (sogenannte oszillierend-rotierende Bürste), das andere System verwendet hochfrequente Schall- oder Ultraschallbewegungen (so ähnlich wie der Juwelier beim Schmuckreinigen). Es gibt zwar einige klinische Untersuchungen, die die oszillierend-rotierenden Bürsten favorisieren, aber auch solche, bei denen Schall- / Ultraschallbürsten besser abschneiden. Eine klare Empfehlung kann man nicht aussprechen.

Warum ich Ihnen aber doch eine elektrische Zahnbürste ans Herz lege, hat einen einfachen Grund: Die meisten elektrischen Zahnbürsten haben einen Timer, der sogar zwischen den verschiedenen Kieferarealen unterscheidet – also sobald die Bürste piepst, gehen Sie einfach ein Kieferareal weiter. Dies hat einen extremen Vorteil, den auch Studien schon gezeigt haben. Mit elektrischen Zahnbürsten putzen Sie deutlich länger – nicht, weil es mehr Spaß macht, sondern einfach, weil es einen Anhaltspunkt gibt. Sie wissen ja: Wir Menschen brauchen etwas, worauf wir uns verlassen können, und wenn es nur der schnöde Piepton der elektrischen Zahnbürste ist.

Und ich möchte Ihnen noch einen praktischen Tipp geben: Meine Erfahrung hat gezeigt, dass elektrische Zahnbürsten technisch relativ anfällig sind und nicht selten kaputtgehen. Das passiert meistens, wenn sie oft auf Reisen verwendet werden. Daher halte ich mich an folgende Regel: zu Hause die elektrische Zahnbürste und auf Reisen eine Handzahnbürste – außerdem ist bei mir immer genau dann der Akku der Bürste leer, wenn ich im Hotelzimmer stehe.

Ein weiterer Hinweis, der aber eher den zwischenmenschlichen Bereich betrifft: Eine elektrische Zahnbürste eignet sich natürlich hervorragend als Weihnachtsgeschenk – aber das kann auch nach hinten losgehen. Ich erinnere mich noch gut an den missbilligenden Blick meiner Frau, die sich fragte, ob das Geschenk ein dezentes Zeichen in Richtung einer verbesserungswürdigen Mundhygiene wäre.

Der zweite Punkt, den Sie beim Kauf einer Zahnbürste berücksichtigen sollten, ist die Härte der Borsten. Ich weiß, es fühlt sich einfach gut an, wenn man eine Zahnbürste mit harten Borsten hat und mit einem saftigen Schrubbgeräusch die Zähne putzt – gefühlt müssen die ja dann einfach sauber sein. Die Wissenschaft bestätigt das sogar: Harte oder mittelharte Borsten entfernen Zahnbelag besser, verletzten aber viel häufiger das Zahnfleisch und möglicherweise auch die Zähne selber. Daher sollten Sie eher eine Zahnbürste mit weichen Borsten (häufig wird dies mit dem Werbebegriff »soft oder ultrasoft« beschrieben) oder bei einer elektrischen Zahnbürste einen weichen Bürstenkopf auswählen.

Ein Nachteil der weichen Zahnbürste ist, dass man sie etwas öfter wechseln muss als eine Bürste mit harten Borsten – etwa alle drei Monate. Und schließlich bedeutet es auch, dass Sie ein paar Sekunden länger putzen müssen, als Sie es mit den harten Borsten gewohnt waren! Natürlich kommt jetzt auch noch ein weiterer Nachteil: Weiche Zahnbürsten in Kombination mit einer aggressiveren Zahnpasta (z.B. eine Weißmacher-Zahnpasta) schmirgeln noch mehr an Zahnhartsubstanz ab. Daher weiche Zahnbürsten immer mit »sensitiven« Zahnpasten verwenden, aber das kommt im nächsten Kapitel.

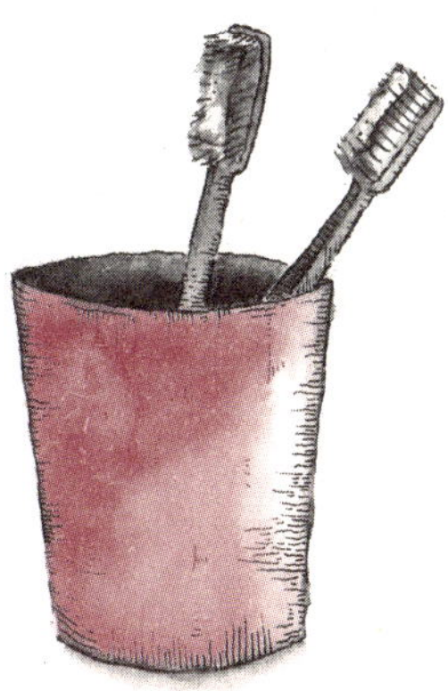

Ein praktischer Tipp zum Abschluss: Stellen Sie nach dem gründlichen Ausspülen der Zahnbürste diese mit den Borsten nach oben ab. So trocknet die Bürste schneller ab und Sie vermeiden ein mikrobiologisches Experiment: die Anzüchtung von Bakterien in einem feuchten Milieu!

Die gute Nachricht: Sie können es bei Zahnbürsten mit Shakespeare halten: »Wie es Euch gefällt.« Wenn Sie ordentlich und zweimal täglich putzen, können Sie sich die Bürste aussuchen, die Sie möchten. Elektrische Zahnbürsten reinigen wohl etwas besser und haben den Riesenvorteil eines Timers, und der hilft uns Menschen sehr, uns nicht selbst zu betrügen!
Stellen Sie die Bürste nach dem Putzen mit den Borsten nach oben ab!

PATIENTENTIPP

Ich nehme die Zahnpasta, die die Zähne weißer macht …

Wenn man sich heute in einer Drogerie vor das Zahnpastaregal stellt, dann wird einem ganz schwindelig. Diese Pasten müssen ja unglaubliche Kräfte haben, wenn das alles stimmt, was sie versprechen. Wer allerdings die vorherigen Kapitel aufmerksam verfolgt hat, der weiß jetzt wahrscheinlich schon, was ich sagen will. Der entscheidende Faktor in der Zahnpasta ist das Fluorid. Die Zahnbürste entfernt zwar den Zahnbelag, ist aber eher die Schubkarre, um den Wirkstoff Fluorid an die richtige Stelle zu transportieren.

Daher kann man dieses Kapitel sehr einfach und kurz halten: Sie sollten eine Zahnpasta mit einer Fluoridmenge von 1000 bis 1500 ppm auswählen!

Sie haben Angst, dass Sie das Kleingedruckte der Zahnpastatuben in den dunklen Drogerieregalen nach dem Fluoridgehalt durchforsten müssen? Keine Sorge, die allermeisten Zahnpasten haben eine ausreichende Fluoridmenge, und diese steht auch noch ziemlich prominent vorne auf der Packung.

Die ganzen anderen Effekte, die Ihnen auf der Packung oder in der Werbung durch die berühmt gewordenen »Zahnarztfrauen« angepriesen werden, wie weniger Parodontose, weißere Zähne und strafferes Zahnfleisch, wären ja prinzipiell toll. Doch es ist ein wenig vergleichbar mit dem Aussehen eines Cheeseburgers auf der Werbetafel und der folgenden Ernüchterung auf dem Teller. Zwar gibt es eine Handvoll wissenschaftliche Untersuchungen, die zeigen, dass spezielle Anti-Zahnstein-Zahnpasten wirklich Zahnstein reduzieren und spezielle antibakterielle Inhaltsstoffe stärker Zahnfleischentzündungen verringern. Ob diese Effekte jedoch wirklich auch auf Karies und Parodontose einen Einfluss haben, ist unklar. Und auch hier gilt wieder die Regel von Roger Federers Tennisschläger – Sie erinnern sich.

Sehr gerne versprechen Zahnpasten, dass die Zähne weißer werden. Die meisten sogenannten Bleaching-Zahnpasten haben auch einen nachweisbaren Effekt, aber der wird in der Regel über größere und scharfkantigere Putzkörper in der Zahnpasta erzielt. Größere Putzkörper – das ist wie mit der Scheuermilch für die Küchenarmaturen – schädigen natürlich auch den Zahnschmelz mehr und sind daher mit Vorsicht zu genießen. Mittlerweile gibt es auch Weißmacher-Zahnpasten, die nicht nur über gröbere Putzkörper, sondern auch über chemische Stoffe arbeiten. Hier scheint die schädigende Wirkung auf die Zähne geringer zu sein. Informieren Sie sich bei der Stiftung Warentest, die hier regelmäßig und wissenschaftlich sehr hochwertig testet. Trotzdem wäre meine Empfehlung: Wenn Sie wirklich hellere Zähne haben möchten, dann macht ein medizinisches Bleaching unter kontrollierten Bedingungen in der Zahnarztpraxis viel mehr Sinn als mit einem grobkörnigen Sandpapier in Pastenform oder Zahnpasta mit Aktivkohle unkontrolliert die eigenen Zähne zu bearbeiten.

Die wenigsten und kleinsten Putzkörper haben meistens die Zahnpasten mit Slogans wie »sensitive« oder »für empfindliche Zahnhälse«. Da ja, wie oben schon erwähnt, die eigentliche Putzwirkung der Zahnbürste deutlich hinter der Fluoridwirkung steht, macht es sicherlich Sinn, eine Zahnpasta zu wählen, die den geringsten Abrieb am Zahnschmelz erzielt. Das gilt also nicht nur für Patienten mit empfindlichen Zahnhälsen, sondern eigentlich für alle: Verwenden Sie eine Zahnpasta, die den Namen »sensitive« oder »für empfindliche Zahnhälse« trägt.

Klar gibt es jetzt auch Patienten, die bei Fluorid Zweifel haben und lieber auf die Anwendung verzichten würden. Gerne wiederhole ich nochmals zwei Punkte, die wir schon im Kapitel *»Milchzähne – egal, weil sowieso bald weg?«* besprochen haben: erstens, der Fluoridgehalt in den Zahnpasten ist sehr gering, nämlich maximal 1500 ppm. Die Einheit ppm bedeutet parts per million – also 0,0001 %. Zweitens, Fluorid ist einer der weltweit am besten untersuchten Stoffe. Drittens, manche Länder setzen Fluorid sogar ihrem Trinkwasser zu, um eine karieshemmende Wirkung zu erhalten.

Natürlich ist es wie mit allem: »Die Dosis macht das Gift.« Ein 70 Kilogramm schwerer Erwachsener müsste für erste Vergiftungsanzeichen mindestens 350 Milligramm Fluorid auf einmal aufnehmen: so viel, wie in zwei bis drei Zahnpastatuben enthalten ist – ich glaube, das ist ohne vorheriges Erbrechen kaum hinzubekommen. Die *Bundeszahnärztekammer* schreibt sogar in einer Stellungnahme: »Die Giftigkeit der Fluoride ist wissenschaftlichen Untersuchungen zufolge fast zehnmal geringer als die von Kochsalz.«

Wenn ich Sie bis jetzt trotzdem noch nicht von der Unbedenklichkeit von Fluorid überzeugt habe und Sie lieber eine Zahnpasta ohne Fluorid verwenden möchten, dann gibt es seit einiger Zeit möglicherweise eine Alternative: Hydroxylapatit-haltige Zahnpasten konnten in einer klinischen Untersuchung an mehreren deutschen Universitätsstandorten zeigen, dass sie ähnlich gut vor Karies schützen wie die klassischen Fluorid-Zahnpasten. Dies ist wohlgemerkt nur eine Studie und demgegenüber existieren zur Wirksamkeit von Fluoriden fast 300 klinische Studien, aber ein erster Schritt ist wohl gemacht. Wenn Sie also wirklich Zweifel an Fluorid haben und bevor Sie mit einer Zahnpasta ohne Fluorid putzen, wäre eine Hydroxylapatit-haltige Zahnpasta eine Alternative für Sie. Alle anderen Produkte sind nicht zu empfehlen, da das Risiko für Karies ansonsten dramatisch ansteigt. Zum Schutz vor Karies könnten Sie das Zähneputzen wissenschaftlich gesehen dann gleich weglassen, denn die bisher verfügbaren Studien liefern keinen Beweis, dass Zähneputzen ohne Fluorid einen signifikanten Effekt hat.

Ein Tipp noch zum Schluss. Die lokale Wirkung von Fluorid – also das Aufbringen der Zahnpasta auf die Zähne – ist genau das, worauf es ankommt. Es wäre doch blöd, den tollen Wirkstoff nach dem Zähneputzen wieder mit Wasser wegzuspülen. Daher gilt die Devise: nur ausspucken, nicht mit Wasser ausspülen – die Zahnbürste übrigens schon! Dann verbleibt ein bisschen Zahnpasta auf den Zähnen und das Fluorid arbeitet weiter, während Sie schon längst schlummern – praktisch, oder? Zusätzlich wird es Ihr Partner Ihnen danken, da das Bad ab jetzt sauber bleibt. Denn beim kräftigen Ausspülen treffen nicht alle immer perfekt das Waschbecken.

Bei Zahnpasten können Sie nicht viel falsch machen. Wichtig ist, dass Fluorid enthalten ist und Sie eher eine »Sensitive-Zahnpasta« aussuchen. »Whitening«-Zahnpasten wirken zwar, manche Pasten können aber durch grobe Schleifkörper auch die Zähne kaputt machen. Ein wichtiger Insidertipp: Nach dem Zähneputzen nicht mit Wasser ausspülen, nur ausspucken!

PATIENTENTIPP

Muss denn Zahnseide wirklich sein?

Einen Spruch, den wir Zahnärzte bei vielen Patienten gebetsmühlenartig wiederholen, lautet: »Verwenden Sie denn Zahnseide?« Und häufig höre ich die Antwort, dass Zahnseide so ziemlich das Schlimmste und Unangenehmste ist, was man im Mund anwenden kann.

Diesen klebrigen Faden auf den Fingern aufzurollen, dann zwischen den Zähnen durchzugehen, idealerweise die Zähne nach vorne und nach hinten auszuwischen und dann – zack – wieder aus dem Zahnzwischenraum heraus und spätestens jetzt ist der Badezimmerspiegel vollgespritzt. Viele meiner Patienten gehen schon häufig in die Offensive, wenn ich ins Zimmer hineinkomme: »Ich gebe es ehrlich zu, dass ich keine Zahnseide verwende.«

Soll ich es Ihnen ehrlich sagen? Ich persönlich bin auch nie wirklich 100%ig warm geworden mit diesem Werkzeug. Das fängt bei blutarmen, abgeschnürten Fingerspitzen beim Fädeln an, geht über das lästige Wegwerfen der klebrigen Zahnseide und hört beim vollgespritzten Badezimmerspiegel auf. Natürlich höre ich jetzt schon meine Kollegen aufstöhnen, wie man selber als Wissenschaftler solche banalen Argumente verwenden kann. Aber die praktische Umsetzung ist ja meist nicht die Sache von Wissenschaftlern. Denn niemand wird etwas umsetzen, das ein furchtbares Handling hat, auch wenn vielleicht ein Megaeffekt dahinterstecken könnte.

Mein persönliches Gefühl bestätigt auch der Verbrauch von Zahnseide in Deutschland. Wenn jeder Bundesbürger jeden Tag Zahnseide verwenden würde, dann bräuchten wir fast 180 Meter pro Bürger pro Jahr. Was glauben Sie, wie viele Meter Zahnseide pro Jahr pro Kopf verkauft werden? Ca. drei bis fünf Meter. Das ist auch der Grund, warum das Zahnseidenregal in der Drogerie viel kleiner ist als das Regal für Zahnpasten und Mundspüllösungen.

Wie ist die Lage also aus medizinischer Sicht? Zahnseide war für eine ganze Generation von Zahnärzten das wichtigste Tool, um Karies zwischen den Zähnen (dort, wo die Bürste nicht hinkommt) zu vermeiden. Vielleicht ist auch Julia Roberts nicht ganz unschuldig, die in »Pretty Woman« 1990 noch kurz im Bad verschwindet, um mit Zahnseide ihren Mund auf die Kussszene mit Richard Gere vorzubereiten.

Aber jetzt kommen die guten Nachrichten für alle Zahnseiden-Hasser: Der Effekt von Zahnseide wurde wahrscheinlich überschätzt. Die Hauptwaffe gegen Zahnkaries ist Fluorid, denn Fluorid stärkt den Zahnschmelz und wirkt auch dort, wo es nicht direkt aufgetragen wurde (nämlich im Zahnzwischenraum). Eine erhebliche Reduzierung von Karies im Zwischenraum durch die Nutzung von Zahnseide konnte bisher nur in einer einzelnen wissenschaftlichen Studie gezeigt werden, allerdings war die Fluoridmenge der in dieser Studie verwendeten Zahnpasta sehr gering – zu gering für unsere heutigen Maßstäbe. Man könnte also sagen: Wenn der Fluoridgehalt in der Zahnpasta stimmt, dann ist der Effekt von Zahnseide vernachlässigbar.

Jetzt zählen Sie vielleicht gerade die Zeit zusammen, die Sie Ihre bisher tägliche Verwendung von Zahnseide von schöneren Dingen im Leben ferngehalten hat. Dass Zahnseide keinen besonders großen Effekt hat, wurde aber leider erst über die letzten Jahre klar. Julia Roberts sollte man das heute auch nicht mehr vorwerfen.

Die *Deutsche Gesellschaft für Zahnerhaltung* (DGZ) stellte im Jahre 2018 fest: »Eine gute mechanische Biofilmentfernung (also Wegputzen von Zahnbelag) mit der Zahnbürste bei gleichzeitiger Fluoridanwendung scheint die karieshemmende Wirkung der regelmäßigen Anwendung von Zahnseide zu überdecken.« Auch die hochrangigste konzertierte Empfehlung einiger europäischer Fachgesellschaften bestätigt, dass Zahnseide zwar Beläge entfernen, Karies aber vermutlich nicht reduzieren kann. Allerdings empfiehlt die DGZ und andere Fachgesellschaften aus der Zahnerhaltung auch: »Lassen sich Biofilm und Speisereste mit der Zahnbürste allein nicht ausreichend entfernen, sind Zahnseide oder Zahnzwischenraumbürstchen zusätzlich gefragt.«

Auf die Gefahr hin, dass ich es mir mit vielen alteingesessenen Zahnärzten verscherze, würde ich sagen: Wenn Sie Ihre Zähne mit einer fluoridhaltigen Zahnpasta putzen (und das tun Sie in der Regel, wenn Sie sich nicht aktiv für eine Zahnpasta ohne Fluorid entschieden haben), dann brauchen Sie nicht unbedingt Zahnseide zu verwenden. Und hier kommen die elektrischen Zahnbürsten wieder ins Spiel. Wissenschaftliche Studien konnten zeigen, dass durch die feinen Vibrationen (und hier insbesondere der Schallzahnbürste) das Fluorid besser in die schwer zugänglichen Zahnzwischenräume gebracht wird.

Die gute Nachricht aus der Wissenschaft der letzten Jahre: Der Effekt von Zahnseide auf Karies ist nicht wirklich erwiesen. Wenn Sie zweimal am Tag mit einer fluoridhaltigen Zahnpasta ordentlich Zähne putzen, und das evtl. sogar mit einer elektrischen Zahnbürste, bringt Zahnseide nicht mehr wirklich viel. Wenn Sie zu Karies neigen, ist das einmal wöchentliche Putzen mit einem Zahnpastagel mit erhöhter Fluoridkonzentration sinnvoller.

PATIENTENTIPP

Wenn Sie aber mit einer Zahnpasta ohne Fluorid putzen, dann sollte Zahnseide schon sein. Wenn Sie sowieso zu Karies neigen und schon einige Löcher hatten, dann wäre ein höher dosiertes Fluorid-Gel *(elmex® gelée)* einmal pro Woche sinnvoller, als täglich blutleere Finger durch die Zahnseide zu riskieren. Dieses Fluorid-Gel, das man in der Apotheke bekommt, reduziert Karies bei einmal wöchentlicher Anwendung signifikant und ist Risikopatienten wärmstens zu empfehlen. Wenn das immer noch nicht reicht, ist es auch denkbar, einige Mal pro Jahr beim Zahnarzt einen hoch konzentrierten Fluorid-Lack auf die Zähne auftragen zu lassen.

Stopp! Jetzt nicht sofort losjubeln, denn die Patienten, die zu Parodontose und Zahnfleischentzündungen neigen, sollten ihre Zahnzwischenräume schon reinigen – aber eher mit sogenannten Zahnzwischenraumbürsten, aber dazu kommen wir gleich.

Von rot nach weiß – stimmt das noch?

Ich erinnere mich noch sehr gut daran, wie wir im Studium die verschiedenen Zahnputztechniken lernen mussten. Eine bestimmte Methode (die sogenannte modifizierte Bass-Technik) zeigt unter Laborbedingungen die beste Reinigungsleistung und galt daher auch als die effektivste Zahnputztechnik.

Ich beschreibe Ihnen diese Technik einmal in epischer Breite: Zahnbürste in 45-Grad-Winkel im Übergangsbereich zwischen Zahn und Zahnfleisch ansetzen. Ein paar Sekunden auf der Stelle rütteln und dann mit einer leichten Drehbewegung vom Zahn in Richtung Kaufläche auswischen. Und das bitte an allen Zahnflächen innen und außen. Sie überlegen gerade, ob Sie das denn wirklich jeden Abend so machen?

Als Student war ich sehr begeistert von Studienergebnissen und der nach Studienlage besten Technik zum Zähneputzen. Daher machte ich mich gleich daran, sie meinem nächsten Patienten im Studentenkurs beizubringen. Leider traf es einen sehr gutmütigen älteren Herrn, mit dem ich 20 Minuten diese Technik vor dem Spiegel und mit Modellen geübt habe. Er verabschiedete sich mit den Worten »Schon recht, junger Mann!«, und ich wusste genau, dass er diese Technik niemals in seinem ganzen Leben anwenden würde.

Welche Zahnputztechnik ist nun also die beste? Wenn Sie Wissenschaftler fragen, dann ist es die oben beschriebene modifizierte Bass-Technik. Aber natürlich ist das völlig praxisfremd. Auch wenn Sie extrem motiviert sind, perfekt trainierte Hände haben und außerdem noch ausreichend Zeit, wird die Umsetzung schwierig. Denken Sie nur mal an den letzten Zahn im Unterkiefer von der Zungenseite aus.

Daher die gleiche Frage an den Praktiker. Was ist die beste Zahnputztechnik? Die Antwort ist hart für alle Wissenschaftler. Es ist eigentlich egal, versuchen Sie nur bitte, alle Flächen aller Zähne zu putzen. Punkt. Es ist einfach nur wichtig, dass Sie keine Zahnflächen vergessen. Denn – und das haben wir ja oben schon besprochen – wenn ein Zahn nicht annähernd sauber ist, dann kann auch Fluorid nicht so gut wirken.

Der zweite wichtige Punkt bei der richtigen Zahnputztechnik ist der folgende: Der entscheidende Bereich beim täglichen Zähneputzen ist der Übergang vom Zahnfleisch zum Zahn. Hier ist eine Nische, in der sich die Bakterien am wohlsten fühlen, weil sie gut geschützt sind. Die anderen Bereiche der Zähne werden durch Essen, Trinken, Zungen- und Wangenbewegung und den Speichel ganz gut erreicht. Blöderweise wird die Nische am Zahnfleischrand meistens vergessen, denn man putzt am liebsten die Krone des Zahnes – da kommt man ja auch am besten hin!

Klingt ja ziemlich verquer. Die Stellen am Zahn, die sowieso den ganzen Tag durch Wange, Lippen, Zunge und Speichel gut gereinigt werden, putzt man abends. Und die Stellen am Zahn, die von selbst nicht sauber werden, lässt man abends auch noch aus. Ja, ich weiß, jetzt könnten Sie sagen, dann spare ich mir das Zähneputzen doch gleich, aber so einfach kommen Sie mir nicht davon.

Gewöhnen Sie sich lieber an, die Zahnbürste weiter in Richtung Zahnfleisch anzusetzen und auch den Übergangsbereich zwischen Zahnfleisch und Zahn zu putzen – das kann am Anfang mal ein wenig mehr bluten oder auch zwicken, dann wissen Sie aber, dass Sie am richtigen Ort sind!

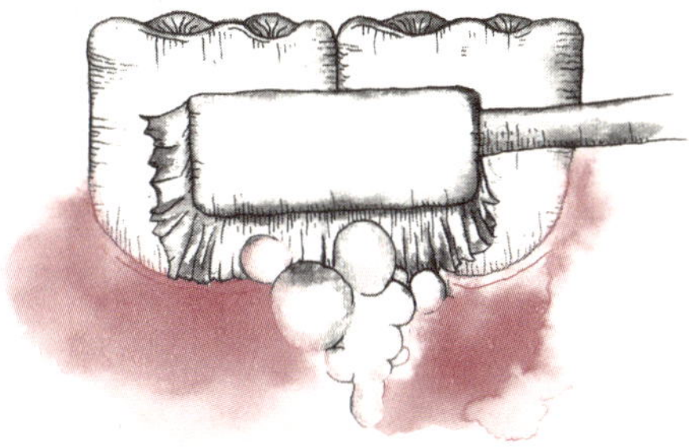

Jetzt habe ich Ihnen immer noch nichts über die richtige Zahnputztechnik gesagt. Wir alle wissen ja, dass eine horizontale Schrubbtechnik – also Zahnbürste in die Faust nehmen und die Kauflächen, Innenflächen und Außenflächen mit einer schönen Vor-und-Zurück-Bewegung schrubben – nicht die allerbeste Methode ist. Denn beim horizontalen Schrubben wendet man zu viel Kraft an und vernachlässigt gerne auch die Einziehungen zwischen den Zähnen. Aber auch hier gilt: Bevor Sie einen Zahn gar nicht erwischen, schrubben Sie ihn lieber! Hier kommt auch wieder die Zahnpasta vom vorherigen Kapitel ins Spiel. Wenn Sie eine »Whitening-Zahnpasta« mit großen Schleifkörpern verwenden, schrubben Sie sich mit dieser Technik viel vom Zahn ab. Also wieder ein Argument für eine »sensitive« Zahnpasta: Auch bei einer schnöden Schrubbtechnik, die ja von der Mehrheit der Bevölkerung angewendet wird, ist der Schaden für die Zähne geringer.

Am besten wäre natürlich eine Auswischbewegung von Rot nach Weiß, also vom Zahnfleisch hin zum Zahn. Das wäre die praktikabelste und schonendste Technik, die Sie durchführen können – aber auch nicht ganz einfach in allen Bereichen des Mundes anzuwenden.

Wahrscheinlich hat die beste Zahnputztechnik nur wissenschaftliche Bedeutung, denn viel wichtiger ist es, dass alle Zahnflächen von der Zahnbürste erwischt werden und mit Fluorid in Kontakt kommen. Gerne vergessen wird der Bereich zwischen Zahnfleisch und Zahn, aber hier liegt die Nische, in der Parodontose und Zahnkaries beginnen können. Die vielfach verpönte Schrubbtechnik ist wahrscheinlich gar nicht so schlimm – insbesondere, wenn Sie eine Zahnpasta für empfindliche Zahnhälse benutzen.

PATIENTENTIPP

Darf es denn ein bisschen mehr sein?

Zahnbürste, Zahnpasta und Zahnseide – das ist noch lange nicht alles, was Sie in der Drogerie als Mundhygienehilfsmittel bekommen können. Zwei wichtige Utensilien, die wir noch besprechen sollten, sind Mundspüllösungen und Zahnzwischenraumbürstchen.

Fangen wir mit den Mundspüllösungen an. Dazu eine Geschichte aus der Praxis: Gerne verordnen wir nach Zahnoperationen eine antibakterielle Mundspüllösung (Chlorhexidindigluconat). Als ich meinem Patienten zehn Tage nach einer Zahnoperation die Fäden aus der Wunde entfernen wollte und die obligatorische Frage stellte, wie es ihm denn ergangen sei, sagte er nur: »Die Wunde ist problemlos verheilt, aber ihr Mittelchen brennt beim Herunterschlucken stärker im Rachen als der selbst gebrannte Schnaps meines Nachbarn!« Natürlich sind Spüllösungen zum Spülen gedacht und nicht zum Hinunterschlucken, und ich möchte gar nicht wissen, wie es der Darmflora dieses Patienten ergangen ist, denn natürlich eliminieren diese Spüllösungen neben den Bakterien im Mund auch die für die Verdauung wichtigen Bakterien im Darm …

Die Vorstellung wäre ja schön: jeden Morgen und jeden Abend mit einer antibakteriellen Mundspülung spülen und alle Probleme wie Karies oder Parodontose wären vergessen. Und für die Zahnpflegeindustrie wäre es natürlich der absolute Jackpotgewinn.

Es gibt einige Gründe, warum dies vermutlich nie geschehen wird. Erstens bilden Bakterien im wässrigen Milieu (also z. B. im Mund) einen schleimigen Film, den sogenannten Biofilm. Man weiß, dass so ein Biofilm gegen alleinige chemische Angriffe (wie z. B. eine Mundspülung) sehr stabil sein kann. Übrigens ist das auch der Grund, warum z. B. bei den Abwasserleitungen der Stadtwerke eine chemische Reinigung nicht ausreicht, also das Durchleiten eines Reinigungsmittels. Auch hier müssen die Biofilme zuerst mechanisch entfernt oder aufgewühlt werden, dann kann das Reinigungsmittel wirklich wirken. Das ist im Mund auch so. Erst putzen, dann wirken …

Ein weiterer Grund ist eher biologischer Natur. Wenn es eine Mundspüllösung gäbe, die in der Lage wäre, Bakterien gut und effektiv abzutöten, würden wahrscheinlich auch Schäden am Zahnfleisch entstehen. Und außerdem würde diese Spülung auch die normale Bakterienflora des Mundes abtöten – das wäre sicherlich nicht gut für Ihr Mundgleichgewicht!

Außer den medizinischen Spüllösungen, die in der Regel Chlorhexidindigluconat enthalten und nicht für den Dauergebrauch sind (genau aus diesen Gründen: Veränderung des natürlichen Keimspektrums des Mundes und Geschmacksstörungen), enthalten die allermeisten Mundspüllösungen Fluoride oder schwache antibakterielle Wirkstoffe wie z. B. ätherische Öle. Bei vielen Mundspüllösungen konnte wissenschaftlich nachgewiesen werden, dass sie einen reduzierenden Effekt auf den Zahnbelag haben, aber auch hier gilt: Wer zweimal täglich mit einer fluoridhaltigen Zahnpasta ordentlich Zähne putzt, für den ist der zusätzliche Effekt durch eine Mundspüllösung wahrscheinlich sehr gering – für den schnellen frischen Atem zwischendurch aber sicher gut geeignet.

Ob eine Mundspüllösung ein schlampiges Zähneputzen »auffangen« kann, ist wissenschaftlich gesehen mehr als umstritten. Die meisten Mundspüllösungen haben allerdings einen leicht hemmenden Effekt auf den Zahnbelag und können somit prinzipiell empfohlen werden – ob dies bei einer guten Mundhygiene aber einen messbaren zusätzlichen Effekt hat, ist fraglich. Auch hier gilt natürlich: Je schwerer Sie sich beim Zähneputzen tun, z. B. bei einer festen Zahnspange oder bei stark freiliegenden Wurzeloberflächen, desto sinnvoller kann die zusätzliche Verwendung von Mundspüllösungen sein, um ausreichend Fluorid auf die schwer zu reinigenden Stellen zu bekommen.

Kommen wir zu den Zahnzwischenraumbürstchen. Es ist aus vielen Untersuchungen bekannt, dass Karies und Parodontose meistens im Zahnzwischenraum beginnen. Das hat natürlich mit der mangelnden Erreichbarkeit dieser Regionen zu tun. Wie wir gesehen haben, können wir Karies im Zahnzwischenraum durch die Fernwirkung von Fluorid verringern, weshalb eine zusätzliche Verwendung von Zahnseide im Grunde nur nötig ist, wenn dort nach der Reinigung mit der Zahnbürste noch Speisereste verblieben sind. Aber natürlich gibt es auch noch andere Erkrankungen wie Parodontose und Zahnfleischentzündungen, die sich hauptsächlich im Zahnfleischbereich zwischen den Zähnen entwickeln. Hier können sich ohne Reinigung wunderbar Bakterien ansammeln und gegen Parodontose-Bakterien kann unser Wundermittel Fluorid leider auch nichts ausrichten.

Meistens ist diese Region eher unproblematisch, wenn das Zahnfleisch den Bereich zwischen den Zähnen komplett ausfüllt. Gibt es aber schon eine beginnende Parodontose oder hat sich das Zahnfleisch zwischen den Zähnen schon zurückgezogen, dann sollten Sie diesen Bereich zusätzlich reinigen. Hierfür sind Zahnzwischenraumbürsten ideal. Hier kommen Sie um eine Beratung bei Ihrem Zahnarzt und dessen Prophylaxepersonal nicht herum, denn die unterschiedlich großen Lücken zwischen den Zähnen bedürfen unterschiedlich großer Bürsten.

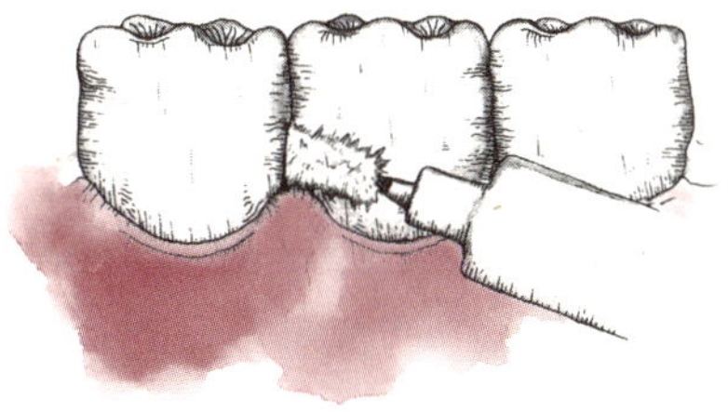

Vielleicht noch ein wichtiger Aspekt zum Schluss. Die allermeisten Patienten suchen sich zu schmale Bürsten heraus. Denken Sie an einen Pfeifenreiniger! Wenn das Bürstchen ganz locker durch die Pfeife geht, gibt es kaum eine Reinigungsleistung. Das heißt, die Zahnzwischenraumbürste sollte schon so groß sein, dass Sie sie mit etwas Widerstand durch die Zahnzwischenräume führen können.

Eine Mundspüllösung macht eigentlich nur Sinn, wenn Sie schwer zugängliche Bereiche im Mund erreichen möchten – z. B. durch eine Zahnspange – oder wenn sie freiliegende Zahnhälse haben. Wichtig ist aber, dass diese Mundspüllösung auch Fluoride enthält. Zahnzwischenraumbürsten sollten eigentlich nur von Patienten angewendet werden, bei denen das Zahnfleisch zwischen den Zähnen zurückgegangen ist. Wählen Sie die Zwischenraumbürste nicht zu klein aus – lassen Sie sich beraten!

PATIENTENTIPP

2.

AN APPLE A DAY

KEEPS THE DENTIST AWAY?

Wir Zahnärzte werden immer sehr auf die Zahnbehandlung reduziert – also das Reparieren von kaputten Zähnen. Gleichzeitig ist der Mund aber auch der Anfang der Verdauung und vielleicht spielen ja noch ganz andere Dinge eine Rolle, wenn die Beißerchen gesund bleiben sollen. Viele Patienten wundern sich sehr, wenn ich ihnen noch ein paar andere Empfehlungen für gesunde Zähne gebe – etwa ein paar Ernährungstipps – oder Hinweise darauf, wie kritisch das Zungenpiercing für die Zähne ist.

Als wir an der Universität in Würzburg eine klinische Studie durchgeführt haben, bei der wir den Zusammenhang zwischen Parodontose und Darmbakterien untersuchten, brauchten wir natürlich Proben der Bakterien im Mund und im Darm. Sie können sich vielleicht vorstellen, wie mich die Patienten nach der Zahnreinigung angeschaut haben, als ich ein kleines Döschen in der Hand hatte und gefragt habe, ob sie bereit wären, für eine Studie noch eine Stuhlprobe zu spendieren. Lösen Sie sich also von dem Gedanken, Ihr Zahnarzt repariere nur Zähne – nein, wir sollten heute auch die Mundhöhle als Spiegel des ganzen Körpers sehen.

Außerdem macht man ganz schön viele sinnvolle und sinnlose Dinge mit dem Mund. Das fängt schon damit an, die Tüte Gummibärchen (der Inhalt ist übrigens auch nicht unbedingt empfehlenswert) mit den Zähnen aufzureißen. Oder wer hat nicht schon einmal auf einem Bleistift herumgekaut?

Im folgenden Kapitel möchte ich Ihnen ein paar Tipps für den Alltag geben. Was sollten Sie am besten lassen und was tut Ihren Zähnen gut? Und ich verspreche: Nicht bei allen Dingen hebe ich den Zeigefinger und ich verbiete nicht alles, was Spaß macht!

Spielt es eine Rolle, was ich esse?

Ich weiß, wieder so ein Ernährungsratgeber in Buchform. Ich habe auch mal eine Zeit lang Ernährungsratgeber gelesen. Immer habe ich in diesen Büchern darauf gewartet, dass der Cheeseburger oder die Gummibärchen vielleicht doch jahrelang falsch eingeschätzt wurden. Aber leider kam meistens heraus, dass Salat, Obst und natürlich der wahnsinnig leckere Dinkel-Grünkern-Bratling für die Gesundheit am besten sind. Gepaart mit leckerem stillem Mineralwasser und einem alkoholfreien Bier – und fertig ist der Festtagsschmaus.

Wenn das jetzt nicht wirklich Ihr Lieblingsessen war, dann werden Sie sich nicht besonders auf dieses Kapitel freuen, denn den Double Cheeseburger werde auch ich Ihnen nicht als supergesund verkaufen können. Die wissenschaftlichen Studien zeigen meist etwas anderes: Die gleiche Ernährung, die für Ihr Herz oder Ihre Leber gut ist, ist auch für Ihr Zahnfleisch und Ihre Zähne gut.

Es gibt dazu eine wirklich aufsehenerregende Studie in der Zahnheilkunde, die in der Schweiz durchgeführt wurde. Dort durften Probanden vier Wochen lang wie in der Steinzeit leben – also Steinzeitkleidung, Steinzeitessen, Steinzeithäuser. Und natürlich gab es in der Steinzeit auch noch keine appgesteuerte elektrische Zahnbürste – es gab gar keine Zahnbürste. Man hat dieser Studie einen eigenen Zahnarzt zur Seite gestellt, weil man Angst hatte, dass sich besonders aggressive Zahnfleischentzündungen oder rasante Zahnkaries bilden könnten.

Nach vier Wochen hat man die Probanden untersucht – und ob Sie es glauben oder nicht: keine Zahnkaries, keine Parodontose und nicht einmal Zahnfleischentzündung – obwohl die Steinzeitler vier Wochen überhaupt nicht Zähne geputzt haben. Das passt auch ein bisschen zu dem, was uns Tierärzte berichten. Die allermeisten unserer Haustiere leiden an Parodontose. Schauen Sie sich mal das Zahnfleisch Ihrer Katze oder Ihres Hundes an – es reicht sogar, nur einmal am Katzen- oder Hundemaul zu riechen. Interessanterweise ist das von Wölfen und auch frei lebenden Pflanzenfressern nicht bekannt. Diese wild lebenden Tiere haben praktisch keine Zahnfleischerkrankungen und auch keine Karieslöcher.

Woran liegt das? Ich denke, es gibt zwei Erklärungsvarianten, die Sie sich für Ihre Ernährung zunutze machen könnten. Die erste Erklärung wären versteckte Zucker. In den allermeisten Speisen sind heute versteckte Zucker enthalten – ob im Ketchup, in der Salatsoße oder im ach so gesunden Müsli. Und das ist beim Hunde- und Katzenfutter ganz genauso. Bei Süßigkeiten achten wir darauf, dass wir nicht zu oft und zu viele essen, aber versteckte Zucker nehmen wir über den ganzen Tag auf und merken es nicht einmal.

Der zweite Punkt verbirgt sich hinter dem Begriff »prozessierte Nahrung«. Kommen wir dazu zurück zu den Steinzeitlern: Warum hatten sie keine Karies und keine Parodontose? Nun, natürlich haben sie nicht abends vor dem Fernseher eine Tüte Gummibärchen vernascht – beides gab es damals noch nicht. Aber das ist gar nicht der Hauptgrund, und das will ich Ihnen auch gar nicht verbieten. Unsere Nahrung ist heute oft so weit verarbeitet, dass einerseits die Portionen klein geworden sind, aber auch jede Menge Zusatzstoffe enthalten sind. Bestes Beispiel wäre ein Fischstäbchen. Klingt prinzipiell mal gesund, denn Fischfleisch ist mager und enthält gesunde Omega-3-Fettsäuren. Aber: Es ist so stark weiterverarbeitet, dass neben Zucker viele andere Stoffe enthalten und außerdem die Portionen viel zu klein für Ihre Zähne sind – Sie müssen gar nicht mehr richtig kauen. Und durchs Kauen wird ein Großteil der Bakterien schon von den Zähnen abgerieben. Je mehr Ihre Zähne beim Essen arbeiten müssen, desto besser. Der klein geschnippelte Apfel aus dem Supermarkt ist vielleicht praktisch, aber sicherlich schlechter für Ihr Zahnfleisch, als wenn Sie vom ganzen Apfel abbeißen. Denn einerseits kommt es durch den Apfel zum Abrieb der Bakterien an Ihren Zähnen und andererseits wird durch den langen Kauvorgang der Speichelfluss angeregt, und der spült dann die restlichen Bakterien weg.

Eine ganz einfache Empfehlung wäre, so viele natürliche Speisen wie möglich zu sich zu nehmen. Wenn das nicht geht, dann versuchen Sie wenigstens, lange zu kauen – das machen die Tiere übrigens auch. Denn der Speichel ist nicht nur eine Flüssigkeit, die den Mund spült, sondern gleichzeitig auch noch ein gutes Desinfektionsmittel und leitet ganz nebenbei die Verdauung ein.

Klar ist: Eine gesunde Ernährung ist auch für Ihr Zahnfleisch und Ihre Zähne gut. Es gibt zu diesem Thema auch eine sehr schöne Untersuchung der Universität in Freiburg: Die Forscher haben Patienten für vier Wochen eine mediterrane Diät empfohlen – viel Salat, viel Fisch, viel Gemüse, eher helles Fleisch etc. Diese Patienten hatten – ohne irgendetwas am Zähneputzen verändert zu haben – nach vier Wochen alle Entzündungswerte im Mund, wie z. B. Zahnfleischbluten, um die Hälfte reduziert. Ob das jetzt an dem gesünderen Essen lag oder auch an den anderen genannten Gründen (längeres Kauen, mehr Abrieb an den Zähnen, mehr Speichelproduktion), ist unklar. Trotzdem zeigt sich: Die Ernährung oder die Art des Kauens hat einen Einfluss auf den Zahnbelag und damit auch auf die Mundgesundheit. Sie müssen sich nicht jeden Tag einen fangfrischen Fisch in der Pfanne braten, aber wenigstens zwei kleine Dinge sollten Sie beachten: einmal am Tag »bunt« essen – also irgendetwas mit frischem Gemüse oder Obst. Und außerdem: Süßigkeiten reduzieren, und wenn, dann als Nachtisch nach einer Hauptmahlzeit und nicht zwischendurch.

Ich möchte Ihnen Ihre Essenssünden überhaupt nicht verbieten – ich esse auch hin und wieder gerne Gummibärchen, wenn ich abends vor dem Fernseher sitze. Es spricht nichts gegen ein paarmal naschen oder auch ein Eis in der Sonne. Aber natürlich wären die gesunden Sachen besser für Ihren Körper und auch für Ihr Zahnfleisch und Ihre Zähne.

Ja, Sie denken, jetzt möchte ich Ihnen die Gummibärchen doch verbieten. Fangen Sie stattdessen damit an, Ihr Essen weniger verarbeitet (prozessiert) zu kaufen. Ein Beispiel wäre die Orange zum Selberschälen und Kleinschneiden und nicht als hippen Orangensaft in der coolen Designerverpackung. Der zweite Tipp ist längeres Kauen, um die Speicheltätigkeit anzuregen. Zwanzig Kauvorgänge pro Bissen – so macht das der Löwe und der hat keine Karies und keine Zahnfleischentzündung. Reduzieren Sie, so weit es geht, Süßigkeiten auf einen oder zwei Nachtische pro Tag und essen Sie einmal am Tag »bunt«, nämlich Gemüse oder Obst – nicht bunte Gummibärchen!

PATIENTENTIPP

Lieber ein Bier oder doch zwei Radler?

Wahrscheinlich ist die einfachste Methode, Ihre Zähne besser zu schützen, Ihr Trinkverhalten umzustellen. Ich habe zwei Jahre an der Universität in New York als Zahnarzt gearbeitet und ich würde sagen, 80 % der Probleme, die ich behandelt habe, hatten in irgendeiner Weise mit Limonade oder Cola zu tun. Nicht umsonst kommen die Ausdrücke »Free Refill«, »Buy 5 – get one free« oder »Six-Pack« alle aus den USA. Ich erinnere mich gut daran, wie ich mit meiner Frau dort im Kino war, und die kleinstmögliche Menge an Softdrink, die man bekommen konnte, Ein-Liter-Becher waren. Mit einem breiten Grinsen sagte der Verkäufer auch noch, dass man den Becher, sooft man will, wiederauffüllen könne!

Wir können dieses Kapitel sehr einfach halten: Das Schlechteste, was Sie für Ihre Zähne und auch Ihre Allgemeingesundheit tun können, ist, über den Tag verteilt zuckerhaltige Getränke (Apfelschorle und Multi-Vitamin-Saft gehören übrigens auch dazu) zu trinken.

Es ist für Sie wohl nichts Neues, aber gleichzeitig lohnt es sich in diesem Zusammenhang, immer wieder die Frage zu stellen: Wissen Sie, wie viel Zucker ein Glas Cola (0,25 ml) enthält? Nein, nicht zwei Würfel Zucker, wie man sie z. B. in den Kaffee geben würde. Es sind neun Stück! Und jetzt können Sie sich genau vorstellen, was beim Trinken passiert. Viel Zucker, der schnell und ohne Kauvorgang an Ihren Zähnen vorbeischießt und in jede Ritze Ihrer Zähne kommt – eine perfekte Vorlage für kariesbildende Bakterien.

Nun werden Sie daraus sicherlich schließen, dass ich Ihnen Ihre Cola oder Ihren Radler verbieten möchte (Radler enthält übrigens zu 65 bis 70 % zuckerhaltige Limonade!). Nein, das will ich gar nicht. Ich selbst liebe Cola und kann mir wenig Schöneres vorstellen, als in der Sonne eine eiskalte Cola zu trinken. Aber nehmen Sie doch vielleicht eine Limonade ohne Zucker. Sogar die großen Konzerne empfehlen heute die Alternativen wie Cola light oder Ähnliches, weil sie den Zuckerkonsum verringern wollen. So hat *Coca Cola Deutschland* z. B. im Jahr 2017 die Werbeausgaben für Zero- und Light-Varianten je Liter im Vergleich zu den klassischen Varianten um 90 Prozent gesteigert. Und ganz ehrlich, ich kann geschmacklich keinen dramatischen Unterschied erkennen – und wenn schon, dann wäre mir meine Gesundheit diese kleine Einschränkung wert.

Vielleich werden Sie nun fragen, ob der Süßstoff in den Getränken denn überhaupt gesund ist. Heißt es nicht auch, dass Süßstoff Krebs erzeugen kann? Es stimmt schon, es gibt sicher gesündere

Stoffe als Aspartam oder die anderen Süßungsmittel. Bis heute ist auch nicht ganz klar, ob dieser »vorgegaukelte« Zucker den Körper nicht verwirrt – weil der Körper denkt, da käme jetzt eine Ladung Zucker auf ihn zu und er bereits die Stoffe ausschüttet, die Zucker binden und weiterverarbeiten können.

Aber so groß scheint der negative Effekt nicht zu sein, denn sonst würden wir mehr Probleme mit den Süßungsmitteln sehen. Zum Thema Krebs: Es gibt ein paar Untersuchungen an Ratten, denen man extrem hohe Dosen von Süßungsmitteln gefüttert hat und die in der Folge Krebs entwickelt haben. Wenn Sie nicht einen ganzen Kasten Cola light am Tag trinken und dann vielleicht noch Süßstoff in Ihren Kaffee geben, sollte das aber kein Problem sein – außerdem wird Ihr Körper versuchen, den Süßstoff in anderer Form wieder loszuwerden – Sie wissen, was ich meine …

Die Empfehlung wäre also, keine oder weniger zuckerhaltige Limonaden zu trinken und auch ein wenig aufzupassen, wo überall Zucker versteckt ist, z. B. in Radler oder Caipirinha.

Was gibt es sonst noch Wissenswertes zu diesem Thema? Nun, es gibt ein paar Getränke, die die Zähne verfärben können: Dazu zählen Rotwein, Kaffee und schwarzer Tee. Aus meiner Sicht spricht dennoch nichts gegen diese Getränke, denn die Verfärbungen haben keinerlei Krankheitswert und können bei der nächsten Zahnreinigung einfach wieder wegpoliert werden. Die Diskussion, ob ein Glas Wein gesund ist und wie groß denn das Glas sein soll, die überlasse ich anderen, auf Zahnfleisch und Karies haben weder das Glas selbst noch seine Größe einen ernst zu nehmenden Einfluss.

Neben Zucker kann auch Säure für Ihre Zähne gefährlich sein, denn saure Speisen lösen oberflächlich den Zahnschmelz an. Cola ist etwa so sauer wie Essigsäure. Aber das gilt für den Apfel und die Orange auch. Und schließlich garnieren wir unseren Salat ja auch mit Essig.

Was Sie vermeiden sollten, sind saure Speisen und Getränke als letzte Mahlzeit vor dem Zähneputzen, denn dann ist Ihr Zahnschmelz so richtig angeraut, wenn Sie mit Ihrer Zahnbürste darüberputzen. Lassen Sie Ihrem Speichel ein paar Minuten Zeit, auf Ihre Zahnoberfläche zu kommen. dann sollte es kein Problem sein. Es macht sogar Sinn, den Speichel eine Zeit lang im Mund »einwirken« zu lassen und nicht direkt hinunterzuschlucken.

Die Getränkeauswahl ist eines der einfachsten Mittel, die Zahngesundheit zu verbessern – aber leider auch nicht das originellste: Vermeiden Sie zuckerhaltige Getränke und versteckte Zucker: Radler, Caipirinha, Aperol Spritz. Gegen Wein, Kaffee und Tee (in Maßen) spricht nicht viel – die Verfärbungen sind ziemlich leicht wieder wegzubekommen.

PATIENTENTIPP

Morgens essen wie ein Kaiser, mittags wie ein König und abends wie ein Bettler

Dieser Spruch meiner Mutter kam mir in meiner Kindheit fast zu den Ohren heraus, genauso wie die Kauvorgänge des Löwen, die ich schon in einem vorherigen Kapitel erwähnt habe. »Ein Löwe kaut jeden Bissen 27-mal.« Aber es ist doch ganz interessant, dass fast 40 Jahre später noch so viel Wahres an den Sprüchen ist – insbesondere aus Sicht der Mundgesundheit.

Der Satz mit dem Kaiser, dem König und dem Bettler stimmt in Bezug auf die Essensmenge vielleicht nicht zu 100 %, denn die meisten Ernährungswissenschaftler werden Ihnen sagen, dass das Entscheidende die Gesamtkalorienmenge ist und es wohl ziemlich egal ist, ob sie morgens, mittags oder abends aufgenommen wird.

Mir geht es um einen anderen Punkt: drei Mahlzeiten am Tag – eine Regelmäßigkeit, die wir so langsam verlernt haben. Die großen Hauptmahlzeiten à eine Stunde gibt es heute fast nicht mehr, dafür fehlt uns einfach die Zeit. Vielleicht würden Sie von Ihren Kollegen auch komisch angeschaut, wenn Sie sich in der Mittagspause ein kleines Drei-Gänge-Menü bestellen würden. Aus Sicht der Mundgesundheit eine ziemlich schlaue Idee, insbesondere, wenn man dann bis zum Abendessen nur noch Wasser trinkt.

Die höchste Anfälligkeit für Zahnkaries zeigen die meisten Studien, wenn die Häufigkeit der Zwischenmahlzeiten erhöht ist – etwa ab vier bis fünf zuckerhaltigen Zwischenmahlzeiten. Man kann es sich in etwa so vorstellen: Wenn Zucker an die Zähne kommt, dann braucht der Speichel ca. 1 Stunde, um den pH-Wert auf dem Zahn wieder auf das Normalmaß zu bekommen. Kommt aber eine halbe Stunde später schon wieder ein Schokoriegel vorbei, dann schafft der Speichel es nicht und der Zahnschmelz wird durch die Säure angeraut. Das wiederum verbessert die Situation für die Kariesbakterien, denn an rauem Zahnschmelz können sie sich besser festhalten und einnisten. Und nun beginnt der Kreislauf, der irgendwann in einem Kariesloch endet.

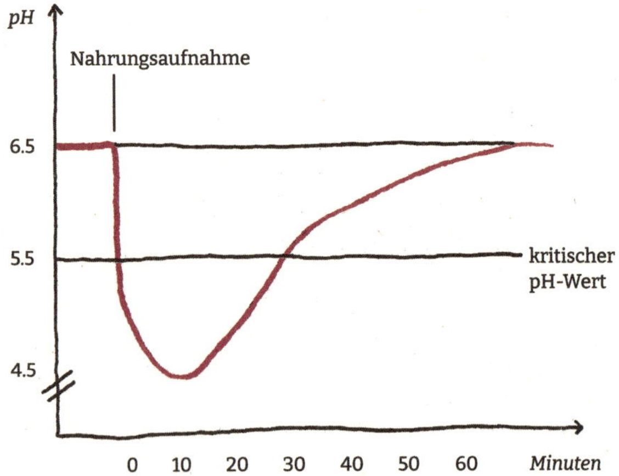

Daher zeigen die meisten wissenschaftlichen Studien – alles unter der Prämisse einer guten Mundhygiene mit Fluorid –, dass ein maßvoller Zuckerkonsum zu den drei Hauptmahlzeiten die Menge an Zahnkaries nicht erhöht. Aus Sicht der Zahngesundheit sollten Eltern zu ihren Kindern also lieber »Nimm die richtige Zahnpasta!« sagen als »Heute gibt es kein Eis!«.

Für die Junkfood-Freunde unter den Lesern: Das heißt natürlich nicht, dass eine Tüte Gummibärchen zum Frühstück, eine Tafel Schokolade zum Mittagessen und eine Packung Kartoffelchips zum Abendessen empfehlenswert sind. Aber bei einer ausgewogenen Ernährung spricht zu den Hauptmahlzeiten nichts gegen einen kleinen Nachtisch oder das Marmeladenbrot am Morgen. Wenn Sie an einem Tag doch ein paarmal gesündigt haben, regen Sie Ihre Speichelproduktion mit Kaugummikauen an – aber das werden wir gleich noch besprechen.

Es spricht absolut nichts gegen eine oder zwei Leckereien pro Tag – auch das Marmeladenbrot und ein Stück Schokolade sind im Rahmen der Hauptmahlzeiten okay. Allerdings nicht wild über den Tag verteilt!

PATIENTENTIPP

Gehen wir eine rauchen?

Wenn Sie wirklich ein paar Zigaretten am Tag rauchen oder vielleicht sogar mehr, dann wird dies kein besonders erfreuliches Kapitel für Sie. Zum Thema Rauchen kann ich leider nicht viel Positives oder Überraschendes berichten.

Ich persönlich habe auch eine Zeit lang Zigarillos geraucht und es mir während meiner Zeit in den USA abgewöhnt – denn die US-Amerikaner sind, wie bei allen anderen Dingen, auch beim Rauchen extrem. Auf offener Straße wird man angesprochen, ob man denn nicht bitte aufhören könnte zu rauchen – es würde stören.

So weit ist es hier in Deutschland noch nicht, aber so richtig Spaß macht das Rauchen auch hier, draußen vor der Tür, nicht mehr. Der Grund dafür ist ziemlich einfach. Im Gegensatz etwa zu Rotwein oder Fleischessen hat Rauchen aus wissenschaftlicher Sicht wirklich keine einzige positive Seite.

Aus Sicht der Mundgesundheit ist es sogar noch schlimmer. Denken Sie nur daran, wo der Rauch zuerst hinkommt, bevor er in die Lungen hineingezogen wird. Genau, er umhüllt das Zahnfleisch. Wenn Rauchen für alle anderen Organe eine schädigende Wirkung hat, dann hat es eine doppelt schädliche Wirkung für das Zahnfleisch, denn hier wirkt es unmittelbar. Und Untersuchungen zur negativen Wirkung von Rauchen auf die Mundgesundheit gibt es zuhauf. Raucher haben mehr Zahnfleischerkrankungen und alle Behandlungen gestalten sich durch die schlechtere Heilung bei Rauchern deutlich schwieriger.

Wir brauchen hier nicht lange herumreden. Rauchen ist schlecht für die Gesundheit und doppelt schlecht für das Zahnfleisch. Und nein, es gibt keine Schallmauer, wie z. B. fünf Zigaretten am Tag – jede Zigarette ist eine zu viel. Daher ist Aufhören eine gute Idee – denn der Körper dankt es einem mehrfach. Fünfzehn Jahre nachdem man mit dem Rauchen aufgehört hat, ist z. B. das Risiko für Herz-Kreislauf-Erkrankungen wieder auf dem Niveau eines Nichtrauchers. Daher wäre es sinnvoll, nicht erst mit 80 aufzuhören …

Zigarillo- oder Zigarrerauchen ist übrigens nicht viel besser. Dort steht der Rauch meist länger im Mund und das Zahnfleisch raucht so richtig mit. Es ist sogar erwiesen, dass Zigarillos und Zigarren deshalb für mehr Krebs im Mundraum sorgen.

Zum Thema E-Zigaretten: Die gibt es natürlich noch nicht so lange und man weiß nicht genau, was der Dampf mit der Mundhöhle macht. Eines ist aber klar: Wenn Nikotin enthalten ist, dann ist das ähnlich schädigend für das Zahnfleisch wie klassisches Rauchen. Auch ist womöglich das erhitzte Liquid nicht ganz unschädlich.

Beim Thema Rauchen gibt es keine zwei Meinungen. Rauchen ist schlecht für den Körper und insbesondere für das Zahnfleisch – Punkt. Die gute Nachricht ist jedoch: Sobald man aufhört, nähert man sich mit jedem Jahr in vielen Bereichen des Körpers wieder der Gesundheit des Nichtrauchers.

PATIENTENTIPP

Es klimpert so schön, mein Zungenpiercing …

Eine meiner Patientinnen hatte ein Piercing in der Oberlippe – ich musste eine ziemlich aufwendige Behandlung an ihren Oberkieferfrontzähnen durchführen, und jedes Mal, wenn ich ein Röntgenbild gemacht habe, war das Piercing mit auf dem Bild und ich konnte nichts erkennen. Daher musste die Patientin das Piercing jedes Mal raus- und reinfummeln und war irgendwann davon so genervt, dass sie gesagt hat: »Okay, dann lass ich es für immer draußen!« Und so ist es bis heute.

Vielleicht sehe ich es ja falsch, aber Piercings scheinen mittlerweile schon wieder ein wenig *out* zu sein. Es ist eher das Tattoo, das gerade zum hippen Stil gehört – und ich bin auch schon am Überlegen, ob ich mir nicht einen Backenzahn auf den Oberarm stechen lasse.

Zungen- oder Lippenpiercings waren mal eine ganz Zeit lang en vogue und haben an den Zähnen, am Zahnfleisch und sogar am darunterliegenden Knochen ziemlichen Schaden angerichtet. Gerade Zungenpiercings sind ziemlich große Dinger und manche Leute hatten die Angewohnheit, das Piercing irgendwo zwischen den Schneidezähnen zu lagern. Manche klimperten sogar das Lied aus dem Radio mit ihrem Zungenpiercing mit. Das hinterlässt natürlich Spuren, und ich habe in meiner ganzen Karriere keinen Patienten mit Zungenpiercing gesehen, der keinen Schaden an den Frontzähnen oder am Zahnfleisch hatte.

Wenn Sie also ein Zungenpiercing haben möchten, dann lieber ein kleines, und achten Sie darauf, dass der Befestigungsklöppel unter der Zunge nicht so groß ist. Lippenpiercings sind eher unproblematisch, da sie meist nicht so stark mit den Zähnen und dem Zahnfleisch in Kontakt stehen. Das ist jetzt aber nur die zahnmedizinische Beratung, die Lifestyle-Beratung muss jemand anderes übernehmen.

Lippen- und Wangen-Piercings sind aus Sicht der Mundgesundheit eigentlich okay. Zungenpiercings sind etwas heikler, da der Befestigungsklöppel immer gegen die Zähne schlägt. Wenn Sie etwas vorsichtig sind, sollte das problemlos sein – und meistens ist so etwas ja eine Mode und vielleicht in ein paar Jahren wieder passé.

PATIENTENTIPP

Beim Kauen auf dem Bleistift kann ich mich so gut konzentrieren …

Es gibt unendlich viele Ticks, die Menschen in ihrem Alltag begleiten. Beginnend beim Grashalm, auf dem man im Sommer herumkaut, über den Bleistift im Mundwinkel, damit man sich konzentrieren kann, bis hin zu Bonbons, die sich manche in die Wange legen, um einschlafen zu können. Interessanterweise spielt sich vieles davon im Mund ab. Beobachten Sie mal, was Kleinkinder am liebsten machen: Alles kommt in den Mund und wird eingespeichelt.

Im Grunde sind diese Ticks – oder, wie wir sie nennen, Habits – harmlos. Über die Jahre als Zahnarzt habe ich keine gesehen, die starke Schäden im Mund hinterlassen hätten. Außer vielleicht wirklich das Bonbon, das manche zum Schlafen oder auch einfach nur aus Gewohnheit in die Backe legen und dort zergehen lassen. Ich habe schon ein paar verätzte Mundschleimhäute gesehen, da manche Zitronenbonbons ganz schön sauer sind und die Wange relativ schnell angreifen können. Das Gleiche gilt natürlich für den benachbarten Zahn, an dem die ständige Säurewirkung auch nicht spurlos vorbeigeht.

Ich hätte eine gesündere Empfehlung: Kaugummis. Es wundert mich bis heute, dass die Kaugummiindustrie nicht viel mehr mit dem medizinischen Nutzen ihrer Produkte wirbt. Denn Kaugummis haben hier eigentlich nur Vorteile: Das ständige Kauen aktiviert und trainiert die Kaumuskulatur und durch den ständigen Kauvorgang wird Speichel im Übermaß produziert. Also, liebe Kaugummihersteller: Meine Unterstützung habt ihr – sogar von der hochrangigsten deutschen Leitlinie zur Kariesprophylaxe wird zuckerfreier Kaugummi nach den Mahlzeiten empfohlen.

Wie wir weiter oben bereits gesehen haben, ist die Anregung des Speichels ein wichtiger Punkt. Speichel ist ein toller Stoff, denn er stärkt den Zahnschmelz, wirkt antibakteriell und spült auch noch die Zahnzwischenräume durch. Zusätzlich gibt es Kaugummis, die das Süßungsmittel Xylit enthalten, und Xylit zeigt in Studien schützende Wirkungen auf die Zähne. Die Wirkung ist wahrscheinlich nicht riesig und wird durch die angeregte Speicheltätigkeit bei Weitem übertroffen, aber besser als nichts.

Auf einen Punkt will ich Sie aber hinweisen: Die positiven Effekte des Kaugummis gehen nach hinten los, wenn Sie einen Kaugummi mit Zucker verwenden. Damit erzielen Sie die gleiche Wirkung wie bei häufigem Trinken eines zuckerhaltigen Getränks – ständig Zucker um die Zähne herum und eine gute Einwirkung durch langes Kauen.

Die kleinen Ticks, die man so mit den Zähnen hat, sind nicht wirklich dramatisch. Das sollten Ihre Zähne schon aushalten. Kaugummi wäre dennoch die bessere Alternative, denn das trainiert die Kaumuskeln und bringt den Zauberstoff Speichel direkter an die Zähne. Aber bitte ohne Zucker!

PATIENTENTIPP

3.

BETTER SAFE THAN SORRY

GIBT ES DENN AUCH ANGENEHME ZAHNARZTTERMINE?

»Zahnarzt« ist eigentlich kein Termin, auf den man sich wirklich freut – egal ob nur eine Zahnreinigung ansteht oder vielleicht eine größere Behandlung. Ich kann das völlig verstehen, denn wer lässt sich schon gern in einer Körperöffnung rumfummeln und sieht dann nicht mal, was da gemacht wird.

Trotzdem ist Prophylaxe wohl das Beste und Weitsichtigste, was Sie Ihren Zähnen antun können. Wir haben im Kapitel zum Zähneputzen schon gehört, dass es kleine Tricks und Tipps gibt, die große Zahnarztbehandlungen vermeiden können. Doch nicht alles bekommen Sie selber vor dem Badezimmerspiegel hin. Denken Sie nur an die Menge an Zahnbelag, die Sie bei jedem Zähneputzen maximal entfernen können: 41 %, wie wir oben gelernt haben. Da bleiben also immer noch ein paar Bakterien übrig, und die sammeln sich über die Monate an.

Daher gibt es schon einige prophylaktische Behandlungen bei Ihrem Zahnarzt, die wirklich sinnvoll sind und die Bezeichnung »Vorbeugung« verdienen. Mir als Zahnarzt fällt das meist bei Patienten auf, denen vor längerer Zeit eine kleine prophylaktische Behandlung empfohlen wurde – z. B. eine Zahnreinigung oder eine kleine Zahnfüllung –, denen damals aber »etwas dazwischenkam«. Ein paar Jahre später ist aus der kleinen prophylaktischen Behandlung ein ziemlich unangenehmer Zahnarzttermin geworden …

So war es etwa bei einer Patientin, die vor Kurzem zu mir kam. Sie hatte Schmerzen an einem unteren Backenzahn und sah ziemlich zerknirscht aus. Ich habe mir die Situation angesehen, ein Röntgenbild erstellt und musste ihr schließlich sagen, dass der Zahn ein sehr großes Kariesloch hat. Vermutlich brauchte er eine Wurzelbehandlung und dann in der Folge eine Zahnkrone. Die Patientin stöhnte laut auf, denn genau an diesem Zahn hatte ihr vor ein paar Jahren ein Zahnarzt eine vorbeugende Versiegelung der Zahnfissur empfohlen. Das ist eine Behandlung, die bei stark ausgeprägten Grübchen in den Kauflächen eine Kariesbildung ziemlich zuverlässig vermeiden kann.

Allerdings kam es, wie es kommen musste: Die Patientin hatte beruflich viel Stress und natürlich den hintersten Zahn nicht immer perfekt geputzt. Auch zur professionellen Zahnreinigung kam sie nicht so oft, bei der dieses Kariesloch sicher früher aufgefallen wäre. Nun hatte sich über die Jahre eine tiefe Karies gebildet, die langfristige Prognose war nicht die beste. Wie ärgerlich und unnötig!

Natürlich mache ich niemandem einen Vorwurf. Ich kenne das von mir. Wenn nichts wehtut, dann haben wir meist wenig Lust, einen Arzt aufzusuchen. Da braucht es dann häufig schon etwas Leidensdruck oder wenigstens ein schlechtes Gewissen. Ich habe das gleiche Problem mit meinen Rückenschmerzen. Wenn ich keine Beschwerden habe, vergesse ich »ganz zufällig« mein tägliches Trainingsprogramm zur Stärkung der Muskeln. Ganz anders, wenn es im Rücken schon ein wenig zwickt und zwackt. Dann führe ich mein Trainingsprogramm knallhart und an jedem erdenklichen Ort durch – und sei es auch eine Flughafentoilette.

Zusätzlich zur eigenen Mundhygiene, bei der sich mit ein paar kleinen Tricks große Veränderungen erreichen lassen – denken Sie an das »Nichtausspülen« nach dem Zähneputzen –, werden auch in der Zahnarztpraxis Behandlungen angeboten, die den langfristigen Erhalt der Zähne fördern. Nicht jeder Zahnarzt bietet das gleiche prophylaktische Konzept – daher sollten Sie wissen, was möglich ist, was sinnvoll ist und wonach Sie Ihren Zahnarzt vielleicht fragen sollten. Denn eines ist klar: Die Zeit der reparativen Medizin ist schon lange vorbei. Den Spruch »Kommen Sie doch, wenn Sie Schmerzen haben!« sollten Sie in der heutigen Zeit eigentlich nicht mehr hören, denn wenn es wehtut, ist es meistens schon zu spät. Im folgenden Kapitel schauen wir uns die sinnvollen prophylaktischen Maßnahmen in der Zahnarztpraxis etwas genauer an.

Professionelle Zahnreinigung – putze ich denn nicht selber schon gut?

Brauche ich denn wirklich zweimal im Jahr eine Waschanlage für meine Zähne? Kann ich mir das Geld nicht sparen? Eine professionelle Zahnreinigung (PZR) muss man in vielen Fällen schließlich selber bezahlen.

Eine der berühmtesten Untersuchungen in der Geschichte der Zahnheilkunde ist die sogenannte Axelsson-Studie. Prof. Per Axelsson führte in der Zahnklinik im schwedischen Göteborg in den 70er-Jahren eine Untersuchung durch, bei der er die Zähne einer Gruppe von Patienten alle zwei bis drei Monate kontrollierte und gleichzeitig eine Zahnreinigung durchführte. Bei der anderen Patientengruppe gab es nur eine kurze jährliche Kontrolluntersuchung.

Die Ergebnisse waren nach zwei, sechs und 15 Jahren sehr deutlich. Die Patienten, die ständig in der Zahnklinik auf der Matte standen, hatten praktisch keine Kariesstellen und im Vergleich zur anderen Patientengruppe kaum Zahnfleischentzündungen.

Jetzt werden Sie mir natürlich entgegnen: Ist doch klar, aber alle zwei Monate eine Zahnreinigung ist ja nicht praktikabel! Das stimmt natürlich, die Studie zeigt aber trotzdem, dass eine gewisse Regelmäßigkeit der Zahnreinigungen einen klaren Effekt auf die Zahngesundheit hat. Hier kann man zwei Gründe anführen, wobei der eine ein ziemlich pragmatischer ist: Eine professionelle Zahnreinigung dauert in der Regel zwischen 45 Minuten und einer Stunde – natürlich fällt in dieser Zeit, wenn praktisch jeder Zahn einzeln betüddelt wird, jede noch so kleine Veränderung sehr früh auf. Dies scheint einer der großen Vorteile der PZR zu sein: die Früherkennung von Problemen. Der zweite Grund ist die Verringerung des Zahnbelags, gewissermaßen ein »Reset« der Zahnbeläge auf null.

Die professionelle Zahnreinigung wird von gesetzlichen Krankenkassen und Medien immer wieder kritisch gesehen – weil es eine prophylaktische Behandlung ist, und Krankenkassen sind ja Krankenkassen und keine Gesundheitskassen.

Wenn Sie heute wegen einer tiefen Karies eine Zahnkrone benötigen, wird dies sicher keine Krankenkasse, ob gesetzlich oder privat, verweigern. Anders ist es, wenn Sie prophylaktisch eine professionelle Zahnreinigung durchführen lassen wollen, um einer solchen Karies vorzubeugen. Ich möchte das gar nicht kritisieren, irgendwo muss man ja einen Schnitt machen. Sonst sagen Sie irgendwann auch noch, dass der Malediven-Urlaub prophylaktisch für Ihre Gesundheit ist. Eine professionelle Zahnreinigung müssen Sie in der Regel selber zahlen – doch das ist gut investiertes Geld. Ich als Zahnarzt würde ja auch einen Teufel tun, Ihnen davon abzuraten, werden Sie sich vielleicht denken …

In den letzten Jahren verändern aber auch einige gesetzliche Krankenkassen ihre Einstellung, denn viele Untersuchungen zeigen, dass eine PZR wirkt. Fragen Sie am besten bei Ihrer Krankenkasse nach, ob sie eine PZR bezuschusst oder ggf. sogar komplett übernimmt. Und lassen Sie sich nicht mit Zahnsteinentfernen abspeisen, das ist eine Leistung, die sowieso jede gesetzliche Krankenkasse einmal im Jahr übernimmt. Das bisschen Zahnsteinwegkratzen ist aber in keinem Fall mit einer professionellen Zahnreinigung zu vergleichen, bei der praktisch alle Beläge oberhalb des Zahnfleisches entfernt werden.

Meine persönliche Empfehlung wäre, die professionelle Zahnreinigung mindestens einmal im Jahr im Rahmen des Kontrolltermins durchführen zu lassen. Natürlich wird Ihnen Ihr Zahnarzt eher empfehlen, sie zwei- oder gar dreimal im Jahr machen zu lassen, aber wenn Sie seit vielen Jahren keine Kariеslöcher hatten und auch wenig Zahnfleischbluten, dann reicht die PZR einmal im Jahr.

Zum Schluss noch ein Tipp, wie Sie erkennen, ob in Ihrer Zahnarztpraxis eine hochwertige professionelle Zahnreinigung durchgeführt wird: Klar, die Zähne sollten danach deutlich sauberer sein und auch Verfärbungen sollten weg sein. Zu einer PZR gehört aber auch immer ein kurzes Gespräch mit dem Zahnarzt oder der Assistentin, wie Sie Ihre Putztechnik verbessern können. Und ein ganz entscheidender Punkt: Eine PZR sollte nicht wehtun. Wenn es eine absolute Höllenbehandlung war, dann stimmt irgendetwas nicht!

Eine ein- bis zweimal im Jahr durchgeführte professionelle Zahnreinigung ist wichtig, insbesondere, um Probleme früh zu erkennen. Zwei Kriterien für eine hochwertige PZR sind: die Dauer (bei Vollbezahnung mindestens 45 Minuten) und eine schmerzfreie Behandlung.

PATIENTENTIPP

Prinzipiell ist die professionelle Zahnreinigung eine reine Privatleistung. Viele gesetzliche Krankenkassen bieten mittlerweile jedoch Zuschüsse an oder übernehmen sogar eine PZR pro Jahr. Unter *www.kzbv.de* finden Sie eine Liste der gesetzlichen Krankenkassen, die Zuschüsse zur PZR geben – vielleicht ist Ihre ja dabei. Eine private Krankenkasse übernimmt – je nach Tarif – die professionelle Zahnreinigung in der Regel komplett.

KOSTENCHECK

Fissurenversiegelung – ist das eine Krankheit?

Stellen Sie sich vor, es gibt einen Bereich an Ihren Zähnen, der bei jedem Essen eine Ladung Speisereste abbekommt, aber niemals wirklich geputzt wird. Genau so ergeht es den Fissuren in den Kauflächen Ihrer Backenzähne. Was die genaue Funktion dieser Grübchen ist, ist nicht wirklich klar und vielleicht sind sie auch nur eine Laune der Natur. Ich habe schon endlose Diskussionen mit Zahntechnikern geführt, die sie bei künstlichen Zahnkronen auch noch nachahmen, sodass wunderbar Speisereste in diesen Bereichen hängen bleiben – Zahntechniker sind und bleiben eben auch ein wenig Künstler.

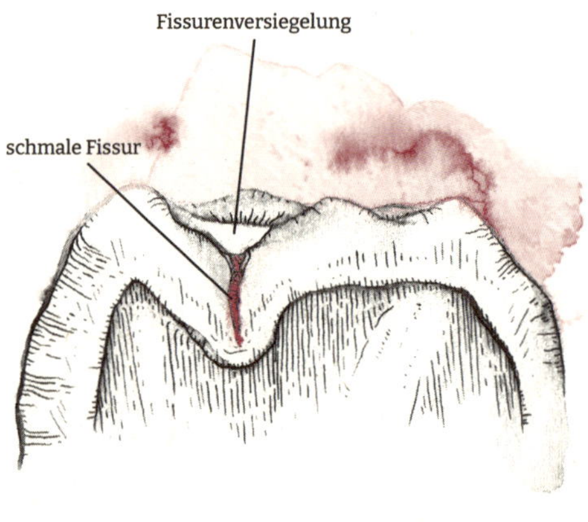

Natürlich bekommen die Keramikkronen keine Kariеslöcher, Ihre echten Zähne aber schon. Und, oh Wunder, welcher Zahn geht am häufigsten verloren? Der erste Backenzahn, vermutlich weil die Grübchen hier so tief und kaum zu reinigen sind.

Doch es gibt ein relativ einfaches Mittel, um Probleme mit den Zahnfissuren zu vermeiden. Die sogenannte Fissurenversiegelung. Dabei wird das Grübchen gereinigt und der unzugängliche Bereich mit einem Kunststoff ausgespritzt – ähnlich wie bei den Silikonfugen im Badezimmer. Die Untersuchungen hierzu sind sehr klar: Wenn ein Zahn versiegelt ist, ist das Risiko für ein Kariesloch auf der Kaufläche sehr viel geringer.

Natürlich schützt diese Maßnahme nicht vor Karies im Zahnzwischenraum, aber das haben wir ja schon besprochen. Idealerweise müssen Sie sich über die Fissurenversiegelung keine Gedanken machen, denn sie sollte eigentlich schon längst gemacht worden sein. Sobald die bleibenden Zähne durchbrechen – und daran können Sie sich wahrscheinlich nicht mehr so gut erinnern –, empfehlen Zahnärzte die Fissurenversiegelung der Backenzähne.

Allerdings wird das manchmal etwas verschludert – nicht nur von den Zahnärzten, sondern häufig auch von den Patienten. Die ersten Backenzähne brechen etwa mit sechs bis acht Jahren durch, in diesem Alter hört man meist noch brav auf seine Eltern und wird zum Zahnarzt mitgeschleppt. Die zweiten Backenzähne kommen aber erst im Alter von zwölf bis 15 Jahren, und das ist eine Phase, in der der Zahnarztbesuch sicher nicht an erster Stelle der Prioritätenliste steht. Deswegen sehe ich oft, dass die ersten Backenzähne noch versiegelt sind, die zweiten aber nicht mehr.

Sie können das bei sich sehr einfach überprüfen. Machen Sie Ihren Mund weit auf und schauen Sie sich die Kauflächen Ihrer Zähne an. Wenn da eine kleine weiße Schlange auf der Kaufläche zu sehen ist, ist alles gut. Sehen Sie aber die Grübchen – und in der Regel sind die Grübchen dunkel verfärbt –, dann ist keine

Fissurenversiegelung gemacht worden. Keine Angst, das Dunkle ist meist noch keine Karies, aber die kann sich in diesem Bereich schnell entwickeln.

Der einzige Nachteil der Fissurenversiegelung ist natürlich wie bei allen anderen Dingen im Leben: Sie hält nicht ewig. Meist sieht man nach fünf bis sieben Jahren erste kleine Fehlstellen und Abplatzungen. Aber auch hierfür ist die professionelle Zahnreinigung perfekt, denn dabei sollte das immer auffallen. In einer guten Praxis wird Ihnen beim gleichen Termin die Versiegelung wieder ausgebessert und alles ist erledigt.

Schauen Sie sich Ihre Backenzähne an – wenn noch keine Füllungen, Kronen oder anderer Ersatz drin ist. Eine Versiegelung der Grübchen sollte eigentlich schon als Kind passiert sein – manchmal geht das aber unter. Sprechen Sie Ihren Zahnarzt auf eine Fissurenversiegelung an – das erspart Ihnen oft größere Behandlungen in der Zukunft.

PATIENTENTIPP

Fissurenversiegelungen der ersten und zweiten Backenzähne sind Teil des Leistungskataloges der gesetzlichen Krankenkassen bis zum 18. Lebensjahr. Milchzahnversiegelungen oder Versiegelungen von anderen Zähnen (z. B. Weisheitszähne) müssen privat bezahlt werden, sollten aber kein Vermögen kosten. Private Krankenkassen haben in der Regel keine Altersbeschränkung und übernehmen bei medizinischer Indikation auch Versiegelungen der Milch- und Weisheitszähne.

KOSTENCHECK

Speicheltest oder Parodontosetest – bringt das was?

Das ist natürlich der alte Traum eines Mediziners – ein Stäbchen irgendwo hinhalten und wenn es grün ist, ist alles okay. Wenn das Stäbchen rot wird, hat der Patient irgendein Risiko und sollte weiterbehandelt werden.

Sie können sich sicher vorstellen, dass dies der »heilige Gral« der Medizinindustrie wäre – diese Stäbchen würde jeder Zahnarzt anwenden. Natürlich ist das alles schon versucht worden – Speicheltest für Karies, Bakterientest für Zahnfleischentzündungen und sogar Gentest für Parodontoseneigung.

Hin und wieder kommen Patienten zu mir, die über einen solchen Test gelesen haben. Sie hätten dann gerne einen Test, der sagt: Alles okay! Klingt toll und passt eigentlich sehr gut zu dem präventiven Konzept, über das wir bei der PZR gesprochen haben. Sogar noch vor der Krankheit die allerersten winzigen Anzeichen oder Risiken zu sehen und gegen sie vorgehen zu können.

Leider ist es in der Medizin nicht so einfach wie in der Autowerkstatt: Computer anstecken und Fehler auslesen. Die allermeisten Erkrankungen – und das gilt nicht nur für den Mund – haben sehr viele Ursachen. Mit den Tests, die heute zur Verfügung stehen, wird in der Regel nur einer dieser Faktoren abgeprüft. Trotzdem haben die allermeisten Tests, die es für Erkrankungen im Mund gibt, schon eine gewisse Aussagekraft. Wenn ich von Ihnen eine Bakterienprobe nehme und es kommt heraus, dass Sie nur die fiesesten der fiesesten Bakterien im Mund haben, dann ist das nicht unbedingt gut. Haben Sie sonst aber keine Risikofaktoren wie Rauchen, Stress oder schlechte Mundhygiene, spielt dieses Ergebnis vielleicht gar keine große Rolle. Oder andersherum: Wenn Sie diese Bakterien nicht im Mund haben, aber nicht besonders gesund leben und zwei Schachteln Zigaretten pro Tag rauchen, dann ist das Risiko für eine Parodontose vielleicht sogar höher als im ersten Fall.

Also ohne Grund einfach mal einen Speicheltest oder einen Bakterientest durchzuführen (die Mediziner sprechen von Screeningtests), macht eigentlich keinen Sinn. Anders ist es, wenn Sie schon einmal ein paar Probleme hatten, z. B. eine starke Zahnfleischentzündung oder eine beginnende Parodontose. Dann kann es durchaus Sinn machen, nach erfolgreicher Behandlung solche Tests durchzuführen, um das Risiko für ein Wiederaufflammen der Erkrankung zu bestimmen.

Einen guten Test, um Ihr Risiko für Karies oder Parodontose abzuschätzen, haben wir Zahnärzte leider nicht. Ein grundloses Screening macht daher nicht viel Sinn. Eher schon als Monitoring nach einer Behandlung sind diese Tests gut geeignet.

PATIENTENTIPP

Bakterien- oder Speicheltests übernehmen gesetzliche Krankenkassen in der Regel nicht. Die Tests sind aber nur selten nötig – lassen Sie sich daher von Ihrem Zahnarzt im Vorfeld die Kosten aufzeigen. Private Kostenträger bezahlen diese Tests je nach Tarif bei medizinischer Indikation.

KOSTENCHECK

Brauche ich eine Schiene für meine Beißerchen?

Wer von uns baut seinen Stress nicht über die Zähne ab? Knirsch, knirsch, und das meistens nachts. Fragen Sie mal Ihren Schlafnachbarn, was unangenehmer ist, das Schnarchen oder das Knirschen. Nicht umsonst gibt es Sprüche wie »Beiß mal die Zähne zusammen!« oder »Beiß dich durch!«.

Es ist durch viele wissenschaftliche Studien bekannt, dass Zähne ein starkes Ventil für viele Emotionen sind. Vielleicht weil es einfach weniger anstrengend ist, auf die Zähne zu beißen als seine überschüssige Kraft an einem Boxsack auszulassen.

Als Zahnarzt sieht man teilweise dramatische Befunde, etwa bei Patienten, die acht Stunden pro Nacht auf ihren Zähnen herumknirschen. Ich habe 20-Jährige gesehen, die fast schon die Hälfte ihrer Zahnkronen abgeschmirgelt hatten. Wenn dann noch ein paar andere gemeine Details dazukommen, wie z. B. viel säurehaltige Getränke oder eine aggressive Zahnpasta, kann durch die nächtliche Arbeit ziemlich schnell viel Zahn verloren gehen.

Ich kann Ihnen sagen, dass es extrem schwierig und aufwendig ist, diese abgeknirschten Zähne wieder hinzubekommen. Denn das Bissverhältnis der Kiefer hat sich verändert und die Kiefergelenke haben sich neu eingestellt.

An Ihrer Stelle würde ich eine solche Behandlung lieber vermeiden – viel Ärger, Kosten und Schmerzen für eine Sache, die auch mit dem Boxsack zu klären gewesen wäre. Es gibt aber auch eine ziemlich einfache prophylaktische Lösung, und das sind Knirscherschienen. Eine Knirscherschiene ist nichts anderes als ein Plastiküberwurf für die Zähne. Wenn Sie diesen Plastiküberwurf tragen, machen Sie nachts das Plastik kaputt und nicht Ihre Zähne.

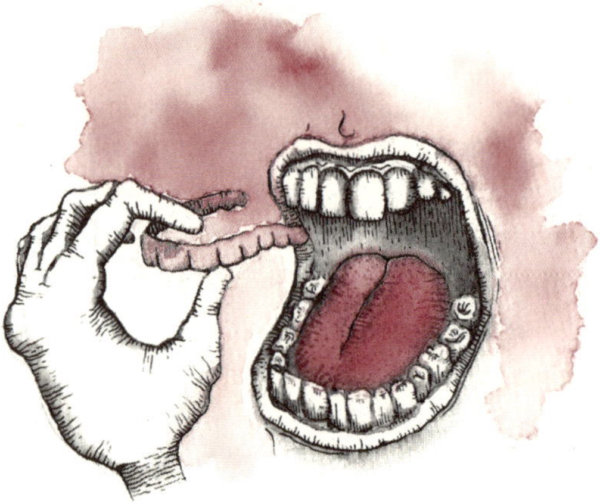

Das bedeutet vielleicht, dass Sie einmal im Jahr oder alle zwei Jahre eine neue Schiene brauchen, aber Sie können sich vorstellen, dass das viel weniger stressig und kostenintensiv ist als jede andere Behandlung.

Also ab zum Zahnarzt und Schiene herstellen lassen, oder? Na ja, schaden würde es wahrscheinlich nicht, denn die Herstellung ist nicht wirklich ein Hexenwerk. Aber bei vielen ist das gar nicht notwendig, denn sie haben einen Boxsack im Keller oder finden andere Wege des Stressabbaus.

Was sind also Anzeichen dafür, dass Sie zum Zahnarzt gehen sollten, um sich in Bezug auf eine Knirscherschiene beraten zu lassen? Am einfachsten wäre es, Ihren Schlafpartner zu fragen, ob Sie nachts mit den Zähnen knirschen. Wenn Sie (derzeit) keinen Schlafpartner haben, wäre das doch beim nächsten Date ein gutes Argument für eine gemeinsame Nacht, oder?

In diesem Zusammenhang könnten Sie sich auch Ihre Eckzähne anschauen lassen, denn jeder, der schon einmal im Zoo war und Löwen und Tiger gesehen hat, weiß, wie Eckzähne aussehen sollten: nämlich spitz.

Sind Ihre Eckzähne (egal ob oben oder unten) noch spitz oder fehlt die Spitze vielleicht schon? Oder, im schlimmsten Fall, schaut Ihr Eckzahn an der Schneidekante vielleicht genauso gerade aus wie Ihr mittlerer Schneidezahn?

Nun, jetzt könnten Sie mir entgegnen: Jaja, den habe ich mir mal bei einer Schulrauferei abgebrochen. Hmmm, dann schauen Sie sich mal den Eckzahn auf der anderen Seite an. Wenn der Zahn genauso aussieht, dann muss das eine ziemlich symmetrische Rauferei gewesen sein.

Ein weiteres Kriterium für eine Knirscherschiene liegt in Ihrem Lieblingsgetränk. Sie lieben Cola, greifen aus Sorge um Ihre Zähne aber zur zuckerfreien Variante? Cola light hat einen pH-Wert von 2,71, das entspricht in etwa Essigsäure. Und mit Essig löst man ja bekanntlich Kalk von Wasserhähnen oder? Wenn Sie also untertags viel Cola trinken und nachts auf dem angelösten Zahnschmelz herumknirschen – was denken Sie, was passiert?

Eine Knirscherschiene macht für alle Sinn, bei denen irgendwelche Risikofaktoren wie z. B. nächtliches Zähneknirschen bestehen. Vielleicht werden Sie auch hören, dass es Zahnärzte gibt, die sich nur auf die Anfertigung solcher Schienen spezialisiert haben. Das stimmt, aber diese nach genauer Diagnostik hergestellten Spezialschienen werden in der Regel erst benötigt, wenn schon stärkere Probleme, z. B. mit dem Kiefergelenk oder den Kiefermuskeln, vorhanden sind.

Als rein vorbeugende Maßnahme ist eine einfache Kunststoffschiene ohne Anpassung des Bisses völlig ausreichend – im Zahnmedizinerdeutsch: Schiene ohne adjustierte Oberfläche. Dazu braucht es eigentlich nur einen Abdruck Ihres Kiefers.

Haben Sie aber schon stärkere Beschwerden, z. B. an den Kiefergelenken, oder Schmerzen an der Kaumuskulatur, dann sollte eine genaue Diagnostik durchgeführt werden und eine individuell an Ihre Bisssituation angepasste Schiene angefertigt werden.

»Du knirschst aber ganz schön in der Nacht!« Wenn Sie das schon mal gehört haben und vielleicht gerne Limo oder Cola trinken, dann sollten Sie sich von Ihrem Zahnarzt eine Knirscherschiene machen lassen.

PATIENTENTIPP

Bei einer medizinischen Diagnose wie »Bruxismus« (also Knirschen) erstatten die gesetzlichen Krankenkassen die Kosten für die Herstellung einer Knirscherschiene. Möglicherweise benötigt Ihr Zahnarzt noch einige zusätzliche diagnostische Untersuchungen, wie eine Funktionsanalyse, die nicht von der gesetzlichen Krankenkasse übernommen wird. Eine rein prophylaktische Schiene müssen Sie selber bezahlen. Die privaten Krankenkassen übernehmen je nach Tarif diagnostische Untersuchungen und die Herstellung der Schiene.

KOSTENCHECK

Mein Mann schnarcht – schicken Sie ihn doch mal zum Zahnarzt

Dieses Thema existiert wohl in jeder Ehe oder Partnerschaft: »Du hast so laut geschnarcht heute Nacht!« Ich kenne das auch, aber ich scheine wohl eine harmlosere Variante zu sein, die beim einfachen Anstupsen aufhört zu schnarchen. Trotzdem habe ich meiner Frau dann immer gesagt: »Stell dir einfach vor, ich bin die Katze: das Schnurren findest du doch auch angenehm.« So richtig hat sie das aber bis heute noch nicht überzeugt.

Schnarchen ist weit verbreitet. Einige Untersuchungen zeigen, dass mit zunehmendem Alter fast die Hälfte aller Menschen schnarchen – übrigens Männer deutlich häufiger als Frauen. Der Grund ist ziemlich einfach: Im Schlaf erschlaffen die Muskeln im Mund und Rachen und diese flattern im Luftstrom. Prinzipiell wird Schnarchen nicht einmal als Krankheit eingestuft, außer das Schnarchen ist mit Atempausen verbunden: die sogenannte obstruktive Schlafapnoe. Aber auch das »normale« Schnarchen kann für den Partner sehr nervig sein – verbunden mit Einschränkungen in der Lebensqualität. Jetzt denken Sie sich vielleicht, was soll denn ein Zahnarzt bei erschlafften Gaumenmuskeln im Schlaf viel ausrichten können?

Nun, natürlich gibt es viele Ursachen für Schnarchen, und gerade bei längeren Atemaussetzern muss eine ausführliche Diagnostik (z. B. in einem Schlaflabor) erfolgen. Es gibt eine wissenschaftlich sehr gut dokumentierte Behandlung im zahnärztlichen Bereich, die bei Schnarchen und sogar der obstruktiven Schlafapnoe als Zusatzmaßnahme helfen kann: die sogenannte Unterkiefer-Protrusionsschiene. Diese besteht aus einer transparenten Schiene für den Ober- und Unterkiefer, die mit einer Art Scharnier miteinander verbunden sind. Dies zieht den Unterkiefer leicht nach vorne und dadurch spannen sich die Muskeln während des Schlafes etwas an und das Schnarchen wird weniger.

Keine Angst, die Schienen sind sehr dünn und das Scharnier hat viel Freiheit, sodass alle Bewegungen des Kiefers möglich bleiben.

Wenn Sie oder Ihr Partner schnarchen und das zu Müdigkeit am Tag führt, fragen Sie bei Ihrem Zahnarzt nach, ob er Ihnen eine »Schlafschiene« herstellen kann. Wichtig ist aber, vorher zu untersuchen, wie stark die Beeinträchtigung der Atmung nachts durch das Schnarchen ist.

PATIENTENTIPP

Seit 01.01.2022 sind individuell gefertigte und einstellbare Unterkiefer-Protrusionsschienen Bestandteil des Leistungskataloges der gesetzlichen Krankenkasse. Allerdings muss dies durch einen Arzt mit der Zusatzbezeichnung »Schlafmedizin« angeordnet werden.

KOSTENCHECK

Zahnhalsfüllungen – zur Vorbeugung?

Wir werden alle älter und es ist sowieso ein Wunder, wie lange unsere Zähne durchhalten. Die ersten Backenzähne brechen mit sechs Jahren durch. Und nicht selten sehe ich Patienten mit über 80, die noch alle ihre Zähne haben – oder vielleicht die allermeisten. In unserer schnelllebigen Zeit, wo man mit einem zwei Jahre alten Smartphone schon leicht schräg angesehen wird, ist das doch ein Wunder.

Oder haben Sie bei einer Autoinspektion schon einmal zum Mechaniker gesagt: »Ach, mein Auto, das ist ja jetzt erst 70 Jahre alt, da brauch ich noch kein neues!« Bei Zähnen ist das aber häufig so und das ist umso verwunderlicher, weil sich die Zähne ja nicht erneuern. Der Zahn, den Sie im Mund haben, ist genau der gleiche, der im Alter von sechs Jahren durchgebrochen ist!

Warum erzähle ich Ihnen das? Weil sich über die Jahre um die Zähne herum dennoch einiges verändern kann. Eine dieser Veränderungen ist z. B. der Rückgang des Zahnfleischs, der häufig den Hals des Zahnes entblößt.

Nochmal zurück zur Zahnanatomie: Ein Zahn besteht aus dem Zahnbein als Kern und über dem Zahnfleisch ist das Zahnbein mit Zahnschmelz bedeckt und unter dem Zahnfleisch mit Wurzelzement. Zahnschmelz ist die härteste Struktur im ganzen Körper, weshalb der Zahn in vielen Fällen auch fast 80 Jahre lang durchhält. Im Alter geht aber das Zahnfleisch zurück. Das ist leider normal, und bei der Haut am Rest des Körpers genauso.

Dadurch, dass das Zahnfleisch zurückgeht, legt sich das Wurzelzement frei. Das erkennen Sie meist an der etwas dunkleren Färbung. Wurzelzement ist ein toller Stoff, schön biegbar, weil die meiste Kraft des Kauens in die Wurzel geleitet wird – jedoch mit einem Nachteil: viel weicher als der Zahnschmelz. Und wenn Sie jetzt mit Ihrer Zahnbürste zweimal am Tag über diesen freiliegenden Zahnhals schrubben, dann bilden sich dort Furchen – wir nennen es »zervikale Defekte«. Und wenn Sie jetzt auch noch eine Zahnpasta mit vielen Schleifkörpern verwenden (siehe Kapitel »*Zahnbürste, Zahnseide, Zwischenraumbürsten*«), dann hat der arme Wurzelzement ziemlich wenig Chance.

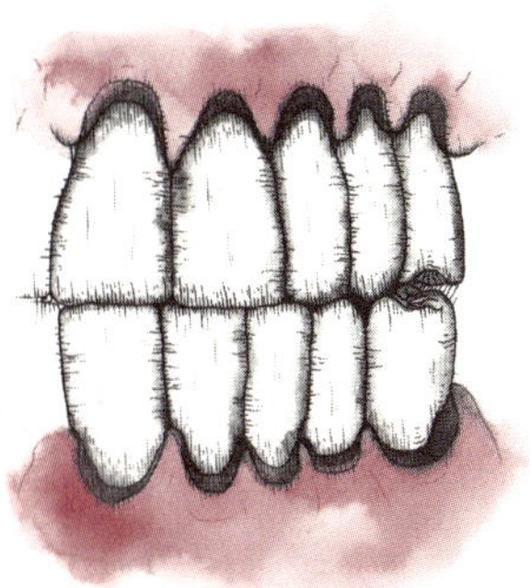

Zwar wird in der Wissenschaft diskutiert, ob der Biss hier auch eine Rolle spielt – also ob Sie durch das Kauen vielleicht den Wurzelzement lockern und dann mit der Zahnbürste abputzen. Die Hauptursache ist aber die weichere Struktur. Die zervikalen Defekte können manchmal so tief reichen, dass der Zahnnerv betroffen ist und der Zahn deshalb eine Wurzelkanalbehandlung braucht.

Wenn der Zahnarzt solche zervikalen Defekte festgestellt hat, ist es sehr sinnvoll, mit einer kleinen Zahnhalsfüllung aus Kunststoff vorbeugend zu handeln. Ähnlich wie bei der Fissurenversiegelung wird der Defekt nur mit einem Kunststoffmaterial aufgefüllt. Jetzt passiert das Gleiche wie bei der Knirscherschiene: Die nächsten Monate oder manchmal Jahre putzen Sie sich den Kunststoff weg und nicht mehr den Zahn. Wenn die Kunststofffüllung weggeputzt ist, bekommen Sie eine neue Füllung.

Das hat nicht viel mit der Behandlung einer Krankheit zu tun, sondern ist eher eine vorbeugende Maßnahme. Schauen Sie sich mal Ihre Zähne in der Nähe des Zahnfleisches an – meistens sind die Eckzähne und die beiden Zähne hinter den Eckzähnen betroffen. Wenn starke Furchen und Vertiefungen im Zahn zu spüren sind und Sie gerne Wein, Limo oder Cola trinken und beim Zähneputzen ein großer Freund der Schrubbtechnik sind, wäre es sicherlich sinnvoll, die Zahnhälse abdecken zu lassen.

Natürlich könnte man auch das Zahnfleisch wiederherstellen – darüber werden wir in einem anderen Kapitel auch noch reden –, aber wenn der Zahnfleischrückgang nicht extrem schnell voranschreitet und es Sie ästhetisch nicht stört, dann reichen Zahnhalsfüllungen.

Sie haben freiliegende Zahnhälse. Kontrollieren Sie, ob sich schon Furchen im Zahn gebildet haben. Wenn Sie Furchen erkennen und Sie gerne säurehaltige Getränke zu sich nehmen, dann wären Zahnhalsfüllungen nicht schlecht, um ein Fortschreiten der Furchen zu vermeiden.

PATIENTENTIPP

Bei Vorliegen von zervikalen Läsionen (also ausgefurchten Zahnhälsen) übernimmt die gesetzliche Krankenkasse Kunststofffüllungen bis zum Eckzahn, jedoch kann auch hier eine Eigenleistung für eine Kunststofffüllung fällig werden für bestimmte Zusatzleistungen, die die Qualität der Zahnfüllung erhöhen. Im Seitenzahnbereich ist eigentlich Amalgam die Regelleistung der gesetzlichen Krankenkasse. Das macht jedoch für Zahnhalsdefekte wenig Sinn. Daher werden Sie auch hier einen Eigenanteil haben. Private Krankenkassen übernehmen bei medizinischer Notwendigkeit die Zahnhalsfüllungen in voller Höhe.

KOSTENCHECK

4.

MEIN ZAHNARZT BOHRT

WIRD ER AUF ÖL STOSSEN?

Karies ist eine der häufigsten Erkrankungen der Welt. Die WHO-Datenbanken geben an, dass circa zwei Milliarden Menschen kariöse Stellen an den bleibenden Zähnen aufweisen.

Die Entstehung von Karies ist relativ einfach. Im Mund, im Darm und auf der äußeren Haut leben Bakterien. Gerade die Mundhöhlenbakterien lieben Zucker und wenn sie diesen verstoffwechseln, bleibt Säure übrig. Diese Säure frisst sich in Ihren Zahn und dadurch entstehen neue Nischen für mehr Bakterien und so weiter und so fort.

Die Menge an Zahnkaries hat in der Bevölkerung über die letzten Jahre stark abgenommen. Der Hauptgrund dafür: Fluorid. Auch auf die Gefahr hin, dass ich mich wiederhole: Durch die Anwendung von Fluorid in den Zahnpasten und im Speisesalz kann der Zahnschmelz so gestärkt werden, dass die Säure ihm fast nichts mehr anhaben kann. Sie müssen sich deswegen aber keine Sorgen um uns Zahnärzte machen, denn Parodontose und Zahnfleischerkrankungen gibt es auch noch und schließlich könnten wir ja immer noch Zähne bleichen.

Die Kariesforschung ist nicht oft mit Neuigkeiten gesegnet. Der Wissensstand ist im Vergleich zu der Zeit, als ich Staatsexamen gemacht habe, heute praktisch der gleiche. Zwar gibt es einige neue Ansätze wie die Ernährungsumstellung und minimalinvasive Füllungstechniken, aber prinzipiell wird Karies durch zuckerhaltige Nahrung ausgelöst, der Zahnarzt entfernt das Kariesloch und versiegelt es mit einer Füllung. Über Prophylaxe im Alltag haben wir im Kapitel »*An apple a day keeps the dentist away*« schon gesprochen: Menge und Häufigkeit des Zuckerkonsums verringern und eine fluoridhaltige Zahnpasta anwenden.

Trotzdem wird es Ihnen früher oder später einmal passieren: Ihr Zahnarzt rückt sich die Brille von der Nase, legt den Kopf etwas schräg und sagt mit seriöser Stimme: »Ein Zahn hat ein Loch – da müssen wir ran.« Sofort macht sich bei vielen ein Fluchtreflex breit, aber bei Karies ist es wie bei den meisten Erkrankungen – je früher erkannt, desto unkomplizierter die Behandlung und besser die Prognose für Ihren Zahn.

Daher möchte ich Ihnen in diesem Kapitel ein paar Tipps zu Zahnfüllungen geben und versuchen, Ihnen die Angst zu nehmen, denn eines ist heute beim Zahnarzt sicher anders als früher: Während der Behandlung sollten Schmerzen nicht vorkommen.

Wie bekommt man denn Karies aus dem Zahn?

Vor ca. 20 Jahren gab es eine Innovation in der Zahnheilkunde – ein Gel, das Zahnkaries einfach aufgelöst hat. Im Anschluss wurde das Loch dann mit Kunststoff gefüllt.

»Wow!«, denken Sie jetzt. Das wäre ja die Lösung. Diese Technik hat auch gut funktioniert, nur hat es wirklich ewig gedauert und bohren musste man trotzdem ein wenig. Denn die Zahnkaries liegt ja meist im Inneren des Zahnes und häufig sind große Teile des Zahnschmelzes noch erhalten. Zum guten Schluss musste man die angelöste Zahnkaries dann auch noch mit einem kleinen Spatel herauslöffeln. Also keine besonders praktikable Alternative.

Daher leider die schlechte Nachricht gleich am Anfang: Wir Zahnärzte behandeln Karies heutzutage eigentlich immer noch so, wie mein Großvater (hatte ich schon erwähnt, dass er auch Zahnarzt war?) vor fast 70 Jahren das getan hat: Karies wird ausgebohrt, bis man hartes Zahngewebe erreicht hat.

Zwar gibt es einige Verbesserungen wie spezielle Bohrer, die nur den kaputten Zahn wegbohren oder einen Färbelack, der anzeigt, ob Karies wirklich entfernt ist, aber dramatische Verbesserungen sind das nicht – das gebe ich schon zu.

Das Problem an Karies ist meist, dass sie versteckt zwischen den Zähnen liegt und in der Tiefe des Zahnes größer wird. Das liegt daran, dass der Zahnschmelz sehr hart ist und das Zahnbein im Vergleich dazu weicher. Daher braucht es meist nur einen kleinen Zugangsschlitz durch den Schmelz und dann kann sich Karies im Zahn ausbreiten. Ärgerlich daran ist, dass man sehr viel vom eigentlich gesunden Zahnschmelz wegschleifen muss, um an die tiefen Stellen zu kommen. Hier haben sich die Techniken stark verbessert, denn durch veränderte Bohrer, Lupenbrillen und vibrierende Schleifer kann man viel vom gesunden Zahnschmelz erhalten. Außerdem können Sie sich vorstellen: Je mehr man beim Bohren wegschleift, desto höher ist das Risiko, den Zahnnerv zu erreichen (siehe Kapitel »*Eine Wurzelbehandlung?*«).

Als ich noch studiert habe, musste gnadenlos gebohrt werden, bis das aufgelöste Zahnbein entfernt war und man gesundes Zahnbein erreicht hatte – dies wurde dann vom zuständigen Oberarzt mit einer spitzen Sonde kontrolliert. Und wenn das dann nicht so schön spitz geklirrt hat, ja, genauso wie die Kreide an der Tafel, dann musste man weiterbohren.

Das sieht heute ein wenig anders aus. Eine Expertenkommission hat 2017 empfohlen, dass der Schutz des Zahnnervs das höchste Ziel bei der Kariesbehandlung ist. Bevor man also dem Zahnnerv zu nahe kommt, darf man ruhig etwas durch Karies angelöstes Zahnbein zurücklassen. Erstens kommt eine dichte Füllung auf den Zahn und zweitens schafft Ihr Immunsystem die kleine Menge an Bakterien jetzt locker. Dies bestätigen auch internationale Übersichtsarbeiten aus dem Jahre 2020.

Karies muss leider immer noch durch Bohren entfernt werden. Der uralte Kinderspruch stimmt also immer noch: »Mami, er hat gar nicht gebohrt!« Zwar bohrt man nicht mehr so forsch, wie ich es an der Universität gelernt habe, aber große Revolutionen gibt es in diesem Bereich nicht.

Karies liegt meist zwischen den Zähnen. Um die zu finden, macht Ihr Zahnarzt oft eine Röntgenaufnahme. Das ist sinnvoll, und die Strahlenbelastung unerheblich. Bei kleinen Löchern sollte Ihr Zahnarzt auch kleine Bohrer verwenden und sich vielleicht sogar verrenken, wenn er die Karies entfernt. Es ist auch völlig okay, wenn Ihr Zahnarzt danach zu Ihnen sagt, er habe ein wenig weiches Zahnbein belassen, um den Zahnnerv zu schützen – das ist viel besser, als den Zahnnerv kaputt zu bohren.

PATIENTENTIPP

Bitte kein Amalgam …

Ich habe in meiner ganzen Karriere als Zahnarzt (das sind jetzt schon 20 Jahre) eine einzige Amalgamzahnfüllung gelegt, und das war im Studium. Handwerklich macht das richtig Spaß, denn das silbrig-graue Material knirscht so schön, wenn es bearbeitet wird.

Amalgam war eine ganze Zeit lang das Material der Wahl für Zahnfüllungen. Vielleicht haben Sie noch ein paar silbrig-graue Amalgamfüllungen im Mund. Amalgam – das Wort sagt es schon – ist eine Mischung aus verschiedenen Metallen, die halb flüssig in den Zahn gebracht wird und dort aushärtet. Irgendwann wurde auch unter Patienten bekannt, dass in Amalgam Quecksilber enthalten ist. Und Quecksilber ist giftig. Da heute viel stärker auf die Gesundheit geachtet wird, ist Quecksilber im Mund so ziemlich das Letzte, was man haben möchte.

Interessanterweise wissen wir aus einer Vielzahl von Forschungsarbeiten zu diesem Thema, dass dahinter eher ein subjektives Gefühl steckt. Denn für den Körper ist die Quecksilberbelastung durch den Konsum frischen Fisches und durch Amalgamfüllungen in etwa gleich hoch. Trotz der immer wieder aufkommenden Diskussion über angebliche Gefährdungen des Patienten durch Amalgam weist das Bundesamt für Arzneimittel nach wie vor darauf hin, dass »kein begründeter Verdacht dafür [besteht], dass ordnungsgemäß gelegte Amalgamfüllungen negative Auswirkungen auf die Gesundheit des zahnärztlichen Patienten haben«. Aber klar, einen schlechten Ruf kriegt man nicht so schnell weg und auch ich persönlich würde mich heute nicht mehr für eine Amalgamfüllung entscheiden. Auch aus Umweltschutzgründen wurde 2018 EU-weit der Amalgam-Verbrauch reduziert. So darf seit 2018 bei Patienten unter 15 Jahren, Schwangeren und Stillenden Amalgam nur noch in medizinischen Ausnahmefällen verwendet werden.

Es gibt aber noch einen zweiten medizinischeren Grund, warum Amalgam heute seltener verwendet wird: die Entwicklung der Kunststofffüllungen. Kunststoffe gibt es schon lange, bei der Anwendung im Mund war jedoch immer das Problem, dass die beim Einbringen in den Zahn flüssigen Kunststoffe beim Aushärten stark schrumpfen, was zu Spalten zwischen Zahn und Füllung führte – das ist natürlich der absolute Super-GAU. Eine Füllung, die genau an den wichtigsten Stellen undicht ist.

Dann kam eine der großen Innovationen in der Zahnheilkunde (neben den Zahnimplantaten): Ein schlauer Forscher hat entdeckt, dass sich, wenn man den Zahn anätzt, ein mikroskopisch kleines Relief aus Bergen und Tälern bildet – und genau da hinein kann der Kunststoff laufen und sich während der Aushärtung festhalten. Kunststoff schrumpft natürlich trotzdem, aber durch die Ätzung eben nicht mehr an diesen neuralgischen Punkten. Zusätzlich wurden die Kunststoffe und die Einbringungstechnik stark verbessert, sodass die Schrumpfung heute ziemlich gering ist.

Aber: Sie haben ja selber schon einmal etwas zusammengeklebt. Was ist das Schlechteste beim Kleben? Genau, wenn es feucht und nass wird. Hmm, aber ist das nicht genau in der Mundhöhle so? Deswegen muss für eine Kunststofffüllung jegliche Flüssigkeit eliminiert werden. Das geschieht mit einem Gummituch, das über den Zahn gespannt wird – das Gummituch nennt sich Kofferdam und hat mit einem Staudamm aus Koffern nichts zu tun. Dieser Kofferdam ist bei Patienten nicht wirklich beliebt – man fühlt sich ein bisschen wie Hannibal Lecter oder bei der versteckten Kamera, aber gerade im Backenzahnbereich ist es unerlässlich, um eine lang haltende Zahnfüllung herzustellen.

Alles andere, was ich Ihnen noch erklären könnte, ist ziemlich technisch und spielt für Sie als Patient eigentlich keine Rolle – dass zuerst dünnflüssiges Kunststoffmaterial angewendet wird und dann der etwas härtere Kunststoff scheibchenweise eingebracht werden soll. Oder wie man die Begrenzung zum benachbarten Zahn hinbekommt, durch den die Zahnseide immer so schön durchklickt – ach, halt, Zahnseide brauchen Sie ja gar nicht mehr.

Allerdings ist dieser Kontakt zum Nachbarzahn ein Punkt, den Sie selber gut kontrollieren können und der ein Qualitätskriterium für eine gute Zahnfüllung ist. Probieren Sie einmal mit der Zahnseide aus, ob zwischen den Zähnen immer noch das gleiche klackende Geräusch entsteht. Ist der Kontakt offen oder spleißt sich die Zahnseide auf, stimmt irgendetwas nicht und es sollte nachgebessert werden. Ist doch eine gute Möglichkeit, die von nun an überflüssige Zahnseide aufzubrauchen, oder?

Kunststofffüllungen sind heutzutage Standard zur Behandlung von Karies. Zwei Aspekte sind ein Qualitätsmerkmal für eine langlebige Füllung. Erstens sollte die Füllung am besten unter einem Gummituch gelegt werden und zweitens sollte nach der Füllung die Zahnseide genauso schön klacken wie an den Nachbarzähnen.

PATIENTENTIPP

Kunststofffüllungen sind die Regelversorgung der gesetzlichen Krankenkassen bis zum Eckzahn und für den Patienten zuzahlungsfrei. Ab dem Eckzahn zahlt die gesetzliche Krankenkasse eigentlich nur Amalgam. Mittlerweile bieten jedoch kaum Zahnärzte überhaupt noch Amalgam an. In der Regel werden Sie bei allen Zähnen eine private Zuzahlung zu Kunststofffüllungen haben. Sie haben aber auch das Recht auf eine zuzahlungsfreie Zahnfüllung – die darf Ihnen nicht verwehrt werden. Dies sind dann aber meist Füllungsmaterialien minderer Qualität (z. B. Zahnzemente), die eher für eine Zwischenlösung für eine kürzere oder mittlere Zeit geeignet sind. Bei Milchzähnen, Kindern unter 15 Jahren sowie schwangeren und stillenden Patienten zahlt die gesetzliche Krankenkasse auch im Seitenzahnbereich eine Kunststofffüllung.
Private Kostenträger übernehmen Kunststofffüllungen unabhängig von der Lokalisation des Zahnes.

KOSTENCHECK

Karies behandeln ohne Bohren …

Das hatten wir doch oben schon: Karies behandeln ohne Bohren geht zwar, ist ziemlich langsam und ein bisschen gebohrt werden muss am Ende trotzdem.

Es gibt allerdings noch eine weitere Möglichkeit – die sogenannte Kariesinfiltration. Die Idee dahinter ist, über ein hoch potentes Ätzgel besseren Zugang zu der eigentlichen Kariesstelle zu bekommen.

Das Problem ist jedoch häufig die Lage der Kariesstelle: Meistens befindet sie sich genau zwischen den Zähnen. Dazu müssen die Zähne durch einen Holzkeil etwas auseinandergedrückt und ein flüssiger Kunststoff in den vorgeätzten Zahnschmelz eingespritzt werden, der dann aushärtet.

Klingt super, funktioniert aber nur bei kleinen Karieslöchern.

Bei kleinen Kariesstellen macht es Sinn, Ihren Zahnarzt nach »Kariesinfiltration« zu fragen. Das Spektrum ist zwar klein, aber solche Kariesstellen gibt es z. B. bei jüngeren Zähnen noch relativ häufig. Allerdings werden diese Stellen nur durch diagnostische Röntgenaufnahmen rechtzeitig gefunden. Diese Röntgenaufnahmen sind gerade bei Jugendlichen daher sehr sinnvoll. Fragen Sie nach »Bissflügel-Röntgenaufnahmen«. Fragen Sie auch nach Kariesinfiltration, wenn Sie weiße Flecken auf den Zähnen haben (z. B. nach einer festen Zahnspange).

PATIENTENTIPP

Das Verfahren der Kariesinfiltration ist ideal, wenn sich noch kein richtiges Loch im Zahnschmelz gebildet hat, sondern der Zahnschmelz nur porös ist. Das herauszufinden ist wiederum nicht ganz einfach, denn der Bereich liegt ja meistens zwischen den Zähnen. Sie sehen also, eine tolle Technik gerade für beginnende Kariesstellen. Aber je größer die Kariesstelle, desto schwieriger wird es, und wenn ein komplettes Loch im Schmelzmantel ist, funktioniert diese Behandlung nicht. Gerade in letzter Zeit wurde diese Technik auch auf weißliche Zahnverfärbungen, z. B. nach Kieferorthopädie oder bei einer MIH-Erkrankung (siehe Kapitel *»Milchzähne – egal, weil sowieso bald weg?«*) ausgeweitet. In diesen Situationen ist die Kariesinfiltration ideal, denn der Zugang auf der Außenfläche eines Zahnes ist sehr gut und es muss nichts vom Zahn weggeschliffen werden.

Die Kariesinfiltration gehört aktuell noch nicht zum Leistungskatalog der gesetzlichen und privaten Krankenkassen. Diese schonende Behandlung müssen Sie bis jetzt selbst bezahlen. Manche Krankenkassen bezuschussen sie aber – informieren Sie sich mit einem Kostenvoranschlag Ihres Zahnarztes bei Ihrer Krankenkasse!

KOSTENCHECK

Ich war beim Zahnarzt und plötzlich habe ich Zahnschmerzen …

Meistens ist es andersherum – so habe ich es zumindest oft erlebt. Wenn Patienten zu mir kommen, dann hat sich durch Eintreten in die Praxis das Problem ganz plötzlich erledigt. Scheinbar umgibt uns Ärzte doch eine gewisse heilende Aura.

Nein, Spaß beiseite, es gibt wirklich einige interessante wissenschaftliche Untersuchungen zum Thema Schmerzen und Arzt/Zahnarzt. Jeder kennt wohl den Placebo-Effekt, dass Patienten eine wirkungslose Pille nehmen und sich trotzdem besser fühlen. Am schönsten ist aber der sogenannte Hawthorne-Effekt. Das ist ein Phänomen, bei dem sich das Krankheitsbild von alleine bessert, nur weil man an einer wissenschaftlichen Studie teilnimmt. Praktisch, oder?

Mir geht es in diesem Kapitel um etwas anderes, denn ich kann ja nicht jedem Patienten sagen, dass ich gerade eine wissenschaftliche Studie durchführe.

Es geht mir um den Fall, dass bei Ihnen eine Zahnfüllung gemacht wurde, an einem Zahn, der Ihnen gar nicht wehgetan hat. Das ist meistens so – eine Füllung an einem Zahn, der schon schmerzhaft ist, wird meistens in einer Wurzelkanalbehandlung enden.

Nun gibt es eben den Fall, dass der gerade erst gefüllte Zahn beim Beißen plötzlich wehtut und auch ziemlich kälteempfindlich ist. Vielleicht hat Sie Ihr Zahnarzt schon vorgewarnt. Wenn die Füllung ziemlich tief im Zahn ist und relativ nah an den Zahnnerv herangeht, kann es manchmal sein, dass sich der Zahnnerv in der Folge entzündet. Dann muss eine Wurzelkanalbehandlung gemacht werden. Meistens verändern sich die Beschwerden dann aber von einem ziehenden hin zu einem pochenden Schmerz.

Anders ist es aber, wenn Sie auf dem Zahn nicht mehr kauen können. Sobald etwas auf den Zahn kommt, fühlt es sich wie ein Stich im Kiefer an. Entweder ist die Füllung noch etwas zu hoch oder es sind sogenannte postoperative Hypersensitivitäten. Die zu hohe Füllung ist einfach zu beheben, denn hier muss nur etwas abgeschliffen werden. Bei den postoperativen Hypersensitivitäten liegt das an den Schrumpfungen des Kunststoffs, durch die sich ein kleiner Spalt gebildet hat, der die Reize in den Zahn lenkt.

Das kann passieren und da kann auch niemand etwas dafür. Meistens müssen dann Teile der Kunststofffüllung neu gemacht und der Zahn nochmals versiegelt werden.

Wenn Sie nach einer Zahnfüllung nicht auf dem Zahn beißen können, ist das für ein paar Tage okay. Wenn aber nach einer Woche der Zahn immer noch wehtut, dann stimmt etwas nicht. Bleibt der Schmerz immer gleich und fühlt sich wie ein kleiner Blitzschlag an, dann stimmt etwas an der Abdichtung der Füllung nicht. Verändert sich der Schmerz hin zum pumpenden Schmerz, dann muss wahrscheinlich eine Wurzelkanalbehandlung gemacht werden.

PATIENTENTIPP

Muss ich eine Füllung bezahlen, die wehtut oder nach ein paar Wochen erneuert wird? Die Rechtslage ist etwas unklar, denn eigentlich gilt zwischen Patient und Arzt der Dienstvertrag, der bedeutet, dass ein Arzt einem Patienten eine ordnungsgemäße Behandlung schuldet – man spricht von »lege artis«, »nach den Regeln der Kunst« –, aber keinen Behandlungserfolg. Für Behandlungen, die über die gesetzliche Krankenkasse abgerechnet werden, gilt aber auch das Sozialgesetzbuch, nach dem eine zweijährige Gewährleistung für Füllungen und Zahnersatz gewährt werden muss. Sprechen Sie mit Ihrem Zahnarzt, möglicherweise erneuert er die Füllung auf Kulanz.

KOSTENCHECK

Das Kariesloch ist zu groß für eine Füllung – ein kleiner Krater …

Sie kennen sicher die berühmten Holzfässer, in denen Wein oder Whiskey lagert und reift. Diese Fässer bestehen aus dünnen Holzbrettern, die aber rundherum noch mit einer Metallspange geschützt sind. Jetzt fragen Sie sich sicher, was das denn mit Zähnen zu tun hat, oder?

Stellen Sie sich einmal einen richtig ausgehöhlten Zahn vor, bei dem praktisch nur noch die Wände stehen – so ähnlich wie bei einem leeren Holzfass. Wenn man jetzt in dieses große Loch einfach nur eine Füllung hineinsetzen würde und keinen Metallreifen rundherum, dann ist die Gefahr schon ziemlich groß, dass dieser Zahn eines Tages bei einer blöden Kaubewegung komplett auseinanderbricht. Denn über die Jahre kann die Klebung des Kunststoffes zum Zahn nachlassen und die verbliebenen Zahnanteile werden nicht mehr so gut gestützt wie am Anfang. Das wäre mehr als ärgerlich, denn dieser Zahn muss dann meistens gezogen werden.

Daher empfiehlt sich bei großen Löchern neben der Auffüllung des Kariesloches die Überkappung des Zahnes und seiner restlichen Zahnwände.

Was bedeutet das denn nun? Die Überkappung ist nichts anderes als das Metallband um das Weinfass. Keine Angst, beim Zahn muss das nicht unbedingt Metall sein, das könnte auch Keramik sein, nur geschützt werden muss ein stark ausgehöhlter Zahn in jedem Fall.

In solchen Situationen bietet sich also eine sogenannte indirekte Arbeit aus dem zahntechnischen Labor an – das bedeutet, es wird ein Abdruck gemacht und der Zahntechniker fertigt die »Füllung« an einem Gipsmodell an. Die Grenze, bis wann noch eine »direkte« Füllung möglich und ab wann eine zahntechnische Arbeit nötig ist, stellt jeder Zahnarzt für sich selber fest. Denn manche Zahnärzte haben mehr Erfahrungen mit den direkten Füllungen und manche vertrauen mehr auf die zahntechnischen Arbeiten. Prinzipiell muss man aber schon sagen, dass eine indirekte Arbeit aus dem zahntechnischen Labor sinnvoll ist, wenn die äußeren Begrenzungen des Zahnes miteinbezogen werden, z. B. die Zahnhöcker (ähnlich wie beim Whiskeyfass). Man nennt dies dann eine Teilkrone oder Onlay – also eine auf die Kaufläche »gelegte« Konstruktion. Ein Inlay dagegen ist eine im Labor hergestellte Füllung. Dies war früher sinnvoll, denn ab einer bestimmten Größe der im Mund hergestellten Kunststofffüllungen sank die Qualität und die Dichtigkeit. Dies ist bei den modernen Kunststoffmaterialien und Arbeitsabläufen heute eher nicht mehr der Fall, sodass Inlays eher selten zur Anwendung kommen sollten.

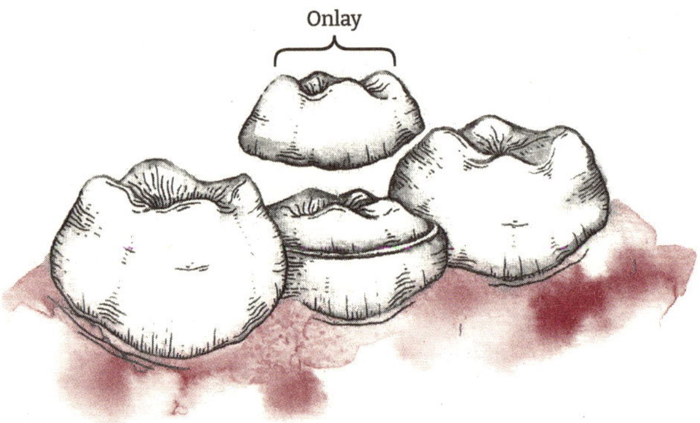

Bei Teilkronen oder Onlays ist meistens nur das Problem, dass diese Technik aufwendiger – und auch teurer – wird, denn es muss ein Abdruck gemacht, ein Provisorium hergestellt und ein extra Termin zum Einsetzen ausgemacht werden. Aber es lohnt sich, denn die Untersuchungen zeigen, dass die Arbeiten aus dem zahntechnischen Labor im Vergleich zur direkten Technik langlebiger sind – vor allem bei größeren Defekten.

Wenn Ihr Zahnarzt meint, dass das Loch zu groß für eine Kunststofffüllung ist, dann ist das meist eine gute Empfehlung. Das ist dann zwar mehr Aufwand und teurer, lohnt sich aber langfristig schon. Welches Material Sie wählen sollten, besprechen wir gleich.

Nicht alles geht mit Kunststoff und ab einer bestimmten Größe des Kariesloches sollte man eine zahntechnische Arbeit aus dem Labor in Anspruch nehmen. Man bezeichnet das als Teilkrone oder Onlay – also eine Arbeit, die oben auf den Zahn gelegt ist. Inlays sind mittlerweile eigentlich nicht mehr Stand der Dinge.

PATIENTENTIPP

Teilkronen oder Onlays gehören zum Leistungskatalog der gesetzlichen und privaten Krankenversicherungen. Die gesetzliche Krankenkasse übernimmt auf Antrag Teile der Behandlungskosten für eine Teilkrone. Ihren Eigenanteil können Sie auf dem von der Krankenkasse genehmigten Antrag ablesen, bevor Sie sich entscheiden. Private Krankenversicherungen übernehmen 40 bis 100 % der Behandlungskosten, abhängig von Ihrem Vertrag.

KOSTENCHECK

Mein Zahnarzt will mich vergolden …

Ich weiß, woran Sie nun denken: den Rapper mit dem vorderen Goldzahn. Und ob Sie es glauben oder nicht, ich habe in meiner zahnärztlichen Karriere wirklich einmal einen komplett goldenen Frontzahn für einen Patienten herstellen lassen und eingesetzt. Der Patient war natürlich aus dem künstlerischen Bereich.

Geschmack ist verschieden und es spricht medizinisch nichts gegen eine sogenannte »Vollgusskrone«. Kosmetisch in den meisten gesellschaftlichen Kreisen nicht unbedingt akzeptiert, in manchem Kontext aber ein Statussymbol.

Natürlich möchte ich Ihnen keine Goldkrone an den Frontzähnen empfehlen. Aber wenn Sie ein »Onlay« an einem Seitenzahn brauchen, stellt sich natürlich schon die Frage, welches Material Sie wählen sollten. Eigentlich gibt es nur zwei Möglichkeiten: Keramik oder Gold.

Vielleicht werden Sie den Kopf schütteln und sich fragen, ob das Buch wirklich aus dem Jahre 2022 ist. Gold als Zahnmaterial? Im Jahre 2022? Das Einzige, was ich Ihnen dazu sagen kann, ist, dass die beste Langzeitdokumentation im Seitenzahnbereich für Goldonlays besteht – Keramik kommt da bei Weitem nicht hin. Das liegt daran, dass Gold ein relativ biegsames, weiches Material ist. Keramik ist sehr spröde und muss auch noch sehr aufwendig direkt mit dem Zahn verklebt werden.

Ich habe vor ein paar Jahren die Zahnarztpraxis meines Vaters übernommen, der fast 40 Jahre in dieser Praxis gearbeitet hat. Er war ein Zahnarzt »alter Schule« und diskutierte nicht lange mit den Patienten: Ab einer bestimmten Größe des Loches im Zahn gab es Goldonlays – ohne Widerrede. Wenn ich mir heute die Patienten ansehe, sehe ich wenige Goldonlays, die nicht mindestens 20 Jahre gehalten haben – manche sogar 40 Jahre!

Die Entscheidung liegt natürlich bei Ihnen und für die weiter vorne liegenden Zähne gibt es sicher auch keine Diskussion mehr, dass Keramik das besser geeignete Material ist. Aber den hintersten Backenzahn sieht kein Mensch. Und wie hat eine Patientin in meiner Zeit in den USA einmal zu mir gesagt, als ich meinte, dass man ein kleines Eckchen Gold am Backenzahn vielleicht sehen könnte: »Wenn mir jemand so nahe kommt, dann hoffe ich, dass er die Augen beim Küssen schließt.«

Keramik oder Gold bei zahntechnischen Arbeiten? Für viele Zahnärzte und Patienten gar keine Diskussion mehr. Sie bieten Gold überhaupt nicht an. Klar ist aber schon: Die Langzeitprognose für Gold ist besser als die von Keramik. Und an den hinteren beiden Backenzähnen sieht das niemand.

PATIENTENTIPP

Keramik- oder Goldteilkronen werden von der gesetzlichen Krankenkasse bezuschusst. Da Keramik aufwendiger einzusetzen ist, ist die Versorgung mit Keramikonlays etwas teurer. Gold ist zwar als Material teurer, aber einfacher herzustellen und einzusetzen. Ihren Eigenanteil können Sie am genehmigten Heil- und Kostenplan ablesen. Private Krankenkassen übernehmen die Behandlungskosten entsprechend der Vertragsbedingungen für Zahnersatz – auch hier schafft ein Kostenvoranschlag im Vorfeld Klarheit.

KOSTENCHECK

Do-it-yourself-Teilkrone – mein Zahnarzt macht die Zahntechnik selbst

Es war immer der Traum von Zahnärzten und Patienten, dass man keinen Abdruck mehr machen muss, kein Provisorium einsetzen muss, das ständig herausfällt, und keinen zweiten Termin zum Einsetzen braucht. Dadurch wird alles schneller, komfortabler und günstiger. Seitdem die Technologie so weit war, dass man aus vorgefertigten Keramikblöcken die Teilkrone am Zahnarztstuhl herausfräsen konnte, gab es Geräte für diese Anwendung. Und ob Sie es glauben oder nicht, diese Geräte gibt es mittlerweile seit 1985!

Daher ist die wissenschaftliche Datenlage zu diesen selbst gemachten zahntechnischen Arbeiten mittlerweile sehr gut und technisch haben sich viele Verbesserungen ergeben.

Heute spricht überhaupt nichts dagegen, in der Zahnarztpraxis so eine Fräsmaschine zu betreiben und die Konstruktionen direkt am Zahnarztstuhl herzustellen. Die Passung ist komplett vergleichbar mit den Konstruktionen vom Zahntechniker.

Wenn das alles so toll ist, fragt man sich nur, warum das nicht jeder so macht. Das hat mit der persönlichen Behandlungsphilosophie des Zahnarztes zu tun. Denn wenn ein Zahnarzt viele Goldteilkronen macht, lohnt sich die Investition in diese Maschine nicht, denn Goldrestaurationen werden immer noch ausschließlich vom Zahntechniker gegossen. Auch wenn ein Zahnarzt Teilkronen nur in wirklich schwierigen Situationen herstellt und ansonsten alles mit Kunststofffüllungen löst, ist die Fräsmaschine nicht das Richtige. Wenn man die Krone oder das Onlay direkt am Zahnarztstuhl herstellen lässt, fallen jedoch die vielen schönen Patientengeschichten zum Thema Provisorium weg. Zum Beispiel die meines Schwiegervaters, bei dem ich vor vielen Jahren einen Backenzahn für ein Goldonlay vorbereitet und den Zahn mit einem Provisorium versorgt habe. Die zahntechnische Arbeit war nach zwei Wochen fertig, aber ist bis zum heutigen Tag noch nicht eingesetzt, da er mit dem Provisorium so gut zurechtkommt und ein Verfechter des Spruches »Never change a running system« ist. Leider habe ich bis heute keinen anderen Patienten gefunden, bei dem das fertige Goldonlay auch passen würde …

Die Fräsmaschine aus den 80er-Jahren heißt bis heute »CEREC«. Natürlich gibt es heutzutage viele andere Fräsmaschinen, aber *CEREC* war nun mal die erste und jeder Zahnarzt versteht es, wenn Sie ihn fragen, ob er eine »CEREC-Krone« machen kann. Wenn Ihr Zahnarzt Ihnen eine Krone oder eine Teilkrone anbietet, die er direkt am Zahnarztstuhl herstellen kann, super!

Wenn nicht, spielt das auch keine große Rolle. Dann warten Sie einfach ein bis zwei Wochen, bis die zahntechnische Arbeit fertig ist – und manche sagen bis heute, dass die ästhetische Gestaltung bei den Zahntechnikerarbeiten immer noch etwas besser ist. Aber wir reden ja hier über Backenzähne.

Direkt am Zahnarztstuhl gefräste Zahnkronen sind top und wissenschaftlich sehr gut untersucht. Für die Langzeitprognose spielt es kaum eine Rolle, ob auf diesem Weg oder durch den Zahntechniker. Wenn Ihr Zahnarzt so eine Fräsmaschine hat, super, denn Sie sparen sich einen zweiten Termin und ein paar Euro an Kosten.

PATIENTENTIPP

Für direkt am Zahnarztstuhl hergestellte Teilkronen oder -Onlays gelten die gleichen Bedingungen wie für normale Keramikteilkronen. Da aber ein zweiter Termin wegfällt und kein Provisorium erstellt werden muss, sind die Kosten etwas niedriger. Vorsicht: Bei Inlays wird nur ein geringer Zuschuss von der Krankenkasse bewilligt, da Inlays nicht Teil des Leistungskataloges der gesetzlichen Krankenversicherungen sind. Fragen Sie hier im Vorfeld genau nach, ob es sich um Inlays oder Onlays (Teilkronen) handelt. Private Kostenträger übernehmen entsprechend den Vertragsbedingungen für Zahnersatz.

KOSTENCHECK

5.

EINE WURZELBEHANDLUNG?

DA KRIEGE ICH LIEBER NOCHMAL ZWEI KINDER!

»Bitte keine Wurzelbehandlung – da ist Kinderkriegen ja angenehmer!« Das habe ich genau in dieser Form schon einige Male von Patienten gehört. Es stimmt schon, Wurzelbehandlungen haben keinen guten Ruf.

Liegt das vielleicht an den vielen Sprüchen, die es dazu gibt, z. B.: »Da hast du den Nerv getroffen« oder »Bei mir liegen die Nerven blank«? Oder vielleicht an der Dauer der Behandlung? Sogar absolute Wurzelbehandlungsprofis (und es gibt wirklich spezialisierte Zahnärzte, die den ganzen Tag nichts anderes machen als Wurzelbehandlungen) brauchen für einen Backenzahn mindestens zwei Sitzungen mit je einer Stunde. Oder ist einfach die Vorstellung furchtbar, dass jemand mit einer Nadel im Zahn herumbohrt und den Nerv aus dem Zahn herauszieht? Früher gab es noch Zahnärzte, die dem Patienten triumphierend den blutigen Zahnnerv wie eine Trophäe präsentiert haben.

Ich kann mir schon denken, dass ich es jetzt gerade nicht geschafft habe, das Image der Wurzelbehandlung aufzubessern. Wenn Sie aber heute eine Wurzelbehandlung benötigen, dann steht es Spitz auf Knopf für Ihren Zahn: Denn meistens hatte er dann eine tiefe Zahnkaries oder eine große Entzündung. Und wenn die Wurzelbehandlung ordentlich gemacht wurde (ja, leider zweimal je ein bis zwei Stunden an einem Backenzahn), dann hat Ihr Zahn beinahe die gleiche Prognose wie ein gesunder Zahn.

Es gibt viele wissenschaftliche Langzeitstudien, die zeigen, dass Zähne mit Wurzelbehandlungen annähernd die gleiche Prognose haben können wie ein völlig gesunder Zahn – und das muss man in der Medizin einmal schaffen. Ein Orthopäde, der bei Ihnen gerade eine Bandscheiben-OP durchgeführt hat, wird Ihnen eher nicht sagen, dass jetzt wieder alles wie vorher ist.

Ja, es ist ärgerlich und nervig, wenn man eine Wurzelbehandlung benötigt, aber die Alternative wäre, den Zahn zu ziehen. Dann brauchen Sie entweder eine Brücke oder ein Zahnimplantat. Und glauben Sie mir, das ist nicht weniger nervig und behandlungsintensiv – und meistens deutlich teurer und schmerzhafter!

Vielleicht haben Sie jetzt die Tendenz, lieber einmal zu schauen, was in den anderen Kapiteln steht – und ich verstehe jeden, der dieses Kapitel überspringt. Wenn es Sie aber gerade betrifft, dann würde ich Ihnen gerne ein paar Tipps geben, um die Behandlung vielleicht etwas erträglicher zu machen und um zu wissen, worauf es ankommt.

Warum denn überhaupt Wurzelbehandlung – was wird denn da gemacht?

Ich habe das als Zahnmedizinstudent auch nie wirklich verstanden – Wurzelbehandlung oder Wurzelkanalbehandlung (beides bezeichnet das Gleiche). Der Wurzelkanal oder die Wurzel wird doch nicht behandelt, sondern eher die Entzündung, die sich im Wurzelkanal oder an der Wurzelspitze gebildet hat. Eine normale Zahnfüllung nennt man ja auch nicht Zahnschmelzbehandlung. Um das nochmal klarzustellen, eine Wurzelbehandlung bedeutet, dass der Hohlraum, in dem der Zahnnerv liegt, mit einer Füllung versehen wird. Damit ist aber immer noch nicht klar, warum das nötig werden kann.

Gehen wir nochmal zurück in den Hörsaal und wälzen die Anatomiebücher. Ein Zahn besteht im Kern aus dem Zahnbein. Über dem Zahnfleisch bedeckt der Zahnschmelz das Zahnbein und unter dem Zahnfleisch überdeckt der Wurzelzement das

Zahnbein. In der Mitte des Zahnbeins verlaufen der Zahnnerv und Blutgefäße. Letztere versorgen das Zahnbein, welches das einzige Gewebe am Zahn ist, das sich in gewissem Rahmen regenerieren kann.

Und dieser arme Zahnnerv und seine Blutgefäße sollen bei einer Wurzelbehandlung gemeuchelt werden? Sie werden mir jetzt entgegnen, dass man doch nicht einfach den Zahnnerv und seine Blutgefäße wegnehmen kann. Ich kann ja auch nicht einfach die Gefäße an meinem Zeigefinger abbinden – das überlebt mein Zeigefinger nicht.

Nun, der Zahn ist ein spezielles Organ – das hatten wir ja schon öfter. Eigentlich ist der Zahn kein Organ, das groß von der Durchblutung des Zahnnervs abhängt. Denn sobald der Zahn in der Kindheit in der Mundhöhle aufgetaucht ist, verändert sich in und an ihm nur noch wenig. Ob Sie es jetzt glauben oder nicht: Ob der Nerv und die Blutgefäße im Inneren des Zahnes noch da sind oder nicht, spielt für den Zahn keine große Rolle – das wissen wir ziemlich genau. Keine Angst, wenn Ihr Zahn eine Wurzelbehandlung benötigt, ist er jetzt nicht plötzlich tot und fällt in den nächsten Wochen aus.

Vielleicht gehen wir nochmal einen Schritt weiter zurück. Warum kann sich denn überhaupt eine Entzündung im Wurzelkanal bilden? Alles ist wieder durch fiese Bakterien zu erklären. Stellen Sie sich vor, ein Zahn hat eine Karies, die eine ideale Nische für Bakterien ist. Diese Bakterien bilden Säure und lösen den Zahn weiter auf. Durch die Nische vermehren sich die Bakterien, das Kariesloch wird größer und kommt in die Nähe des Zahnnervs. Der Zahnnerv und seine Blutgefäße würden nun gerne mit einer Entzündung zum Bekämpfen der Bakterien reagieren, aber sie haben ein kleines Problem.

Was passiert denn normalerweise, wenn Sie irgendwo eine Entzündung haben? Richtig, Sie bekommen eine Schwellung – denken Sie z. B. an einen Pickel auf der Haut. Diese Schwellung ist die Reaktion Ihres Immunsystems, um Bakterien loszuwerden. Die Schwellung besteht also gar nicht aus Bakterien, sondern aus Ihren Abwehrzellen.

Eine Schwellung würde das Immunsystem im Zahnnerv auch gerne ausbilden, aber das geht eben nicht, weil es im Wurzelkanal zu schmal ist. Ihr Immunsystem im Zahn tut, was es kann, aber was macht eine Armee, wenn der Feind übermächtig ist? Genau, Kommando zurück. Das passiert im Zahn auch, bis die Spitze der Zahnwurzel tief unten im Knochen erreicht ist. Dort schafft es der Körper dann zwar, die Bakterien aufzuhalten, aber ganz los wird er sie nicht, weil ständig neue durch das Kariesloch nachkommen können. Das ist so ähnlich wie bei starkem Schneefall. Sie können zwar den Fußweg vor Ihrem Haus freiräumen, aber wenn es weiter schneit, dann schaut es nach einer Stunde wieder genauso aus.

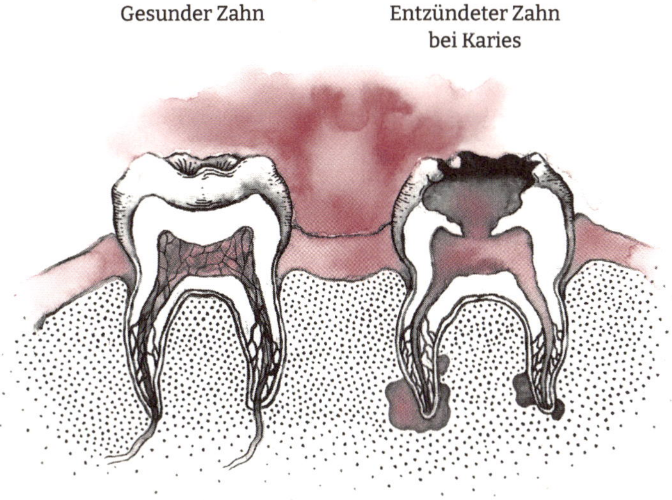

Die richtige Behandlung wäre jetzt also, den Zugang für Bakterien (Kariesloch) zu entfernen und den Hohlraum (Wurzelkanal) abzudichten – also eine Wurzelbehandlung. Meistens verschwindet die Entzündung an der Wurzelspitze dann von selbst – so ähnlich wie beim Pickel, wenn er ausgedrückt wurde.

Klingt nicht wirklich schwierig, aber wenn man sich z. B. die vier Wurzelkanäle eines Backenzahnes ansieht, schaut das aus wie eine kurvige Landstraße mit kleinen Feldwegen, die immer mal wieder abzweigen. Alle Hohlräume müssen versiegelt und aufgefüllt werden, sonst können sich dort Bakterien ansammeln und wieder eine Entzündung lostreten.

Woran merke ich, dass ich möglicherweise eine Wurzelbehandlung benötige? Eine Wurzelbehandlung muss meistens gemacht werden, wenn Sie an einem Zahn starke Schmerzen entwickeln und der Zahn auch beim Zubeißen wehtut. Selten gibt es den Fall, dass Sie trotz einer tiefen Karies gar nichts bemerken. Wenn Ihr Zahnarzt an der Wurzelspitze aber eine Entzündung entdeckt, wird ebenfalls eine Wurzelbehandlung nötig. Außerdem gibt es noch Situationen, bei denen sich an einem Zahn mit Vorgeschichte der Zahnnerv und die Blutgefäße von selbst zurückgezogen haben und der leere Wurzelkanal zurückbleibt. Dann hören Sie Ihren Zahnarzt manchmal murmeln: »Der Zahn ist abgestorben.«

Ihr Zahnarzt wird in der Regel immer einen Kältetest am Zahn durchführen. Das ist dann das klassische ziehende Gefühl, wenn man zu schnell in ein Speiseeis gebissen hat. Wenn dieses Gefühl nicht mehr da ist, muss meistens eine Wurzelbehandlung durchgeführt werden. Also ab zur nächsten Eisdiele, um bei einem großen Amarena-Becher die Vitalität Ihrer Zähne zu überprüfen.

Eine Wurzelbehandlung kann verschiedene Ursachen haben. In manchen Fällen haben sich der Zahnnerv und die Blutgefäße aus dem Wurzelkanal zurückgezogen. Wenn Sie vielleicht schon einmal testen wollen, ob eine Wurzelbehandlung an einem schmerzenden Zahn nötig sein könnte, halten Sie einen Eiswürfel an den betreffenden Zahn – wenn es nicht zieht, dann ist die Chance hoch, dass sich der Zahnnerv zurückgezogen hat.

PATIENTENTIPP

Wurzelbehandlungen sind Teil des Leistungskataloges der gesetzlichen und privaten Krankenkassen. Allerdings gibt es Einschränkungen der gesetzlichen Krankenkassen – z. B. wenn die Wurzeln extrem gekrümmt sind, die Entzündung des Zahnes sehr stark ist oder es nicht wirtschaftlich ist, diesen Zahn zu erhalten. Dann bezahlt die gesetzliche Krankenkasse nur die Entfernung des Zahnes. Prinzipiell ist auch in diesen Situationen ein Erhalt des Zahnes mittels Wurzelbehandlung möglich, jedoch müssen Sie dann die komplette Behandlung selbst bezahlen. Aber auch bei »einfacheren« Fällen werden Sie bei Wurzelbehandlungen eine private Zuzahlung haben, denn das erhöht die Qualität der Behandlung und auch die Prognose. Fragen Sie auch gleich nach, ob noch weitere Kosten entstehen – z. B. bei der Versorgung des Zahnes mit Zahnersatz nach der Wurzelbehandlung. Private Krankenkassen übernehmen je nach Tarif die ganze Behandlung.

KOSTENCHECK

Kann jeder Zahnarzt Wurzelbehandlungen?

Eine Wurzelbehandlung ist eine Routinebehandlung in der Zahnmedizin und wird in der Regel von allen gesetzlichen und privaten Krankenkassen übernommen. Diese Behandlung ist Teil des Studiums und jeder Zahnarzt sollte Wurzelbehandlungen beherrschen.

Mit der Wurzelbehandlung ist das aber so eine Sache: Wenn man eine perfekte Wurzelbehandlung durchführen möchte, dauert es ziemlich lange und es werden viele spezielle Instrumente benötigt. Denken Sie an die kurvige Landstraße mit den vielen abzweigenden Feldwegen. Und bei einem oberen Backenzahn sind das meistens vier solche Landstraßen – denn der Zahn hat drei Wurzeln und die vordere Wurzel hat meist zwei Nervenkanäle.

Die Aufgabe des Zahnarztes ist es jetzt, alle Nervenkanäle abzufahren, die Wände von Bakterien zu reinigen und überall eine Füllung zum bakteriendichten Verschluss hinzubekommen. Dies meist in zwei Behandlungssitzungen, denn so eine Entzündung benötigt auch ein wenig Zeit, um abzuheilen. Absolute Profis – Spezialisten für Endodontologie – brauchen dafür oft zweimal 60 bis 120 Minuten mit einer Armada an Spezialgeräten.

Wurzelbehandlung ist nicht gleich Wurzelbehandlung. Sie können sich sicher vorstellen, dass ein Frontzahn mit einem geraden Wurzelkanal viel einfacher zu behandeln ist als der letzte Backenzahn mit drei stark gekrümmten Wurzeln. Blöderweise tritt Karies eher weiter hinten im Mund auf. Wir haben schon besprochen, dass die gesetzliche Krankenkasse fordert, dass eine Behandlung ausreichend, wirtschaftlich und zweckmäßig ist. Daher gibt es bei komplizierteren Wurzelbehandlungen zwei Möglichkeiten: Entweder Ihr Zahnarzt sagt Ihnen, die Wurzelbehandlung kann er selber durchführen, Sie müssen aber einen gewissen Anteil oder ggf. die komplette Behandlung selber zahlen. Oder er überweist Sie zu einem Spezialisten, bei dem Sie die

Behandlung auch selber zahlen müssen. Anders schaut das bei Privatversicherten aus. Hier werden auch die Leistungen eines Spezialisten in der Regel komplett ersetzt.

Wenn Sie bei der Behandlung nichts selber bezahlen wollen, dann muss die Behandlung entsprechend der Kassenrichtlinien durchgeführt werden (ausreichend, wirtschaftlich, zweckmäßig). Ich sage gar nicht, dass die Behandlung dann nicht funktionieren kann. Meistens muss gar nicht jede Verästelung im Kanal bearbeitet sein. Denn der Nachschub für Bakterien aus dem Kariesloch ist beseitigt und Sie haben immer noch Ihren Körper, der mit einer gewissen Restmenge an Bakterien fertigwird. Auf der anderen Seite könnten sich die nicht gefüllten Hohlräume irgendwann einmal wieder mit Bakterien anfüllen, z. B. wenn die Füllung auf dem Kariesloch einmal undicht geworden ist, und dann geht alles wieder von vorne los.

Muss ich für meine Wurzelbehandlung denn unbedingt zum Spezialisten? Nein, aber wenn der Zahn weiter hinten ist (insbesondere bei den letzten beiden Backenzähnen), ist die Behandlung durch einen Spezialisten sicher langfristig eine gute Entscheidung. Fragen Sie doch mal Ihren Zahnarzt. Der ist Ihnen meist nicht böse – denn diese Wurzelbehandlungen an Backenzähnen sind bei Allgemeinzahnärzten nicht besonders beliebt.

PATIENTENTIPP

Frontzähne im Ober- und Unterkiefer sind meist ziemlich problemlos von jedem Zahnarzt zu behandeln. Sie können sich vorstellen, dass dort die Wurzeln ziemlich gerade sind und meistens nur ein Wurzelkanal vorhanden ist. Daher gilt: Je weiter hinten eine Wurzelbehandlung nötig ist, desto eher würde ich einmal nachfragen, ob da nicht ein Spezialist ranmuss. Die *Deutsche Gesellschaft für Endodontologie und zahnärztliche Traumatolo-*

gie e. V. (www.dget.de) ist sicher eine gute und seriöse Adresse. Dort gibt es eine Spezialistensuche auch für Ihre Postleitzahl. Suchen Sie sich im Zweifel dort einen Spezialisten oder zertifizierten Behandler und fragen Sie mal nach.

Schwierige Wurzelbehandlungen sind möglicherweise nicht Teil des Leistungskataloges der gesetzlichen Krankenkasse. Dies ist evtl. der Fall, wenn Sie zu einem Spezialisten geschickt wurden. Auch hier gilt: Lassen Sie sich einen Kostenvoranschlag anfertigen – dann wissen Sie, was auf Sie zukommt. Und vergessen Sie die möglichen Kosten für die Versorgung des Zahnes mit Zahnersatz nach erfolgreicher Wurzelbehandlung nicht. Private Kostenträger übernehmen je nach Tarif auch die Behandlung bei einem spezialisierten Zahnarzt. Gesteigerte Gebühren müssen für die Krankenkasse individuell begründet werden. Alle Kosten über dem 3,5-fachen Satz werden nicht von der privaten Krankenkasse übernommen – dies muss Ihnen im Vorfeld aber gesagt werden.

KOSTENCHECK

Und das Ganze nochmal – Erneuerung der Wurzelbehandlung …

Für manche Patienten klingt das manchmal wie ein schlechter Witz, wenn ich empfehle, dass ein Zahn nochmal eine Wurzelbehandlung braucht. Ich erinnere mich noch gut an eine Patientin, die mir bei einer Wurzelbehandlung geschworen hat, dass das jetzt die allerletzte Behandlung dieser Art in ihrem Leben ist. Der nächste Zahn sollte einfach gezogen werden. Ein paar Jahre später standen wir aber wieder vor der Entscheidung, ob wir eine Wurzelbehandlung erneuern, um den Zahn zu retten. Und was haben wir gemacht: nochmal eine Wurzelbehandlung.

Auch wenn es nervig ist, aber ein Zahn ist immer besser als kein Zahn – ein Implantat oder eine Brücke ist und bleibt immer nur ein Ersatz. Und wenn es die einzige Chance ist, den Zahn durch die Erneuerung einer Wurzelbehandlung zu erhalten, dann sollte man das tun.

Es ist nicht jedem einsichtig, warum es Fälle geben soll, bei denen eine Wurzelbehandlung erneuert werden muss, und jeder Zahnarzt leiert dann immer ein wenig herum. Auch auf die Gefahr hin, dass ich mit meinen Kollegen Ärger bekomme: Die Erneuerung einer Wurzelbehandlung (eine sogenannte Revision) ist nur dann notwendig, wenn die vorherige Wurzelbehandlung nicht alle Bereiche der Wurzelkanäle gut abgedichtet hat und sich wieder eine Entzündung oder Schmerzen gebildet haben. Und das ist nicht ganz selten, denn eine perfekte Wurzelkanalbehandlung ist extrem schwierig. Sie erinnern sich an die kurvige Landstraße mit den Feldwegen und die Bedingungen der gesetzlichen Krankenkassen (ausreichend, wirtschaftlich, zweckmäßig). Je mehr Biegungen die Landstraße hat, umso schöner ist das bei der Ausfahrt mit dem Motorrad, aber umso schwieriger beim Zahn, wenn es darum geht, alle Stellen zu erreichen und abzudichten.

Trotzdem schafft es der Körper meistens, dass eine nicht ganz perfekte Wurzelkanalbehandlung ausreicht, um Zahnschmerzen und Entzündung zu behandeln. Denn auch wenn ein paar Hohlräume mit Bakterien verbleiben, schafft Ihr Immunsystem das meistens ganz gut. Aber es gibt eben auch Momente, wo Ihr Immunsystem überfordert ist – also z. B. bei viel Stress oder wenn Sie älter werden. Plötzlich melden sich wieder Schmerzen an dem Zahn, der vor zehn Jahren schon einmal wehgetan hat. Wenn dann auf dem Röntgenbild eine Entzündung im Knochen zu sehen ist, dann macht es meist Sinn, die Wurzelkanalfüllung zu erneuern und zu »perfektionieren«. In den meisten Fällen übernimmt dies jetzt die gesetzliche Krankenkasse nicht mehr, sie stellt sich auf den Standpunkt, dass so ein Zahn entfernt werden sollte oder durch einen chirurgischen Eingriff gerettet werden muss. Sie können jetzt also wählen: alles selber bezahlen und den Zahn ggf. retten oder den Zahn entfernen, das wäre die Kassenleistung.

Auch wenn Sie nun sauer auf den Zahnarzt sind, der damals diese Wurzelfüllung durchgeführt hat – das sollten Sie nicht sein, denn sogar die gesetzlichen Krankenkassen halten eine nicht ganz perfekte Wurzelkanalfüllung für ausreichend und in den meisten Fällen ist sie das auch. Bei einer perfekten Abdichtung aller Bereiche ist die Chance, dass dieser Zahn über die Jahre problemlos funktioniert, auch wissenschaftlich gesehen höher. Wenn Sie also auf Nummer sicher gehen und die Chance für Ihren Zahn verbessern wollen, sollten Sie zu einem Spezialisten gehen.

Das gilt umso mehr, je mehr Wurzeln der Zahn hat. Also z. B. an einem Backenzahn. Das bedeutet aber auch, dass es die Wurzelkanalbehandlung nicht zum Nulltarif gibt. Aber dann können Sie auch ziemlich sicher sein, dass das das Maximum ist, was man herausholen kann.

Jetzt werden Sie vielleicht sagen, nochmal eine Wurzelbehandlung an dem gleichen Zahn und was ist dann ein paar Jahre später? Absolut richtig, bei einer Revision eines schon wurzelbehandelten Zahnes steht als Alternative immer die Zahnentfernung im Raum, denn die Prognose der Revision ist etwas schlechter als die der ersten Wurzelbehandlung. Aber ich sag es Ihnen ganz ehrlich – damit fängt der Stress dann oft erst an. Für ein Implantat an der Stelle wird wahrscheinlich ein Knochenaufbau benötigt, für eine Brücke muss man den Nachbarzahn abschleifen usw. Diese Behandlungen kosten genauso Geld und Zeit wie der Versuch, den Zahn zu retten.

Wenn ein wurzelkanalbehandelter Zahn Beschwerden macht und ein Zahnarzt Ihnen die Erneuerung der Wurzelbehandlung empfiehlt, ist das meist sinnvoll. Andersherum gesehen, wenn Ihr

Zahnarzt Ihnen rät, dass ein Zahn lieber gezogen werden sollte, weil er schon eine Wurzelbehandlung hat, würde ich nochmals nachfragen und ggf. einen Spezialisten für Wurzelbehandlungen konsultieren.

Ein schon wurzelbehandelter Zahn macht Probleme – das ist immer ein schwieriger Fall, bei dem auch die Zahnentfernung abzuwägen ist. In der Regel ist das aber nicht die bessere Alternative. Wenn Ihr Zahnarzt zur Entfernung rät, fragen Sie ihn, ob er sich die Revision des Zahnes zutraut oder Sie ggf. zu einem Spezialisten für Wurzelkanalbehandlungen überweisen könnte.

PATIENTENTIPP

Die Revision eines schon wurzelbehandelten Zahnes ist in seltenen Fällen Teil des Leistungskataloges der gesetzlichen Krankenkassen. Da die Wurzelkanalrevision meistens eine schwierige und zeitaufwendige Behandlung ist, kommen bei dieser Behandlung private Zusatzkosten auf Sie zu. Informieren Sie sich vor der Behandlung über einen Kostenvoranschlag. Private Krankenversicherungen übernehmen je nach Tarif auch die Revision einer Wurzelkanalbehandlung – oft kommt es bei dieser Behandlung jedoch zu Rückfragen oder Unklarheiten bei der Ansetzung bestimmter Gebührenpositionen. Hier kann ein klärender Arztbrief helfen. Behandlung über dem 3,5-fachen Satz müssen Sie auch als Privatpatient selber bezahlen.

KOSTENCHECK

Meine Wurzelspitze soll abgeschnitten werden – ist das eine gute Idee?

Ein wenig martialisch klingt das schon, was mir letzthin ein Patient erzählt hat. Sein Zahnarzt hat ihm gesagt, dass die Wurzelbehandlung von der Zahnkrone aus zu schwierig ist, weil der Zahn an der Wurzelspitze zu viele Verästelungen hat – es wäre schlauer, zusammen mit der Wurzelbehandlung durch einen chirurgischen Eingriff gleich die Wurzelspitze abzusägen. Ich kann Ihnen sagen, diese Behandlung (Wurzelspitzenresektion – WSR) ist alles andere als angenehm, und ich kann es Ihnen nicht verübeln, wenn Sie die im nächsten Satz folgende Beschreibung lieber überspringen möchten. Man schneidet das Zahnfleisch auf, fräst den Knochen an der Wurzelspitze weg, kappt dann die Spitze des Zahnes und näht alles wieder zu.

Und was soll das bringen? Was der Kollege meinem Patienten gesagt hat, stimmt prinzipiell schon. Die meisten Verästelungen eines Wurzelkanals sind an der Spitze der Zahnwurzel. Wenn die ganzen Verästelungen nicht abgedichtet sind, dann ist die Chance höher, dass sich dort wieder Bakterien einschleichen. Auf der anderen Seite hat ein Zahn wahrscheinlich 1000 Verästelungen und auch ein Spezialist schafft es nur, die größten wirklich abzudichten. Sie haben ja auch noch Ihren Körper, der mit möglichen

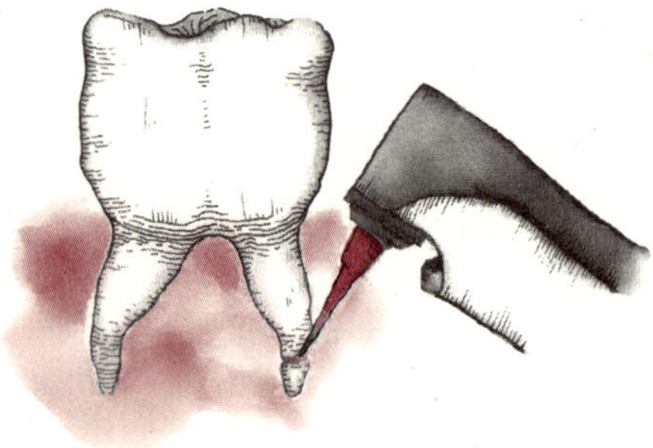

Bakterien in den kleinen Kanälchen fertigwird. Es gibt also erst einmal keinen Grund, sofort die Wurzelspitze abzuschneiden – ja, es ist sogar ein Nachteil, denn bei dem Eingriff gehen gesunder Knochen und gesunder Zahn verloren.

Ich arbeite jetzt schon seit einigen Jahren mit meinem Kollegen in unserer Zahnarztpraxis zusammen und er ist ein absoluter Spezialist für Wurzelbehandlungen. Natürlich führt er auch Wurzelspitzenresektionen durch. Allerdings nur selten. Die Erklärung ist immer die gleiche:

Bevor man Teile des Zahnes abschneidet, wird immer noch einmal die Chance genutzt, die Wurzelkanäle von oben zu desinfizieren und besser abzudichten. Eine Wurzelspitzenresektion ist dementsprechend in unserer Praxis eine sehr seltene Sache und wird sehr genau abgewogen. Meistens holt mich mein Kollege sogar hinzu, denn ich kenne mich etwas besser mit Zahnimplantaten aus. Ich gebe dann meine Einschätzung dazu ab, ob es im jeweiligen Fall nicht sinnvoller und leichter ist, den Zahn zu ziehen und durch ein Zahnimplantat zu ersetzen.

Vielleicht nochmal aus einer anderen Sicht: Das Wichtigste bei einer Wurzelbehandlung ist das saubere Abdichten der Wurzelkanäle. Stellen Sie sich vor, Sie schneiden die Spitze des Zahnes ab, überall blutet es und das Zugangsloch ist weit unten im Zahnfleisch.

Was meinen Sie, wie sicher ist es, dieses Loch in der Zahnwurzel perfekt abzudichten? Genau – ziemlich schwierig. Das zeigen auch wissenschaftliche Untersuchungen. Die Wurzelspitzenresektion ist ein Eingriff, der keine besonders hohen Erfolgschancen hat, außer er wird nach genauer Abwägung und von einem spezialisierten Zahnarzt durchgeführt. Das bestätigt auch eine aktuelle hochrangige Leitlinie zu diesem Thema.

Eine Wurzelspitzenresektion muss daher sehr gut überlegt und auch mit Ihnen als Patient genau besprochen werden. Denn Sie müssen die Entscheidung fällen, ob Sie eine OP haben möchten, um Ihren Zahn zu erhalten, oder ob es dann vielleicht schlauer ist, den Zahn zu ziehen.

Wenn diese Aspekte mit Ihnen nicht besprochen wurden, dann sollten Sie nachfragen und vielleicht nochmal einen Spezialisten für Wurzelbehandlungen *(www.dget.de)* befragen. Die kennen sich mit Wurzelspitzenresektionen sehr gut aus und führen diese Behandlungen – wenn nötig – auch selber durch.

Das Abschneiden der Wurzelspitze (WSR) ist ein ziemlich kritischer Eingriff. Die Erfolgschancen sind nicht besonders prickelnd und der Eingriff ist mehr als unangenehm. Es gibt zwar einige seltene Indikationen, aber das sollte genau mit Ihnen als Patient besprochen werden. Wenn Sie nur eine Überweisung zum Kieferchirurgen in die Hand gedrückt bekommen, dann sollten Sie hellhörig werden. Fragen Sie bei einem Spezialisten für Wurzelbehandlungen nach – meistens ist über eine Wurzelbehandlung mit »Spezialwerkzeug« (wie z. B. einem Mikroskop) noch viel rauszuholen.

PATIENTENTIPP

Die WSR ist Teil des Leistungskataloges der gesetzlichen und privaten Krankenkassen. Da es jedoch ein komplizierter chirurgischer Eingriff ist, können im Einzelfall Zusatzkosten auf Sie zukommen. Private Krankenkassen übernehmen – je nach Tarif – die Wurzelspitzenresektion bis zum 3,5-fachen Satz (mit individueller Begründung). Vorsicht: Auch bei der WSR kommt es oft zu Ablehnung von einzelnen Gebührenpositionen vonseiten der privaten Krankenkassen. Hier kann ein klärender Arztbrief helfen.

KOSTENCHECK

Jetzt ist der Zahn ja tot – dann lieber gar keinen Zahn?

Vor einiger Zeit kam eine Patientin zu mir, der von ihrem Heilpraktiker empfohlen wurde, acht Zähne auf einmal ziehen zu lassen. Bei der Untersuchung konnte ich an den Zähnen nichts entdecken, außer dass die Zähne alle wurzelbehandelt waren. Die Wurzelbehandlungen sahen sehr gut aus und Entzündungen waren an den Zähnen nicht zu sehen. Die Patientin erklärte mir, das seien alles tote Zähne und tote Zähne seien Entzündungsherde im Körper und diese müssten mit zusätzlicher großflächiger Abtragung des umliegenden Knochens entfernt werden. Diese Störfelder habe der Heilpraktiker durch kinesiologische Tests gefunden.

Tote Zähne? Es stimmt schon, dass der Zahnnerv und die Blutgefäße nach einer Wurzelbehandlung entfernt worden sind. Wir haben ja schon besprochen, dass bei einer Wurzelbehandlung der Hohlraum, in dem der Zahnnerv und Blutgefäße lagen, dicht gefüllt wird.

Aber ganz ehrlich, vor der Wurzelbehandlung waren auch 50 % des Zahnes tot. Denn Zahnschmelz hat keine Durchblutung und ist somit eigentlich eine tote Struktur. Das Gleiche gilt auch für Ihre Haare, Ihre Fingernägel und sogar für die obersten Schichten Ihrer Haut. Bevor Sie jetzt erschrocken Ihre Haut anschauen und erste Wiederbelebungsversuche starten – das ist völlig normal und absolut sinnvoll. Ich habe noch nie einen Arzt erlebt, der einem Patienten empfohlen hat, die Haare oder Nägel alle zu entfernen, weil sie ja tot sind. Darüber hinaus hat der Zahn immer noch eine höchst lebendige Wurzelhaut, die die komplette Wurzel umgibt und voll mit Blutgefäßen ist.

In der Zahnmedizin tummeln sich aber auch ein paar Zahnärzte, die auf dieser Welle reiten. Auf dem Praxisschild steht dann meistens: »Praxis für biologische Zahnmedizin«.

Die Theorie dahinter ist: Ein »toter« Zahn induziert ein Störfeld und erzeugt dann chronische Entzündungen im ganzen Körper, die Sie als Betroffenen krank machen. Am besten wäre es also, diese ganzen toten Zähne zu entfernen, auch wenn Sie keine Schmerzen daran haben und keine Befunde zu sehen sind.

Schön und gut, aber was nun? Jetzt fehlen die Zähne ja. Nun, auch da haben die biologischen Zahnärzte eine Lösung: Keramikimplantate. Ich habe das bis heute nicht ganz verstanden, denn meines Wissens ist ein Keramikimplantat ja auch tot, oder haben Sie schon einmal einen Teller weglaufen sehen?

Ich denke, es klingt schon etwas durch, wie ich zu diesem Aspekt der Zahnheilkunde stehe. Wir Zahnmediziner sind erst einmal Mediziner. Mediziner behandeln aufgrund von wissenschaftlichen Erkenntnissen und der eigenen Erfahrung.

Fangen wir mit der Wissenschaft an. Es ist schon wahr, wenn eine Wurzelbehandlung nicht perfekt gelungen ist (siehe voriges Kapitel), dann kann es sein, dass der Zahn weiterhin eine Entzündung hat und Entzündungen sind nicht gut für Ihren Körper. Dann sollte die Wurzelbehandlung verbessert werden oder im schlimmsten Fall der Zahn gezogen werden. Wenn eine Wurzelbehandlung jedoch sorgfältig durchgeführt wurde und keine Entzündungszeichen zu sehen sind, dann gibt es überhaupt keinen Grund, einen Zahn zu entfernen. Übrigens existiert bis heute auch kein wissenschaftlicher Beweis dafür, dass Ihnen ein wurzelbehandelter Zahn irgendwie schaden könnte. Es gibt sogar wissenschaftliche Untersuchungen, die zeigen, dass die Verlässlichkeit dieser kinesiologischen Tests nicht über die Würfelwahrscheinlichkeit hinausreicht – ja, Sie haben richtig gehört: Würfeln als Entscheidung über das Wohl Ihres Zahnes!

Anders herum betrachtet weisen internationale wissenschaftliche Untersuchungen sogar nach, dass gut behandelte Zähne dafür sorgen, dass die Entzündungen zurückgehen und manchmal kirschkerngroße Entzündungen nach ein paar Jahren auf dem Röntgenbild verschwunden sind. Keine Frage, wenn ein wurzelbehandelter Zahn einen Befund zeigt (also Entzündung oder Knochenabbau), dann muss etwas gemacht werden. Aber nur weil ein Zahn wurzelbehandelt ist, brauchen Sie sich noch keine Sorgen zu machen.

Der zweite Punkt ist die eigene Erfahrung als Zahnarzt. Auch hier gilt eine ähnliche Regel. Ein symptomloser wurzelbehandelter Zahn ohne Anzeichen von Problemen im Röntgenbild wird Ihnen als Patient nicht schaden – anders schaut es aus, wenn dieser Zahn einen Hinweis auf eine Entzündung zeigt.

Natürlich stimmt es, dass an den Zähnen immer ein Mensch hängt und Probleme aus der Mundhöhle in den Körper streuen können. Wir wissen aber aus sehr guten wissenschaftlichen Untersuchungen aus der Parodontoseforschung, dass es eher andersherum ist. Unsere zahnärztlichen Behandlungen (und dazu zählt auch die Wurzelbehandlung) verringern Entzündungen und das senkt das Risiko für Herzinfarkte, Frühgeburten oder chronische Entzündungen.

Einen schmerzlosen Zahn, der auch auf dem Röntgenbild keine Probleme zeigt, zu ziehen, nur weil er wegen einer Wurzelbehandlung tot ist und vielleicht ein Störfeld erzeugen soll, ist meiner Meinung nach ziemlich nahe an der Körperverletzung. Lassen Sie es nicht machen – und schon gar nicht den darum liegenden gesunden Knochen mitabtragen –, denn ein symptomloser wurzelbehandelter Zahn ist genauso gut wie ein Zahn, der völlig gesund ist.

PATIENTENTIPP

Wir können es also einfach ausdrücken: Es gibt aus meiner Erfahrung und auch aus der Wissenschaft keinen Anhaltspunkt dafür, dass ein »toter« Zahn in irgendeiner Form ein Problem darstellt. Hier nochmal die zwei Hauptargumente: Der allergrößte Anteil des normalen Zahnes ist auch tot – außer vielleicht der Zahnnerv und ein paar Zellen, die noch im Wurzelzement leben. Das zweite Hauptargument ist die Alternative: Das Keramikimplantat, das Ihnen von vielen biologischen Zahnärzten als Alternative angeboten wird, ist schon gleich dreimal tot und mit einem relativ großen operativen Eingriff verbunden.

Lieber ein Ende mit Schrecken …

Gibt es auch Situationen, in denen die Wurzelbehandlung oder die Revision der Wurzelkanalbehandlung nicht mehr sinnvoll ist? Ich möchte es Ihnen an einem Beispiel klarmachen. Eine Patientin benötigte eine aufwendige Behandlung. Ein Zahn war in einem ziemlich kritischen Zustand, aber ich habe mir eingebildet, dass das mit einer Wurzelbehandlung und einer neuen Krone für den Zahn langfristig klappen kann.

Sechs Wochen nach der Beendigung der aufwendigen und teuren Behandlung machte es »Krach« und der Zahn brach der Länge nach durch. Die Patientin war nicht wirklich begeistert, denn jetzt ging alles wieder von vorne los mit einer neuen aufwendigen Behandlung an dieser Stelle.

Klar, möglich ist alles. Unter Zahnärzten sprechen wir manchmal von »Herodontics«, also »Heldenzahnheilkunde«. Es ist immer toll, wenn man einen Zahn, der eigentlich keine Chance hatte, erhalten konnte. Dieser Patientenfall wird dann auf großen Kongressen gezeigt und man verlässt mit großem Applaus die Bühne. Die Patientenfälle, in denen es nicht geklappt hat, werden aber eher nicht vor großem Publikum besprochen.

Logisch gibt es Grenzen, aber die Grenzen sind meistens nicht medizinische Gründe, sondern eher, dass man das Risiko für eine erneute Komplikation an dem Zahn als zu hoch einschätzt. Ein Beispiel wäre ein Frontzahn, der Ihnen durch einen Schlag genau auf Zahnfleischhöhe abgebrochen ist. Sicherlich könnte man den Zahn mit einer Wurzelbehandlung, einer operativen Verlegung des Zahnfleisches und einer neuen Krone erhalten. Aber Sie können sich vorstellen, viel Halt hat diese Zahnkrone nicht mehr. Wenn diese neue Konstruktion jetzt nach ein paar Monaten zusammenbricht, dann war die ganze Behandlung umsonst.

Trotzdem gilt mein prinzipieller Ratschlag: »Erhalten Sie Ihren Zahn«, immer noch. Wichtig ist jedoch für Sie als Patient, über mögliche Folgebehandlungen nachzudenken, um einen Zahn zu erhalten. Nochmal ein Beispiel: Sie haben Schmerzen an einem Backenzahn und Ihr Zahnarzt stellt fest, dass der Zahn eine tiefe Karies hat. Karies entfernen, Wurzelbehandlung durchführen und Defekt mit einer Kunststofffüllung auffüllen: alles gut.

Vielleicht ist aber der Defekt im Zahn durch die Karies größer. Dann benötigen Sie nach der Wurzelbehandlung eine Zahnkrone oder ein Onlay auf dem Zahn: auch noch gut.

Vielleicht ist aber die Karies tief unter dem Zahnfleisch und Sie brauchen zusätzlich zur Wurzelbehandlung und zur Zahnkrone einen Zahnfleischeingriff, um in diesem Bereich die Zahnkrone überhaupt setzen zu können: Hier würde ich Ihnen immer noch zum Zahnerhalt raten.

Vielleicht ist aber durch die Karies schon ein Knochenabbau eingetreten und der Zahn ist schon etwas locker. Jetzt wird es schon kritischer – der ganze Aufwand für einen lockeren Zahn? Sie merken also, je aufwendiger es wird, desto mehr muss man über Alternativen nachdenken. Eine Wurzelbehandlung und dann eine Krone auf den Zahn ist nicht schlimm und fast immer die richtige Wahl. Wenn aber jetzt noch etwas dazukommt, wie z. B. ein Zahnfleischeingriff, eine zusätzliche Fixation eines Stiftes im Wurzelkanal oder ein Knochenabbau, dann sollte man sich Gedanken machen, ob nicht ein Ende mit Schrecken langfristig besser ist.

»Erhalten Sie Ihren Zahn« ist die Prämisse und meistens ist das mit einer Wurzelbehandlung und einer Zahnfüllung oder einer Zahnkrone gut möglich. Je mehr zusätzliche Behandlungen für den Zahn noch dazukommen, desto schwieriger wird erfahrungsgemäß die langfristige Prognose. Wenn Sie unsicher sind, fragen Sie bei Ihrem Zahnarzt nach oder bitten Sie ihn, ggf. zu einem Spezialisten für Wurzelbehandlungen zu überweisen – die sind meist sehr klar in ihrer Diagnose, wenn es darum geht, Zähne zu erhalten oder besser nicht.

PATIENTENTIPP

6.

SPIEGLEIN, SPIEGLEIN AN DER WAND … WER HAT DIE SCHÖNSTEN ZÄHNE IM GANZEN LAND?

Ich möchte Ihnen eine kleine Übung vorschlagen: Nehmen Sie eine aktuelle – oder auch nicht so aktuelle – Illustrierte und malen Sie dem Topmodel auf der Titelseite den vorderen Zahn schwarz an. Plötzlich sieht es irgendwie nicht mehr nach Beverly Hills und Germany's Next Topmodel aus, sondern eher wie nach einer Kneipenschlägerei.

Es ist extrem, welche Wichtigkeit Zähne in einem Gesicht haben. Nur bei einer Personengruppe finden wir fehlende Zähne süß – und das sind Kinder. Bei allen anderen kippt dieses Gefühl sehr schnell und Panik macht sich breit, wenn vordere Zähne fehlen. Manche Personen lachen auch so breit, dass man fast alles sehen kann – sogar den fehlenden hinteren Backenzahn.

Natürlich ist und bleibt ein fehlender Schneidezahn der Super-GAU. Direkt danach in der Horrorliste kommen krumme, dunkle und schiefe Zähne, denn das wird gerne mit Ungepflegtheit assoziiert. Und es stimmt ein wenig. An Zähnen kann man schon oft einen schwierigen oder vielleicht unkomplizierten Verlauf eines Lebens erkennen – der Zahn der Zeit.

Zähne verändern sich im Laufe des Lebens und müssen zur Person passen – so kommt es eher selten vor, dass ich einem älteren Patienten ein Bleaching seiner vorderen Zähne empfehle. Es gibt aber nach wie vor auch ein Geschlechter-Gefälle. Frauen fragen öfter nach einer Verbesserung ihres Lächelns. Männer versuchen im Alltag eher mit technischen Gadgets und dicken Autos von ihren schiefen Zähnen abzulenken – auch eine Taktik.

Für mich als Zahnarzt ist die ästhetische Behandlung der Zähne immer eine Gratwanderung. Schließlich bin ich Arzt und eine Behandlung nur aus kosmetischen Gründen durchzuführen, die vielleicht medizinisch sogar einen Schaden anrichtet, ist für mich durch meinen hippokratischen Eid nicht gedeckt.

Als Arzt muss ich immer zwischen dem Risiko der Behandlung (also Schaden, z. B. durch Abschleifen der Zähne) und dem Nutzen für den Patienten abwägen. Auf der anderen Seite darf man ästhetische Behandlungen ethisch auch nicht einfach als nutzlos abtun. Es ist bekannt, dass diese Behandlungen die Lebensqualität und das Selbstbewusstsein von Patienten erhöhen und damit das Wohlbefinden verbessern, was auch zu meinen Aufgaben als Arzt gehört.

Bei einer Verbesserung der Zahnästhetik sollte Nutzen und Risiko in einem gewissen Verhältnis stehen. Eine Sache ist jedoch von Anfang an klar, wenn die Behandlung rein aus ästhetischen Gründen erfolgt. Diese Behandlung wird durch keine gesetzliche oder private Krankenkasse übernommen und das ist meiner Meinung nach auch korrekt so.

Lassen Sie uns in diesem Kapitel die Möglichkeiten in den Blick nehmen, Ihr Lächeln »aufzupimpen«. Aber immer unter der Prämisse: Nutzen und Risiko müssen ausgewogen sein.

Bleaching – weiß, weißer, am weißesten …

Wir Zahnärzte haben einen Ausdruck für Zähne, die zu weiß und zu gleichmäßig geraten sind. Ein »WC-Schüssel-Lächeln«. Wenn man sich einige Hollywood-Stars ansieht, dann hat man das Gefühl, dass die Zähne wirklich aus dem Sanitärfachgeschäft kommen. Geschmack liegt ja im Auge des Betrachters.

Die gute Nachricht – in Bezug auf Zahnästhetik ist der Geschmack in Europa deutlich natürlicher als in den USA. In den USA gilt immer noch die Devise: Je heller und gerader die Zähne, desto besser.

Ich habe zwei Jahre in Amerika als Zahnarzt gearbeitet und bin bei den Patienten mit meinen Vorschlägen für altersgemäße und natürliche Frontzähne auf wenig Verständnis gestoßen. Man hört dann immer das Gleiche: »Krumm und dunkel werden die Zähne doch von selbst.« Auf der anderen Seite ist es auch nicht angenehm, wenn jeder auf den ersten Blick erkennt, dass Sie sich gerade neue Zähne geleistet haben.

Die Hauptnachfrage von Patienten ist natürlich, ob man die Zähne denn nicht ein bisschen weißer bekommt. Dann muss man sich ziemlich schnell über das Zahnbleaching unterhalten – also über eine medizinische Zahnaufhellung.

Bevor man aber zur Chemikalie greift (und Bleichen bleibt nun mal Bleichen, egal ob bei den Haaren, bei der Wäsche oder bei den Zähnen – es funktioniert mit Chemie), sollte man einmal versuchen, mit einer professionellen Zahnreinigung die äußeren Beläge auf den Zähnen wegzupolieren. Wem das dann nicht genug ist, der braucht ein Bleaching – also eine zahnmedizinische Schönheitskur. Denn Farbstoffe von Kaffee, Tee und Rotwein lagern sich nicht nur auf den Zähnen ab, sondern dringen auch in den Zahnschmelz ein.

Die allererste Frage, die ich dann gestellt bekomme, ist: Schädigt das Bleaching meinen Zahn? Diese Frage kann man relativ einfach und schnell beantworten: Nein.

Ähnlich wie bei Ihren Haaren entfärbt das Bleaching nur die Farbpartikel – also kein Schaden an der Zahnstruktur. Durch den Bleichvorgang werden die Zähne etwas empfindlicher, aber das lässt relativ schnell über die folgenden Tage nach.

Welche Möglichkeiten zum Aufhellen Ihrer Zähne gibt es?

Zwei sperrige Begriffe bezeichnen die zwei unterschiedlichen

Verfahren: »In-Office-Bleaching« oder »Home-Bleaching«. Ein »Home-Bleaching« wird prinzipiell von Ihnen selber durchgeführt, ein »In-Office-Bleaching« durch Ihren Zahnarzt oder dessen Mitarbeiter in der Praxis.

Meistens wird das »Home-Bleaching« empfohlen, denn der Effekt des Bleichens ist gut und die Kosten bleiben im Rahmen. Hierzu fertigt Ihr Zahnarzt Ihnen eine Kunststoffschiene an, in die Sie selber ein Bleichmittel einfüllen. Diese Schiene tragen Sie dann nachts, bis Sie mit dem Ergebnis zufrieden sind – oder Ihr Schlafzimmer durch Ihre leuchtend weißen Zähne nicht mehr dunkel zu bekommen ist.

Es gibt auch die Möglichkeit, Bleich-Strips aus der Apotheke oder Drogerie zu kaufen. Diese Strips sehen aus wie Pflaster, enthalten Bleichmittel und werden nachts auf die Zähne geklebt. Der Bleicheffekt ist geringer als beim »Home-Bleaching« und auch etwas unkontrollierter, da die Strips verrutschen können und die Passung schlechter ist als bei einer angepassten Kunststoffschiene. Da die Konzentration des Bleichmittels aber ziemlich gering ist, müssen Sie sich keine großen Sorgen machen.

Deutlich aufwendiger und teurer ist das »In-Office-Bleaching«. Hier wird in verschiedenen Sitzungen für eine halbe Stunde ein hoch konzentriertes Bleichgel auf Ihre Zähne aufgebracht und in einigen Fällen auch über ein spezielles Licht in der Wirkung verstärkt. Ihr Zahnfleisch muss in diesem Fall mit einem Gummituch oder einem Gel geschützt werden, ansonsten wird das Zahnfleisch auch weiß. Ich habe schon viele Patienten nach weißeren Zähnen fragen gehört, aber weißes Zahnfleisch ist bis heute noch nicht in Mode gekommen.

Als letzte Möglichkeit gibt es spezielle Zahnpasten, die die Zähne aufhellen sollen, wie im Kapitel »*Zahnbürste, Zahnseide, Zahnzwischenraumbürsten*« schon besprochen. Meistens tun sie das auch, jedoch über einen anderen Weg als die Bleichgele. Diese Zahnpasten enthalten sogenannte Abrasivstoffe, neuerdings aber auch chemische Bleichmittel. Die Zähne werden durch diese Zahnpasten weißer, aber es kann auch etwas an Zahnmaterial verloren gehen – keine dramatische Menge, aber schon ein fragwürdiges Opfer für die Schönheit.

Wenn Sie Ihre Zahnfarbe nicht von Dunkelgelb zu Strahleweiß verändern möchten, spricht eigentlich nicht viel dagegen, die Strips aus der Apotheke auszuprobieren. In diesem Fall müssen Sie nicht unbedingt zu Ihrem Zahnarzt. Sie wenden die Strips einfach so lange an, bis Sie mit dem Effekt zufrieden sind. Sollten Sie bemerken, dass die Strips nicht viel gebracht haben, können Sie sich immer noch beraten lassen.

Sie merken schon, prinzipiell kann man beim Bleaching nicht viel falsch machen – alle Verfahren, die angeboten werden, ob »In-Office-«, »Home-Bleaching« oder die Bleaching-Strips haben einen gewissen Effekt und richten praktisch keinen Schaden an.

Beachten sollten Sie aber, dass man Zahnfüllungen oder Zahnkronen nicht bleichen kann. Wenn das Bleichergebnis an Ihren Zähnen wirklich gut werden soll (zwei Weißtöne heller), dann wird man den Unterschied zwischen den Füllungen und dem gebleichten Zahn sehen. Dann muss die Zahnfüllung erneuert werden, sonst sieht es aus wie ein Flickenteppich – und dann bringen Ihnen die helleren Zähne auch nichts. Wenn Sie also schon viele Zahnfüllungen an Ihren Frontzähnen haben, macht es eher Sinn, das Ganze beim Zahnarzt durchführen zu lassen.

Ihr Verhalten nach dem Bleichen ist wichtig für das Ergebnis. Es ist bekannt, dass sich die ersten zwei bis drei Wochen Farbpigmente schneller wieder in den Zahn einlagern können. Wenn Sie das erzielte Ergebnis lange erhalten möchten, dann verzichten Sie für ein paar Wochen besser auf den ganzen Spaß wie Rotwein, Zigaretten und Kaffee.

Die Frage, wie lange der Bleachingeffekt anhält, ist berechtigt. Einmal traf ich abends einen meiner Patienten mit Zigarette und einem Glas Rotwein in der Hand, der etwas vorwurfsvoll meinte, dass sein teures Zahnbleaching nicht besonders lange gehalten habe.

Na ja, Sie beschweren sich ja auch nicht bei der Autowaschanlage, wenn Ihr Auto nach dem ersten Regen nicht mehr so schön glänzt. Klar ist, dass die Zähne wieder dunkler werden. Meistens ist ein Effekt aber schon einige Monate bis zu einem Jahr sichtbar, je nachdem, wie oft bei Ihnen der Korken knallt oder Sie kurz vor die Tür gehen.

Sie möchten hellere Zähne? Bleaching ist eine günstige und schonende Möglichkeit, wenn in den Frontzähnen noch nicht so viel Zahnersatz steckt (Füllungen, Kronen). Am schnellsten geht es direkt in der Zahnarztpraxis – ist aber oft am unangenehmsten für die Zahnhälse und am teuersten. Probieren Sie vielleicht zuerst mal ein paar Strips aus der Apotheke aus.

PATIENTENTIPP

Das Bleaching der Zähne wird von den gesetzlichen und privaten Krankenkassen als kosmetische Behandlung eingeschätzt und daher nicht übernommen. Die geringsten Kosten fallen bei Bleaching-Strips an. Bei allen anderen Bleaching-Behandlungen sollten Sie sich die Kosten im Vorfeld erläutern lassen. In Ausnahmefällen (z. B. stark verfärbte Zähne nach einem Unfall) kann es auf Antrag möglich sein, dass ein Teil der Behandlungskosten von den Versicherungen übernommen wird, weil eine medizinische Indikation vorliegt. Zahnfüllungen, die aufgrund der dunkleren Farbe nach dem Bleaching ausgetauscht werden müssen, werden von den Krankenkassen nicht übernommen.

KOSTENCHECK

Weiße Zähne sind schön, aber meine sind ja krumm und schief …

Jetzt werden Sie natürlich sagen, was bringt es denn, weißere Zähne zu haben, wenn die Zähne schief und krumm stehen? Dann fällt das Problem ja noch mehr auf.

Gerade wenn es um Ästhetik geht, werden wir Zahnärzte manchmal zu Lebensberatern. Eine Patientin von mir hatte sich ein richtiges Botox-Lachen antrainiert, weil sie Angst hatte, ihre Zähne zu zeigen. Das kann bis zur Isolation von Menschen führen – eine andere Patientin von mir hat jeglichen Kontakt zu ihren Enkelkindern abgebrochen, weil sie ihnen ihr schlechtes Gebiss nicht zeigen wollte.

Ich weiß, was Sie jetzt denken. Nämlich, dass es in diesen Fällen eher einen Arzt bräuchte, der ein Sofa im Sprechzimmer stehen hat. Sie haben recht, meistens sind hier nicht nur die Zähne das Problem, denn wer ein gutes Selbstbewusstsein hat, der steht auch zu seinem krummen Zahn. Ich persönlich habe zwar kein Problem mit meinen Zähnen, aber nicht mehr besonders viele Haare auf dem Kopf. Und ich nehme es halt, wie es ist – meine Modelkarriere war damit früh beendet, eigentlich bevor die ersten Anfragen überhaupt kamen.

Die medizinisch optimale Behandlung für schiefe Zähne ist eine Zahnspange. Meistens hören das Patienten nicht so gerne, denn wenige haben Lust, zurück in die Kindheit versetzt zu werden und eine Zahnspange zu tragen.

Die sogenannte »Erwachsenenkieferorthopädie« leistet manchmal Wunder. Die Behandlung ist nichts anderes als früher in Ihrer Jugend. Die Zähne werden durch eine Zahnspange in die optimale Position gezogen – das Prinzip funktioniert, ob Sie 10 oder 100 Jahre alt sind.

Die Korrektur Ihrer schiefen Zähne über eine Zahnspange bedeutet im ersten Schritt, dass ein Kieferorthopäde Ihre aktuelle

Zahnstellung analysiert und einen Behandlungsplan entwirft. Die Bewegung Ihrer Zähne durch eine Zahnspange funktioniert ähnlich gut wie beim Jugendlichen, ist aber aufwendiger als damals, denn der Kieferknochen, in dem die Zähne stecken, ist inzwischen viel härter geworden.

Daher braucht der Kieferorthopäde mehr Kraft, um die Zähne zu bewegen, und in einigen Fällen sogar ein kleines Gegengewicht, an dem sich die Zahnspange festhalten kann. Hier werden kleine Zahnimplantate verwendet, die an der strategisch richtigen Position im Kiefer eingesetzt und nach dem Ende der Behandlung wieder entfernt werden.

Sie merken schon, das wird eine große Nummer, denn die Zahnbewegungen sind bei Erwachsenen nicht mehr so schnell – sechs bis acht Monate mit einer Zahnspange sollten Sie schon einplanen.

Wenn Sie ein halbes Jahr Metalldesign an Ihren Frontzähnen abschreckt, kann ich Ihnen sagen, dass sich das Fach Kieferorthopädie rasant weiterentwickelt hat und es auch neuere Möglichkeiten gibt. Denn gerade bei der »Erwachsenenkieferorthopädie« spielen ästhetische Aspekte eine große Rolle.

Für Jugendliche ist eine Zahnspange noch ziemlich cool. Denn in dem Alter ist es eher andersherum – wenn man keine Spange hat, dann stimmt irgendetwas nicht. Ich erinnere mich, dass das in meiner Schulzeit so ähnlich war wie mit den Weisheitszähnen. Wer bei den Weisheitszähnen die meisten auf einmal entfernt bekommen hat, galt als der Coolste in der Klasse – leider war ich das damals nicht.

Zahnspangen können heute versteckt werden – nämlich mit der sogenannten Lingualtechnik. Die Zahnspange wird dabei von innen an die Zähne geklebt und ist nicht sichtbar. Dieses Verfahren hat zwar ein paar Nachteile für die Zunge, ist ästhetisch aber viel besser. Auf der anderen Seite hat sich sogar Tom Cruise seine Zähne mit einer Metallzahnspange korrigieren lassen und hat das damals stolz den Kameras präsentiert – es ist alles eine Einstellungssache.

Als zweite Möglichkeit haben sich über die letzten Jahre in der Kieferorthopädie die sogenannten Aligner-Techniken durchgesetzt. Hierbei werden Ihre Zähne auf einem Modell schrittweise in die gewünschte Position gesetzt und für jeden dieser Schritte bekommen Sie eine Kunststoffschiene, die die Zähne dann in diese Position drückt. Ist die Position erreicht, bekommen Sie eine neue Schiene. Diese Behandlung, die manchmal bis zu 30 Schienen umfassen kann, klappt ziemlich gut und geht relativ schnell. Natürlich hat diese Art der Behandlung Grenzen und so große Zahnbewegungen wie mit einer festen Zahnspange können nicht durchgeführt werden.

Sie merken schon, um krumme oder schiefe Zähne zu korrigieren, brauchen Sie erst einmal eine ausführliche persönliche Beratung bei einem Fachzahnarzt für Kieferorthopädie. Meistens ist es schon gut, Sie fragen Ihren Zahnarzt, mit welchem Kieferorthopäden er zusammenarbeitet. Denn ganz häufig müssen nach Beendigung der kieferorthopädischen Behandlung noch kleine Nachkorrekturen gemacht werden – und da ist es gut, wenn der Kieferorthopäde und Ihr Zahnarzt sich abgesprochen haben.

Gerade in letzter Zeit häufen sich kommerzielle Anbieter, die kostengünstig ästhetische Zahnkorrekturen mit unsichtbaren Schienen versprechen – die sogenannten Do-it-yourself-Aligner. Bei diesen Angeboten analysiert ein Arzt einmalig die Kiefersituation – oft nur auf den Modellen – und legt die Behandlung fest. Die Schienen bekommt man in der Regel per Post und die Kontrolle erfolgt über eine App. Daran erkennt man schon das mögliche Problem: Es gibt keine direkte Kontrolle. Das kann gut gehen, muss aber nicht – und dann fehlt oft ein kompetenter Ansprechpartner. Erste Anbieter ziehen sich bereits aus dem deutschen Markt zurück. Das verwundert mich nicht, denn in meiner Praxis und auch in der Fachwelt mehren sich die Misserfolge nach diesem Konzept.

Die erste Wahl bei krummen und schiefen Zähnen ist die gleiche wie bei Kindern: die Zahnspange. Keine Angst, als Erwachsener würde ich da mal nach unsichtbaren Techniken wie der Lingualtechnik oder Aligner-Techniken fragen. Aber es ist schon ein ziemlicher Aufwand – keine Frage.

PATIENTENTIPP

Gesetzliche Krankenkassen übernehmen kieferorthopädische Behandlungen nur bis zum vollendeten 18. Lebensjahr. Private Kostenträger übernehmen – je nach Tarif – möglicherweise auch kieferorthopädische Behandlungen im Erwachsenenalter. Hier muss dem Kostenträger auf jeden Fall ein Kostenvoranschlag vorgelegt werden.

KOSTENCHECK

Vorne hui, hinten pfui – Verblendschalen auf den Zähnen?

Sie haben es gerade schon herausgehört: Die optimale Therapie bei schiefen und krummen Zähnen ist die Korrektur mit einer festen Zahnspange oder mit den moderneren Techniken der Kieferorthopädie. Natürlich können die Zähne nicht nur schief, sondern auch noch dunkel und abgeknirscht sein. Ich vermute, dass ich Sie als Patienten nicht zufriedenstellen würde, wenn ich mit viel Aufwand Ihre abgeknirschten und dunklen Zähne wieder in eine Reihe stelle. Dann sind sie zwar gerade, aber immer noch abgeknirscht.

In solchen Fällen bietet sich die prothetische Korrektur Ihrer Frontzähne an. Prinzipiell bedeutet das, dass Ihre Zähne abgeschliffen werden und durch Kronen oder sogenannte Verblendschalen Farbe, Form und Stellung Ihrer Zähne korrigiert werden.

Wenn die ästhetische Korrektur im Fokus steht, bieten sich die Verblendschalen an – oder auch Veneers genannt. Das Prinzip dahinter trifft man im Alltag oft an: Außen hui und innen pfui. Pfui stimmt ja nicht ganz, aber prinzipiell müssen die Zähne von innen (also zur Zunge oder zum Gaumen) nicht so toll aussehen wie nach außen. Das ist so ähnlich wie bei der Motorhaube Ihres Autos – oder haben Sie schon mal einen lackierten Motorraum gesehen?

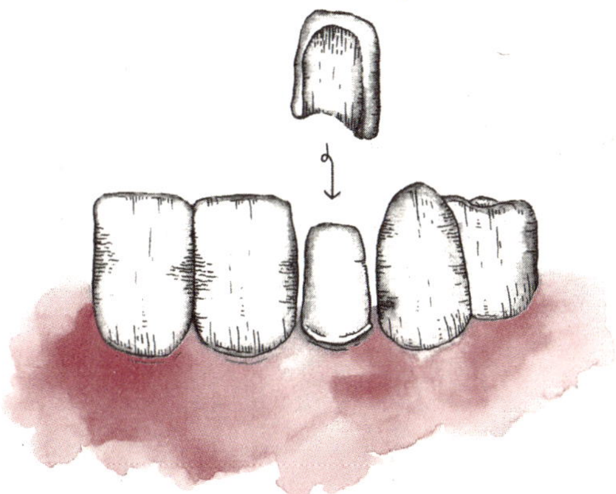

Natürlich ist das der Traum vieler Patienten: perfekte und gerade stehende, makellose Zähne. Und es klingt ja nicht besonders schwierig, wenn das alles mit ein paar Keramikschalen, die außen auf die Zähne geklebt werden, erreicht werden kann.

Trotzdem sollten Sie hier aufpassen, denn in der Regel muss etwas vom Zahn abgeschliffen werden – und das, obwohl der Zahn ja völlig gesund ist. Denn klar ist: Das, was außen draufgeklebt wird, muss vorher vom Zahn weggeschliffen werden.

Eine Zahnverschönerung mit Veneers muss wirklich gut überlegt werden – sie ist erstens ziemlich aufwendig und zweitens ziemlich teuer. Zusätzlich ist es nicht ganz einfach, die richtige Zahnform und -farbe für das jeweilige Gesicht zu finden – Sie können sich vorstellen, dass die Zähne von Arnold Schwarzenegger im Gesicht von Claudia Schiffer vielleicht nicht so gut wirken. Auch bei einer 70-jährigen Patientin wirken jungfräuliche und durchschimmernde Schneidekanten an den Frontzähnen irgendwie seltsam.

Leider wird Ihnen als Patient manchmal suggeriert, es ginge schlicht darum, einen Abdruck zu machen, Verblendschalen anzufertigen und dann einzukleben, aber es ist meist nicht so. Hier braucht es schon einen sehr erfahrenen Zahnarzt, der sich im Bereich Ästhetik auskennt, und zusätzlich einen sehr guten Zahntechniker, der für Ihr Gesicht und Ihr Alter passende Zähne herstellt. Ein guter und erfahrener Zahnarzt zeigt Ihnen das mögliche Ergebnis im Vorfeld mit Provisorien, die fast schon so gut aussehen wie die Keramikveneers.

Die Technologie ist heute sogar noch viel weiter. Mittlerweile gibt es Programme, die Ihr Gesicht scannen und auf dem Bildschirm täuschend echt verschiedene Zahnformen und -längen in Ihren Mund einblenden, sodass Sie genau wissen, was auf Sie zukommt.

Wenn Sie sich für eine Veneerbehandlung entscheiden, dann fragen Sie nach, ob es eine Möglichkeit gibt, die Zähne im Vorfeld schon einmal in Ihrem Mund zu sehen – ob als Provisorien oder virtuell, spielt keine Rolle. Aber das mögliche Ergebnis müssen Sie vorher einmal gesehen haben, denn danach gibt es keinen Weg zurück.

Möglicherweise muss man gar nichts von Ihren Zähnen wegschleifen und kann nur sogenannte »Add-ons« anfertigen. Das sind hauchdünne Keramikschalen, die wirklich nur wie ein Dachziegel außen auf den Zahn geklebt werden. Auch hier sollten Sie etwas aufpassen, denn Sie können sich vorstellen: Alles, was außen draufkommt, macht Ihre Zähne dicker. Wenn eine bestimmte Dicke Ihrer Frontzähne überschritten ist, wirkt das manchmal überhaupt nicht schön und kann auch beim Sprechen störend sein. Wäre ja blöd, wenn Ihre Zähne jetzt schön sind, Sie aber plötzlich ein wenig lispeln.

Daher benötigen Sie bei Add-on-Veneers unbedingt eine Probephase, z. B. mit Provisorien, die fast schon so gut aussehen wie die echten Zähne.

Natürlich kommt immer die Frage: Wie lange hält das denn? Veneers aus Keramik sind dem Zahnschmelz sehr ähnlich und werden direkt mit dem Zahn verklebt, sodass eigentlich bei guter Pflege nichts dagegenspricht, dass diese Schalen sehr lange halten. Gerade bei starken Kaubelastungen und nächtlichem Knirschen ist eine Schutzschiene für die Nacht empfehlenswert (siehe Kapitel »*Better safe than sorry*«).

Auf der anderen Seite werden Sie selber auch älter und irgendwann kann es schon sein, dass die Veneers nicht mehr so ganz zu Ihrem Gesicht passen – aber dann können Sie ja im Gesicht nachhelfen lassen.

Vielleicht eines noch: Wir hatten oben einmal über abgeknirschte Zähne gesprochen. Wenn das bei Ihnen der Fall ist und Sie denken über Veneers nach, sollte vor der Behandlung nach der Ursache gesucht werden – ist es der Stress, den Sie nachts verarbeiten, oder sind es irgendwelche Habits? Denn Sie können sich vorstellen, dass die Keramikschalen sehr spröde sind und bei starken Knirschbewegungen gerne einmal abplatzen oder frakturieren. Und wenn das Knirschen weitergeht, dann sehen Ihre Zahnveneers auch bald so aus wie Ihre Zähne vorher.

Verblendschalen (Veneers) zur Verbesserung der Ästhetik klingen toll und einfach. Sie sind aber eine der schwierigsten Behandlungen der gesamten Zahnheilkunde. Mein Tipp wäre hier, einen wirklichen Profi um Rat zu fragen und auch auf den Zahntechniker zu achten. Die Homepage der *Deutschen Gesellschaft für ästhetische Zahnheilkunde e. V.* ist hier eine gute Adresse *(www.dgäz.de)*. Lassen Sie sich mal ein paar Arbeiten zeigen und schauen Sie, ob es Ihnen gefällt oder ob es Ihnen »zu langweilig« oder auch »zu auffällig« ist. Auch Vorsicht bei Knirschern – das muss vorher abgecheckt werden.

PATIENTENTIPP

Veneers oder Verblendschalen aus rein kosmetischen Gründen werden von den gesetzlichen und privaten Kostenträgern nicht übernommen oder bezuschusst. Gibt es jedoch eine medizinische Notwendigkeit, gewährt die gesetzliche Krankenkasse einen Zuschuss entsprechend einer Teilkrone. Private Krankenkassen übernehmen bei gegebener medizinischer Notwendigkeit entsprechend dem Tarif. Solche aufwendigen Behandlungen sollten nicht ohne vorherigen Kostenvoranschlag begonnen werden.

KOSTENCHECK

Mein Zahnfleisch ist flöten gegangen …

Kennen Sie das? Jemand lacht Sie an und eigentlich sieht man nur Zähne, so weit man schauen kann. Irgendwie kein Zahnfleisch mehr in Sicht, und das wirkt sehr befremdlich.

Für die allermeisten Patienten sind strahlend weiße Zähne das Wichtigste. Strahlend weiße Zähne sind aber nur schön, wenn der Rahmen stimmt. Das ist so ähnlich, wie wenn Sie ein Originalgemälde von Vincent van Gogh besitzen und es mit Reißzwecken an die Wand pinnen – sieht dann irgendwie auch nicht mehr nach weltberühmter Kunst aus.

Wir Zahnärzte sagen deswegen ganz gern: Die rot-weiße Ästhetik muss stimmen – also das Zusammenspiel zwischen Zahnfleisch und Zähnen. Zu viel Zahnfleisch sollte aber auch nicht sein – dann stimmt auch etwas nicht, aber dazu später.

Ab wann ist zu wenig Zahnfleisch da und Sie sollten sich Gedanken machen? Wenn Sie sich einmal im Spiegel anschauen, wäre es perfekt, wenn Sie bei richtig starkem Lachen die Zwischenräume zwischen den Zähnen (Papillen) und ca. 2–3 mm an Zahnfleisch an den Zähnen sehen. Sie können ohne Grund nicht lachen? Okay, passen Sie auf: »Kommt ein Skelett zum Zahnarzt. Sagt der Zahnarzt: Ihre Zähne sind in Ordnung, aber Ihr Zahnfleisch macht mir Sorgen!« Und jetzt schnell in den Spiegel schauen.

Mehr als 2–3 mm an Zahnfleisch zu zeigen ist schon wieder nicht so gut und wird als unästhetisch wahrgenommen. Leider können Sie das kaum beeinflussen – denn Sie lachen nun mal so, wie Sie lachen. Es gibt zwar ein paar Möglichkeiten, ein zu hohes Lachen zu beeinflussen. Diese Behandlungen sind aber chirurgische Eingriffe und sollten schon sehr genau bedacht werden. Wir werden uns im nächsten Kapitel die Möglichkeiten genauer ansehen.

Wenn Ihr Zahnfleisch allerdings schon etwas zurückgegangen ist und Ihre Zahnhälse beim Lachen aufblitzen, ist es möglich, das Zahnfleisch wiederaufzubauen. Man nennt diese Behandlung eine »Rezessionsdeckung« und es handelt sich um einen ambulanten chirurgischen Eingriff. Hierbei wird Zahnfleisch von Ihrem Gaumen entnommen und in den Frontzahnbereich transplantiert. Diese Behandlung ist ein wenig mein persönliches Spezialgebiet, aber ich gebe schon zu, dass mich die Patienten etwas fragend ansehen, wenn ich ihnen eröffne, dass ich ein Stückchen ihres Gaumens wegschneiden möchte.

Klingt ziemlich fies, ich weiß, und in der Regel führt man diese Behandlung nicht nur aus kosmetischen Gründen durch. Denn jeder chirurgische Eingriff beinhaltet Risiken wie z. B. starke Nachblutungen oder Entzündungen. Wenn wir als Zahnärzte die Indikation für eine Rezessionsdeckung stellen, sind meistens medizinische Gründe gegeben, wie z. B. ein mögliches Fortschreiten des Zahnfleischrückgangs oder stark überempfindliche Zahnwurzeln. Die Ästhetik wird damit auch verbessert, aber das ist eher eine Begleiterscheinung.

Wenn Sie beim Lachen Ihre Zahnhälse zeigen und Sie das stört, kann man über eine Zahnfleischkorrektur nachdenken. Allerdings sind das ziemlich diffizile Eingriffe, die in eine Spezialistenhand gehören.

Eine gute Anlaufstelle ist hier die Homepage der *Deutschen Gesellschaft für Parodontologie e. V. (www.dgparo.de)*. Spezialisten dieser Fachgesellschaft sind zertifizierte Experten in ihrem Bereich und kennen sich in der Regel auch mit der Korrektur von Zahnfleisch gut aus.

Ihre Zähne sehen ganz gut aus, aber Ihre Zahnhälse blitzen beim Lachen durch? Eine Zahnfleischtransplantation kann helfen, ist jedoch ein chirurgischer Eingriff und technisch nicht ganz einfach. Hier am besten einen Spezialisten aufsuchen. Der hat diese operativen Techniken nach dem Studium zusätzlich an der Universität gelernt und kann auch gut einschätzen, ob es in Ihrem Fall Sinn macht. Schauen Sie mal auf *www.dgparo.de/Spezialistensuche* nach.

PATIENTENTIPP

Ein Zahnfleischaufbau aus rein kosmetischen Gründen wird von der gesetzlichen und privaten Krankenkasse nicht übernommen oder bezuschusst – und ganz ehrlich, er ist auch aus medizin-ethischer Sicht nicht sinnvoll. Bei medizinischer Indikation (z. B. Voranschreiten des Zahnfleischverlustes oder extreme Überempfindlichkeit der freiliegenden Zahnwurzeln) übernimmt die private Krankenkasse die Behandlung entsprechend dem gewählten Tarif. Zahnfleischaufbauten sind nicht im Leistungskatalog der gesetzlichen Krankenkassen. Gesteigerte Gebührensätze müssen begründet werden. Alle Steigerungssätze über dem 3,5-fachen Satz werden nicht von den privaten Krankenkassen übernommen. Gerade nach solchen aufwendigen Eingriffen kommt es oft zur Ablehnung von einzelnen Gebührenziffern – hier hilft in der Regel ein klärender Arztbrief oder die Aushändigung des OP-Berichtes an die Krankenkasse.

KOSTENCHECK

Darf es denn ein bisschen mehr sein? Mein Zahnfleisch nervt …

Im vorherigen Kapitel haben wir es schon einmal besprochen. Beim Lachen sollten Sie im Idealfall ca. 2–3 mm an Zahnfleisch zeigen. Wenn Sie beim Lachen Ihr komplettes Zahnfleisch entblößen, können Sie nichts dafür, das ist genetisch so bestimmt und hat etwas mit Ihrem Oberkiefer und der Stärke Ihrer mimischen Muskeln zu tun.

Während meiner Zeit als Zahnarzt in Amerika hatte ich einmal so einen extremen Patientenfall, bei dem der komplette Zahn überhaupt nicht mehr zu sehen war – das Zahnfleisch war bis zur Schneidekante gewachsen. Das ist dann nicht mehr genetisch bestimmt – dafür sind Medikamente oder andere Substanzen verantwortlich.

Es muss nicht immer so extrem sein, aber wenn man beim Lachen mehr Zahnfleisch als Zahn sieht, kann das manchmal nicht besonders schön aussehen. Keine Angst, zu viel Zahnfleisch beim Lachen ist eher der seltene Fall. Meistens ist zu wenig Zahnfleisch da, aber das haben wir ja im vorigen Kapitel schon geklärt.

Machen wir mal einen Test, wenn Sie meinen, dass Sie das betrifft. Schauen Sie sich Ihre Zähne einmal beim Lachen an. Geht wieder nicht? Okay: »Treffen sich ein Augenarzt und ein Ohrenarzt. Sagt der Augenarzt: ›Sie sehen aber gut aus.‹ Darauf der Ohrenarzt: ›Das hört man aber gern!‹« Hat geklappt? Normalerweise sind Zähne etwa 1,5-mal so lang, wie sie breit sind. Irgendwie stimmt das bei Ihnen nicht und die Zähne sehen eher wie eine bekannt gewordene Schokoladenmarke aus – quadratisch, praktisch, gut?

Sie sehen, Ihr Zahnfleisch steht einfach nicht an der richtigen Stelle und bedeckt zu viel von Ihrem Zahn. Wir Zahnärzte sprechen von einem »verzögerten passiven Zahndurchbruch«. Das heißt, das Zahnfleisch ist nach dem Durchbrechen der Zähne nicht von selber an die Stelle gerutscht, an die es gehört.

Die gute Nachricht: Medizinisch spielt das keine Rolle. Wenn Sie das jedoch stört – und manchmal geht es wirklich so weit, dass man sich durch das viele Zahnfleisch bei jedem Essen wehtut – ist es möglich, das Zahnfleisch zu korrigieren.

Es klingt ein wenig martialisch, aber man schneidet das überschüssige Zahnfleisch weg und versucht mit ein paar Tricks, es jetzt in dieser Position zu halten. Denn natürlich will Ihr Zahnfleisch wieder in die angestammte Position zurück.

Klingt alles ziemlich einfach, aber Vorsicht! Diese Eingriffe sind von höchster Schwierigkeit und wollen sehr gut vorbereitet sein. Sie können sich vorstellen, wenn nur ein Millimeter zu viel Zahnfleisch weggeschnitten wurde und plötzlich die Zahnwurzeln freiliegen, dann haben wir ein Problem. Auch hier sind Spezialisten für Parodontologie die richtigen Ansprechpartner. Und auch bei dieser Art der Behandlung gilt: Lassen Sie sich vorher das vermutliche Ergebnis zeigen: Denn das ist mit eingefärbten Kunststoffschienen gut zu simulieren.

In der Schule ist schon einmal der Spruch Pferdegebiss gefallen und Ihre Zähne sind ziemlich quadratisch? Dann haben Sie wahrscheinlich zu viel Zahnfleisch um Ihre Zähne. Das ist meistens nur ein kosmetisches Problem und kann gelöst werden – aber auch hier bitte niemals ohne einen Testlauf (also eine Simulation des Ergebnisses, z. B. mit einer Schiene).

PATIENTENTIPP

Eine Korrektur von Zahnfleisch (Kronenverlängerung) ist nicht Teil der Leistungen der gesetzlichen Krankenkassen. Private Kostenträger übernehmen je nach Tarif bei medizinischer Indikation. Auch bei diesen komplizierten Eingriffen kommt es in manchen Fällen zur Ablehnung von einzelnen Gebührenpositionen durch den privaten Kostenträger. Hier hilft ein Arztbrief oder eine Kopie des OP-Berichtes.

KOSTENCHECK

7.

SPORT IST MORD

AUCH FÜR DIE ZÄHNE?

Sport ist gesund – das wissen wir alle. Aber es gibt auch Sportarten, die gewisse Risiken für die Zahngesundheit mit sich bringen. Ich denke hier an Eishockey, Handball oder Boxen. Jungfräuliche Frontzähne werden Sie bei diesen Sportlern nur ganz selten finden. Und über die Erstversorgung nach Zahnverletzungen haben wir uns ja schon im Kapitel »*Ich habe die Schlägerei gewonnen*« unterhalten.

Ein anderer Punkt ist aber auch nicht ganz unwichtig – der Zustand der Zähne und des Zahnfleisches können gerade für Leistungs- und Profisportler eine große Rolle in Bezug auf die Leistungsfähigkeit spielen.

Sicher denken Sie jetzt, Leistungssportler achten sowieso auf ihre Gesundheit und werden wohl auch eine gute Zahngesundheit haben, denn sie sind jung, körperlich fit und lächeln mit makellosen Zähnen von vielen Werbetafeln und Fernsehspots, oder?

Schauen Sie sich einmal folgende Studienergebnisse des renommierten *Eastman Dental Institutes* an: 55 % der Athleten bei den Olympischen Sommerspielen 2012 in London hatten Zahnkaries und 76 % zeigten eine Zahnfleischentzündung. Die Werte sind signifikant höher als in der Gesamtbevölkerung, obwohl Profisportler deutlich jünger und körperlich gesünder sind. Irre, oder?

Wenn man bedenkt, dass aufgrund einer akuten Infektion, die bei so einem Zahnstatus jederzeit möglich ist, der komplette Trainingsplan durcheinandergerät oder sogar ein wichtiger Wettkampf Schaden nimmt, ist das schon verwunderlich.

Daher möchte ich Ihnen in diesem Kapitel ein paar Aspekte des Breiten- und Leistungssports aus Sicht der Zahngesundheit aufzeigen. Wenn Sie das nicht betrifft und Sie es eher mit Winston Churchill halten (»No sports!«), können Sie das Kapitel einfach überspringen. Wenn Sie aber Profisportler sind und sowieso versuchen, an jedem Schräubchen zu drehen, um mehr Leistung abzurufen, dann sollten Sie dieses Kapitel verschlingen.

Ich bin Profisportler – wie besiege ich endlich meinen Angstgegner?

Dass Sie jetzt wirklich durch meine Empfehlungen den entscheidenden Elfmeter in der Verlängerung abgebrüht in die Ecke schieben, kann ich Ihnen nicht garantieren. Aber aus den wissenschaftlichen Untersuchungen, die ich eben vorgestellt habe, wird klar, dass Profisportler einige Risikostellen im Mund haben. In wissenschaftlichen Studien an Profisportlern aus England wurde festgestellt, dass ein Drittel der Athleten angab, aufgrund von Problemen im Mund schon einmal Einschränkungen ihrer Leistungsfähigkeit erfahren zu haben.

Vielleicht machen wir es an einem Beispiel konkreter. Stellen Sie sich vor, Sie wachen nach einer perfekten Trainingsvorbereitung am Tag eines entscheidenden Wettkampfes auf und Ihre Backe ist leicht geschwollen – ein Abszess an einem Zahn, der schon lange eine Karies hatte. Meistens kommen bei einem Zahnabszess Fieber und Abgeschlagenheit dazu, und das genau am Tag des Wettkampfes – extrem unglücklich. Und gar nicht so unwahrscheinlich, denn mehr als die Hälfte aller Profisportler haben nicht behandelte Kariesstellen – deutlich mehr als in der »normalen« Bevölkerung.

Die Hauptgründe dafür liegen wahrscheinlich wieder einmal in den Getränken. Sport-Drinks enthalten viel Zucker und sind zusätzlich noch ziemlich sauer. Denken Sie an das Kapitel »*An apple a day keeps the dentist away*«. Einen halben Liter Sport-Drink zum Mittag- oder Abendessen zu trinken, ist kein Problem. Aber bei jeder kurzen Trainingspause ein Schlückchen vom isotonischen Durstlöscher zu nehmen, ist das Schlechteste, was Sie für Ihre Zähne machen können.

Hinzu kommt noch ein geringerer Speichelfluss durch die hohe Anstrengung und der ein oder andere hochkalorische Energieriegel – und fertig ist der perfekte Kariescocktail.

Das zeigt auch eine aktuelle klinische Studie, die Amateur- mit Profisportlern verglichen hat. Profisportler hatten deutlich schlechtere Mundverhältnisse hinsichtlich Karies und Zahnfleischentzündung, obwohl die Mundhygiene bei beiden Gruppen ähnlich war. Das zeigt doch, dass äußere Einflüsse wie Getränke oder Ernährung eine große Rolle spielen.

Natürlich verstehe ich auch jeden Profisportler, der für seinen hohen Grundumsatz schnell durch Zucker Kalorien zuführen muss, für die Mundgesundheit ist das jedoch nicht ideal. Ich selber habe in meiner Jugend leistungsmäßig Tennis gespielt. Und sogar auf meinem halb professionellen Niveau war das Traubenzucker-Täfelchen immer in meiner Tennistasche und wurde bei fast jedem Wettkampf gebraucht. Und ich gebe zu, dass ich nach einem anstrengenden Drei-Satz-Match oft ohne Zähneputzen ins Bett gefallen bin – viel besser kann man es für die Kariesbakterien im Mund nicht machen.

Neben den Kariesstellen, die jederzeit zu Problemen führen können, ist ein anderer Aspekt auch noch zu bedenken. Eine bestehende (chronische) Entzündung kann zu einer generellen Leistungsminderung führen – in der Studie an den Olympiaathleten in London zeigten fast 76 % aller Profiathleten eine Zahnfleischentzündung. Wissenschaftliche Untersuchungen konnten nachweisen, dass bei einer generalisierten Zahnfleischentzündung die entzündete Fläche in etwa so groß sein kann wie Ihre Handfläche.

Sie können sich vorstellen, dass so eine große Fläche voller Bakterien Ihr Immunsystem ganz schön beschäftigt. Dazu kommt, dass bei einer generalisierten Zahnfleischentzündung häufig Bakterien in die Blutbahn gelangen, was Ihr Immunsystem noch mehr auf Trab halten wird.

Man kann also sicher sagen, dass Ihr Immunsystem – lokal und systemisch – mit einer generalisierten Zahnfleischentzündung mehr gefordert ist als bei einem gesunden Menschen. Und es ist zu vermuten, dass das an Ihrer gesamten Leistungsfähigkeit knabbern wird.

Natürlich sind diese Aspekte der Leistungsfähigkeit nur ein kleines Mosaikteilchen im ganzen Puzzle, und nur weil Ihr Zahnfleisch tipptopp ist, werden Sie jetzt nicht alle Pokale holen, von denen Sie schon immer geträumt haben.

Im Profisport aber sind die Leistungsunterschiede sehr gering und daher könnte so eine generalisierte Entzündung im Körper schon einmal über Sieg und Niederlage entscheiden. Die Nummer eins der Welt trennt vielleicht nur ein halbes Prozent körperliche Leistung von der Nummer 100. Hinzu kommt, dass gerade im Profisport der psychischen Leistungsfähigkeit, wie z. B. dem Verhalten in Drucksituationen, genauso viel Bedeutung zukommt, und diese leidet durch eine chronische Entzündung ebenfalls. Vielleicht holen Sie also durch ein gesünderes Zahnfleisch ein Quäntchen mehr Leistungsfähigkeit heraus und besiegen endlich einmal Ihren Angstgegner.

Möglicherweise überzeugt Sie ein wissenschaftliches Beispiel aus dem Fitnessstudio. Diese durch Wissenschaftler durchgeführten Messungen wurden zwar an Amateursportlern vorgenommen, sind aber trotzdem beeindruckend: In einer brasilianischen Studie kam heraus, dass jeder Millimeter mehr Taschentiefe (also einfacher gesprochen: je stärker die Zahnfleischentzündung) den Fitnessstatus der Amateursportler um 69 % verschlechterte.

Diese Zahlen passen ganz gut zu den klinischen und wissenschaftlichen Erfahrungen über die Auswirkungen von Zahnfleischentzündungen auf die körperliche Gesundheit. So ist bekannt, dass Frauen mit einer Zahnfleischentzündung sehr viel häufiger Schwangerschaftskomplikationen und Frühgeburten erleiden. Wir brauchen nicht lange herumreden: Eine Entzündung im Körper ist nicht gut für Sie und Ihre Leistungsfähigkeit.

Gerade in letzter Zeit hat sich in der Zahnmedizin für diesen Bereich eine neue Fachdisziplin herausgebildet mit einer dazugehörigen Fachgesellschaft: die *Deutsche Gesellschaft für Sportzahnmedizin e. V. (www.dgszm.de)*. Durch den engen Kontakt mit Spitzensportlern wurden Techniken und Trainingspläne entwickelt, mit denen Leistungen von Spitzen- und Breitensportlern möglicherweise verbessert werden können. Natürlich werden Sie mit einem gesunden Zahnfleisch nicht automatisch die Nummer eins der Tenniswelt, aber vielleicht hilft es Ihnen, endlich im dritten Satz konzentriert den Breakball zu nutzen.

Für Sie als Profisportler ist eine konsequentere Vorbeugung in Hinblick auf Zahnkaries sehr wichtig – siehe Kapitel »*Zahnbürste, Zahnseide, Zahnzwischenraumbürsten*«. Ich verstehe, dass man als Profisportler, der ständig irgendwo anders ist, keine Lust oder Zeit hat, sich einen festen Zahnarzt zu suchen – aber sinnvoll wäre es schon, damit Ihnen vor dem entscheidenden Match nicht ein Zahnabszess dazwischenkommt. Lesen Sie auch nochmal das Kapitel »*An apple a day keeps the dentist away*«, denn die hier besprochenen Aspekte sind entscheidend, um eine böse Überraschung zu vermeiden. Ihr größtes Augenmerk sollten Sie auf die Getränke legen. Es spricht nichts gegen hochkalorische Getränke, um Ihre Kohlehydratspeicher wieder aufzufüllen, aber nicht Schluck für Schluck zum Durstlöschen über den Tag verteilt. Lieber die gleiche Menge an Sport-Drinks zu den Hauptmahlzeiten und zwischendurch Wasser – aus Sicht der Mundgesundheit viel besser.

Ein zweiter Aspekt ist die Verbesserung Ihres Zahnfleisches und die Verringerung der Entzündung im Mund. Wenn Ihr Zahnfleisch blutet oder Sie vielleicht eine genetische Neigung zu Zahnfleischentzündungen und Parodontose haben, sollten Sie sich einen Zahnarzt suchen, der eine Grundausbildung im Bereich der Sportzahnmedizin hat. Die zertifizierten Team-Zahnärzte der *Deutschen Gesellschaft für Sportzahnmedizin e. V.* helfen hier sicherlich weiter.

Oft haben Leistungs- und Profisportler eine schlechte Mundgesundheit. Das kann z. B. bei Kárieslöchern Trainingspläne durchkreuzen und bei Zahnfleischentzündungen Leistungen verringern. Daher empfiehlt es sich dringend, beides kontrollieren zu lassen – idealerweise bei einem Zahnarzt, der sich im Bereich Sportzahnmedizin fortgebildet hat. Versuchen Sie auch Ihr Trinkverhalten während des Trainings umzustellen!

PATIENTENTIPP

Einige meiner Profisportlerkollegen tragen Schienen – bringt das etwas?

Zahnschienen sind nichts anderes als ein Kunststoffüberzug über den Zähnen, den man rein- und rausnehmen kann. Gerade bei den Schienen für Sportler gibt es unendlich viele Arten und – ehrlich gesagt – bei den allermeisten Schienen ist auch ein wenig »Glauben« dabei. So ähnlich wie Ihr Tick, den Fußballplatz immer zuerst mit dem rechten Fuß zu betreten? Das hilft Ihnen ja auch, oder?

Bei Sportlerschienen kann man zwei grundlegende Schienen unterscheiden: eine Schutzschiene (wie z. B. beim Eishockey oder Boxen) und eine leistungsfördernde Schiene, eine sogenannte Performance-Schiene.

Wenn Sie Profisportler sind, dann lesen Sie das Wort »leistungsfördernd« wahrscheinlich mit großem Interesse. Ein paar Promille mehr Leistung herauszuholen, könnte schon einen großen Einfluss auf Ihre sportliche Situation haben.

Ich will Ihnen hier nicht zu viel versprechen, aber trotzdem einmal die Wirkung einer Performance-Schiene erklären – wenigstens in der Theorie.

Denn viele wissenschaftliche Beweise für eine messbare Leistungssteigerung existieren für diese Schienen nicht. Der biologische Hintergrund einer Kunststoffschiene auf den Zähnen liegt wohl in einer Art »Deprogrammierung« der Bisssituation. Durch die Kunststoffschiene wird die Bisshöhe verändert und das entspannt Ihre Kaumuskulatur und die Kiefergelenke. In der Orthopädie gibt es ein ähnliches Phänomen. Sie kennen doch sicher den Begriff »Schonhaltung«. Das bedeutet, dass aufgrund von Schmerzen und verspannter Muskulatur eine Haltung eingenommen wird, die die Muskeln und Gelenke weiter belastet. Und schon beginnt ein Teufelskreis, den Orthopäden in der Regel mit starken Schmerzmitteln unterbrechen.

Prinzipiell ist so eine Überbelastung der Muskulatur und der Gelenke im Mund auch möglich, denn viele Leistungssportler bauen Stress während des Wettkampfes über die Zähne ab. Schauen Sie sich Fotos von Gewichthebern während des Wettkampfes an – zusammengebissene Zähne und stark angespannte Kaumuskeln.

Die Kunststoffschiene auf den Zähnen sorgt also für eine »Deprogrammierung« Ihrer Muskulatur und Gelenke. Und logisch ist doch schon, dass wenn Ihre Gesichts- und Kaumuskeln jetzt durch eine Schiene und eine veränderte Aufbisssituation weniger Kraft benötigen, Ihre Arme oder Beine vielleicht mehr leisten könnten. Denn ich gehe nicht davon aus, dass Sie Ihren Golfschwung mit den Kaumuskeln durchführen …

Eine solche Aufbissschiene kann während des Wettkampfes

oder während des Trainings verwendet werden. Bevor Sie jetzt vor Ihrem nächsten Turnier noch schnell zum Zahnarzt rennen, möchte ich aber nochmals klarstellen: Ob durch die Schiene wirklich eine Leistungssteigerung erzielt werden kann, ist wissenschaftlich noch nicht geklärt. Aber sie schadet Ihnen auch nicht, und wenn Sie keine Leistungssteigerung spüren, können Sie die Schiene immer noch nachts als Knirscherschiene verwenden.

Natürlich hängt der Effekt einer Performance-Schiene auch von der Sportart ab – beim Hallenhalma würde ich jetzt z. B. weniger Effekt erwarten als beim Gewichtheben. Auf der anderen Seite scheinen konzentrationsintensive Sportarten wie z. B. Biathlon auch von dieser Therapie zu profitieren. So zeigen einige Erfahrungen von Sportzahnärzten, dass durch eine Performance-Schiene die Standfestigkeit des Biathleten beim Schießen schneller erreicht werden könnte.

Die zweite Art Schiene für Sportler ist eine Schutzschiene. Hier geht es eher darum, die Zahnstrukturen durch eine größere Schiene zu schützen. Das brauchen Sie beim Golfen wahrscheinlich nicht – außer Ihr Flightpartner probiert gerade einen neuen Driver aus. Wenn Sie aber gerne boxen oder in der Eishockeymannschaft spielen, ist das schon eine sinnvolle Investition. Denken Sie an so eine Schiene auch bei Ihren Kindern. Bis zu 39 % aller Zahn- und Mundverletzungen bei Kindern passieren beim Sport.

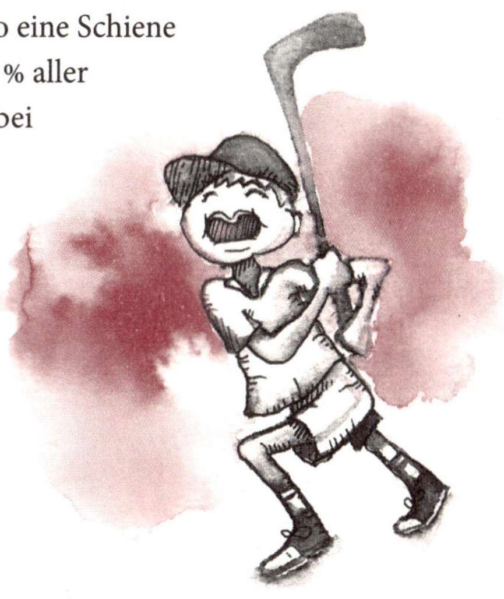

Eine Sonderform, die aber auch die Leistung bei Sportlern beeinflussen kann, sind Schlafschienen. Auch in diesem Bereich (siehe Kapitel »*Better safe than sorry*«) hat sich in der Zahnmedizin eine komplett eigene Fachgesellschaft gebildet: die *Deutsche Gesellschaft für zahnärztliche Schlafmedizin*.

Was es nicht alles gibt! … Aber der Hintergrund ist auch hier: Wer schlecht schläft, kann nur sehr schwierig eine perfekte Leistung abrufen. Wenn Sie also häufig mit schlechtem Schlaf zu kämpfen haben und/oder stark schnarchen, gibt es spezielle Ansprechpartner in der Zahnheilkunde, die Ihnen helfen können.

Da diese Fachdisziplin sehr spezialisiert ist, macht es wirklich Sinn, einen fortgebildeten Zahnarzt aufzusuchen, wenn bei Ihnen dieses Problem besteht – und das ist für einen Spitzensportler natürlich von großer Wichtigkeit. Die Homepage der *Deutschen Gesellschaft für zahnärztliche Schlafmedizin (www.dgzs.de)* kann Ihnen hier sicherlich weiterhelfen.

Lassen Sie uns ehrlich sein: Ein Kunststoffschienchen über Ihre Zähne wird Sie jetzt nicht zur Nummer eins der Welt machen. Aber ein gewisser Effekt in speziellen Sportarten ist schon denkbar – und das ohne großen Schaden. Wichtig ist auch ein Sportmundschutz, insbesondere bei Kindern, die Kontaktsportarten betreiben (z. B. Hockey oder Kampfsport).

PATIENTENTIPP

Schienen zur Leistungssteigerung (sogenannte Performance-Schienen) werden von den gesetzlichen und privaten Krankenkassen nicht übernommen. Ist ein medizinischer Befund vorhanden (z. B. Knirschen oder Schnarchen), übernehmen die gesetzlichen und privaten Krankenkassen auf Antrag die Behandlung und Anfertigung der Schiene teilweise oder komplett – je nach gewähltem Tarif.

KOSTENCHECK

Kann ich denn als Amateursportler auch etwas tun?

Würde ich Ihnen jetzt sagen, dass Sie jedes Match gewinnen, wenn Sie Ihre Zähne fit bekommen, würde ich den Effekt der zahnärztlichen Therapie sicherlich überschätzen. Aber natürlich gelten die gleichen Prinzipien wie im Profisport auch für den Amateur- und Breitensport.

Eine gute Mundgesundheit scheint am allerwichtigsten – sodass der Körper beim Sport seine perfekte Leistung bringen kann. Gerade für den Breitensport spielt aber ein anderer Aspekt der Mundgesundheit noch eine viel größere Rolle. Nämlich, dass bei starker Anstrengung durch den Sport der Körper nicht noch mit Entzündungen zu kämpfen hat. So etwas ist nicht ungefährlich für Ihr Herz-Kreislauf-System. Das ist vergleichbar mit der alten Empfehlung, bei einer Erkältung nicht in die Sauna zu gehen. Die Belastung durch die Hitze ist dann zu viel Stress für Ihren Körper, wenn er sowieso mit einer Erkältung zu kämpfen hat.

Ob die individuell hergestellte Sportlerschiene Ihnen als Breitensportler viel hilft, wage ich jedoch zu bezweifeln, denn hier geht es wirklich darum, bei Profisportlern das letzte Quäntchen an Leistungsfähigkeit herauszuholen. Schaden kann es wahrscheinlich nicht, aber ich weiß nicht, ob Sie mit einer Performance-Schiene in der Kreisklasse 2 nicht eher belächelt werden.

Unabhängig von der sportlichen Leistung halte ich die Schlafschienen für sinnvoll, wenn Sie Probleme mit dem Schlafen oder Schnarchen haben.

Für den Breitensportler scheint mir eher die Ernährung vor einem Wettkampf wichtig zu sein. Das ist jetzt aber keine Sache des Zahnarztes, sondern eher des Ernährungsmediziners. Aus Sicht der Zähne ist jedoch ein gutes Zerkleinern der Nahrung sehr wichtig, um während des Wettkampfes nicht zu viel Belastung für den Darm entstehen zu lassen – oder möchten Sie vor dem Matchball wirklich schnell aufs Töpfchen verschwinden müssen?

Im Breitensport wirkt sich die Sportzahnmedizin sicherlich nicht so stark aus wie im Spitzensport. Aber ein gesundes Zahnfleisch und ausreichendes Zerkleinern der Nahrung vor einem Wettkampf gereichen sicher nicht zu Ihrem Nachteil.

PATIENTENTIPP

TEIL 4

DER ALTERNDE ZAHN – VON KLEINEN KRATZERN BIS ZUM TOTALSCHADEN

1.

PUH, WIE DAS RIECHT – ICH HABE PARODONTOSE!

Sie haben das sicher schon einmal erlebt: Auf einer Geburtstagsfeier kommen Sie mit einem sehr netten Menschen ins Gespräch – und plötzlich ist da dieser Geruch in der Luft und die ersten Fliegen gehen auf Abstand. Ich will Ihnen jetzt nicht den Appetit verderben, aber manchmal kommt auch noch der Duft von abgestandenem Zigarettenrauch dazu, und dann vermischen sich diese beiden Gerüche zu einer kaum erträglichen Melange. Egal wie nett dieser Mensch ist – zu genau diesem Zeitpunkt setzt ein Fluchtreflex ein.

Natürlich gibt es viele Gründe für Mundgeruch, aber dieser typische Geruch, der manchmal auch aus Ihrem Duschabfluss kommt, spricht sehr für ein Problem mit dem Zahnfleisch. Vielleicht sollten wir eine Sache nochmal klären: Ich benutze in diesem Buch immer das Wort »Parodontose«, obwohl es eigentlich falsch ist. Es müsste Parodontitis heißen (mit der Endung »-itis« wird in der Medizin eine Entzündung bezeichnet), aber »Parodontose« hat sich bei Nichtmedizinern nun einmal durchgesetzt.

Eben diese Parodontose ist neben Karies die häufigste Erkrankung im Mund. Und – deswegen wird uns Zahnärzten die Arbeit nie ausgehen – beide Erkrankungen liegen unter den am stärksten verbreiteten Krankheitsbildern weltweit. Große wissenschaftliche Untersuchungen zeigen sogar, dass durch Karies und Parodontose mehr Erwerbsjahre verloren gehen als durch alle anderen Erkrankungen.

In den letzten Jahren gibt es jedoch eine deutliche Tendenz: Karies nimmt hauptsächlich durch die Anwendung von Fluorid dramatisch ab, Parodontose eher nicht. Diese Wunderwaffe gibt es für Parodontose leider noch nicht und man geht davon aus, dass ca. 50 % der Bevölkerung an Parodontose leidet. Genau: Statistisch gesehen leiden entweder Sie oder Ihr Lebenspartner an Parodontose.

Trotz dieser starken Verbreitung von Parodontose in der Bevölkerung müssen wir nicht panisch werden. Die schlimmste Folge dieser Erkrankung wäre, einen Zahn zu verlieren. Das ist nicht schön, aber verglichen etwa mit Herz-Kreislauf-Erkrankungen, Tumoren oder Schlaganfällen nicht wirklich dramatisch. Auf der anderen Seite ist Parodontose eine Erkrankung, die durch relativ kostengünstige und wenig belastende Behandlungen in einem frühen Stadium in Griff zu bekommen ist.

Dazu kommt, dass Parodontose eine langsam voranschreitende Krankheit ist – praktisch eine Schnecke. Es dauert Jahre, bis durch diese Erkrankung so viel Knochen abgebaut ist, dass ein Zahn anfängt zu wackeln, und vielleicht sogar Jahrzehnte, bis er dann von selber ausfällt. Wie bei allen Krankheiten gibt es auch hier Sonderformen – z. B. eine schnell voranschreitende Form der Parodontose. Diese Formen sind eher selten, können aber einen dramatischen Verlauf haben, etwa mit Zahnverlust im Jugendalter.

So weit wollen wir es nicht kommen lassen! Daher geht es im nächsten Kapitel um Parodontose, Mundgeruch und wackelige Zähne.

Zurück auf die Schulbank – eine kleine Anatomie- und Pathologiestunde

Es ist doch verwunderlich, dass Ihr Körper solche Maßnahmen ergreift: Knochen abzubauen, Zähne locker werden zu lassen und im schlimmsten Fall den Zahn wie Biomüll einfach durch Herausfallen zu entsorgen. Wenn Sie aber einmal verstanden haben, warum Ihr Körper das macht, ist sogar dieses selbstzerstörerische Verhalten plötzlich nachvollziehbar.

Die Zahn- und Zahnfleischanatomie haben wir schon ein paarmal durchgekaut, aber ein guter Lehrer wiederholt ja gerne. Ein Zahn besteht aus dem Zahnbein im Kern, und im sichtbaren Bereich (über dem Zahnfleisch) umgibt der Zahnschmelz das Zahnbein. Im nicht sichtbaren Bereich, also unter dem Zahnfleisch, ist das Zahnbein von Wurzelzement umgeben. So weit, so gut. Um die Krankheit Parodontose zu verstehen, müssen wir uns nun aber den Details widmen, und zwar der Frage, wie der Zahn im Zahnfleisch und im Knochen aufgehängt ist.

In den Wurzelzement strahlen winzig kleine Fasern ein, die sich bis in den benachbarten Knochen ziehen. Ähnlich einem Spinnennetz – der Zahn hängt also an Millionen von Fasern am Knochen. Das ist auch der Grund, warum Ihr Zahn ganz leicht beweglich ist, wenn Sie stark daran wackeln. Das ist auch gut so, denn wenn Sie auf einen Kirschkern oder ein Stück Knochen im Fleisch beißen, reagiert Ihr Zahn wie eine Federgabel am Mountainbike: Er weicht ein wenig aus. Wenn es dieses »Ausweichen« durch die Fasern nicht gäbe, dann würde Ihr Zahn, der so spröde wie ein Keramikteller ist, bei diesen Aktionen ziemlich schnell zersplittern.

Das Problem an dieser eigentlich sinnvollen Konstruktion ist jedoch, dass durch diese Dämpfung immer ein kleiner Spalt vorhanden ist und auch das Zahnfleisch nur locker mit dem Zahn verwachsen ist. Das merken Sie daran, dass Sie sich manchmal etwas ins Zahnfleisch einbeißen.

Es kommt, wie es kommen muss: Über die Jahre lagern sich Bakterien in diesen Verstecken unter dem Zahnfleisch ein. Je wohler sich die Bakterien fühlen, desto gemeinere Exemplare von ihnen werden angelockt. Und es gibt richtig fiese Exemplare unter den Bakterien, die Ihr Zahnfleisch mit aggressiven Giftstoffen bearbeiten können.

Jetzt beginnt ein epischer Kampf zwischen Ihrem Körper und den Bakterien. Das Problem für Ihren Körper ist allerdings, dass der Zahn und seine Umgebung ein extrem ungünstiges Schlachtfeld sind. Ihr Immunsystem braucht immer viel Raum, um Infektionen zu bekämpfen. Das sehen Sie, wenn Sie mal einen großen Pickel haben – plötzlich hat sich auf Ihrer Haut ein großer Berg gebildet. Das sind die Abwehrzellen Ihres Immunsystems und nicht die Bakterien.

Zwischen den Zähnen ist jedoch wenig Platz für einen Hügel zur Abwehr der Bakterien, daher versucht der Körper, die Reaktion unter das Zahnfleisch zu legen. Ich will unseren Körper ja nicht kritisieren, aber das ist nicht besonders schlau, denn durch die Vergrößerung des Raumes unter dem Zahnfleisch wird der Raum für die fiesen Bakterien noch weiter verbessert. Dann nimmt das Übel seinen Lauf: Durch die vergrößerte Nische vermehren sich die Bakterien stärker und als Reaktion verlegt der Körper den Abwehrbereich weiter nach unten in Richtung des Kieferknochens. Und so weiter und so fort – irgendwann ist die Abwehrreaktion des Körpers an der Wurzelspitze des Zahnes angekommen und der Zahn fällt aus.

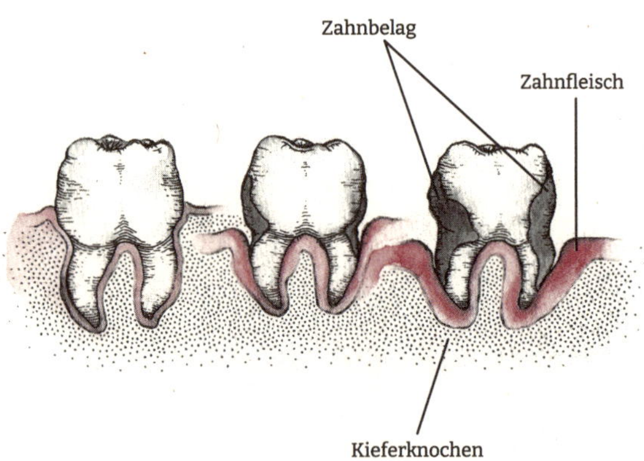

Sie sehen also, die Ursachen für Parodontose sind zwar Bakterien, aber der eigentliche Übeltäter sind Sie selber oder Ihr Immunsystem, das versucht, die Bakterien durch Selbstzerstörung zu bekämpfen. So ähnlich wie in quasi allen Agentenfilmen: »Dieses Tonband wird sich in zehn Sekunden selbst zerstören.« Eine ähnliche Reaktion des Körpers und seines Immunsystems war während der Corona-Pandemie oft zu beobachten. Auch hier sind die schweren Verläufe nicht wirklich durch das Virus direkt entstanden, sondern durch die überschießende Reaktion des Immunsystems.

Durch diesen Selbstzerstörungsmechanismus bilden sich Zahnfleischtaschen und Zahnfleischbluten, und genau das nennt man Parodontose. Zahnfleischtaschen messen wir Zahnärzte mithilfe von Sonden, die in den Spalt zwischen Zahn und Zahnfleisch geschoben werden. Es klingt dann oft so, als ob wir unseren Angestellten gerade die Lottozahlen diktieren. Zahnärzte geben hier die Tiefe der Zahnfleischtasche an unterschiedlichen Stellen des Zahnes an. Als Richtwert kann man sagen: Alles bis drei Millimeter Zahnfleischtaschentiefe ist in Ordnung. Vier Millimeter und mehr ist zu tief und wird Parodontose genannt. Unsere Messsonden gehen bis zwölf Millimeter, und wenn diese Zahl fällt, ist die Situation für Ihren Zahn ziemlich hoffnungslos.

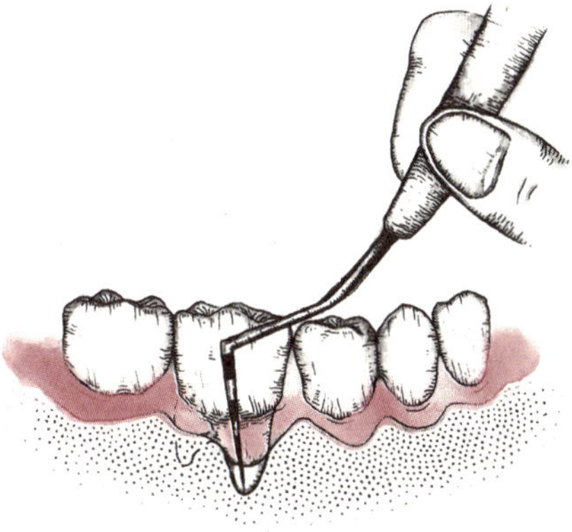

Und warum riecht das jetzt so komisch? Nun, das kommt durch die Bakterien. Bakterien, die ohne Sauerstoff leben und für die die Nische unter dem Zahnfleisch perfekt ist (sogenannte Anaerobier), sind richtige Stinktiere.

Ein erstes Alarmsignal für Parodontose ist länger anhaltendes Zahnfleischbluten. Wenn man Parodontose am Geruch bemerkt, muss dringend gehandelt werden. Sie selber riechen das meist nicht, aber Ihr Lebenspartner schon. Also fragen Sie mal nach, denn je früher behandelt, umso besser.

PATIENTENTIPP

Wie kriegt man die lockeren Zähne wieder fest – Kleber für die Zähne?

Beim Handwerker ist das ziemlich einfach: Wenn etwas locker ist, dann wird es wieder befestigt. Leider ist das bei Zähnen nicht so einfach, denn etwas zum Festschrauben gibt es nur bei Zahnimplantaten – und in dem Fall wäre der Zahn ja schon entfernt.

Lockere Zähne können wir nur miteinander verbinden und damit schienen und ruhigstellen. Ich hatte wirklich einmal einen Patienten, der sich einen lockeren Frontzahn mit einem kunstvoll gebogenen Draht selbst »wiedereingeschient« hat. Es klingt zwar wenig wissenschaftlich, aber sehr viel anders macht es ein Zahnarzt auch nicht.

Bevor wir aber versuchen, Zähne wieder zu stabilisieren, müssen wir als Erstes den Teufelskreis der Selbstzerstörung durch das Immunsystem unterbrechen. Sonst wäre es so, als würden wir nach einem Wasserschaden an der Decke einfach nur mit etwas Farbe darüberstreichen. Dieses Prinzip lernt jeder Medizinstudent im ersten Semester. Wenn der Grund für die Entzündung nicht beseitigt wird (kausale Therapie), dann kann eine Behandlung immer nur kurzfristig erfolgreich sein (symptomatische Therapie).

Die Zahnfleischentzündung muss also weg – und der Grund für die Entzündung sind die fiesen Bakterien, die sich in den Zahnfleischtaschen eingenistet haben. Daher wird bei einer Parodontose immer als erster Therapieschritt die Entfernung der Zahnbeläge unter dem Zahnfleisch durchgeführt. Hierbei werden – entsprechend der gemessenen Tiefe der Zahnfleischtaschen – die Bakterien von der Zahnwurzeloberfläche abgekratzt.

Das ist kein Hexenwerk und fühlt sich für Sie als Patient wie eine intensive Zahnreinigung an – meistens jedoch mit Betäubung, da das entzündete Zahnfleisch ziemlich schmerzempfindlich sein kann. Technisch gibt es hier unterschiedliche Ansätze: Manche Zahnärzte bevorzugen es, den ganzen Mund in einem Aufwasch zu behandeln. Nach dem Motto: Lieber alles desinfizieren, als irgendwelche Nischen zu übersehen.

Andere Zahnärzte favorisieren die Behandlung eher in Etappen: also z. B. jeden Kieferquadranten (vom Schneidezahn bis zum hintersten Backenzahn auf einer Kieferseite) in bestimmten Abständen. Wissenschaftlich gesehen ist das Alles-auf-einmal-Konzept etwas besser, da ansonsten die Bakterien von den unbehandelten Bereichen wieder in den behandelten Bereich »hüpfen« können. Der Unterschied in den wissenschaftlichen Studien ist aber nicht dramatisch. Wichtiger ist wohl, dass es überhaupt gemacht wird. In einigen Fällen kann auch die offene Behandlung der Zahnfleischtaschen sinnvoll sein. Bekommen Sie jetzt bitte keinen Schreck: Hierzu wird unter Betäubung das Zahnfleisch abgehoben, um bessere und direktere Sicht auf die tief liegenden Bakterien zu haben. Das ist nur sinnvoll, wenn die Erstbehandlung – also die tiefe Zahnreinigung – nicht den gewünschten Erfolg gebracht hat. Fragen Sie hier genau nach – oft ist es sinnvoll, diese offene Behandlung gleich mit einem Wiederaufbau vom

Kieferknochen zu kombinieren, ggf. bei einem Spezialisten für Zahnfleischerkrankungen (siehe »*Entzündung weg, aber Zähne locker und schief?*«).

Zwei andere Aspekte sind bei dieser Erstbehandlung der Parodontose noch entscheidend: Erstens sollten Sie Ihre Zahnbürste nach der Behandlung erneuern. Denn natürlich tummeln sich die fiesen Kerle aus Ihrem Zahnfleisch auch noch auf Ihrer Zahnbürste.

Der zweite Punkt ist Ihre Mundhygiene. Sie haben das sicherlich vorher nach bestem Wissen gemacht, aber jetzt sind Sie ein Parodontose-Patient und eine perfekte Mundhygiene ist da das A und O!

Zu einer umfassenden Parodontose-Behandlung bei Ihrem Zahnarzt gehört auch eine ausführliche Unterweisung über eine perfekte Mundhygiene. Es ist hier leider nicht mehr ganz so einfach wie bei Karies, die mit Fluorid meist schon ausreichend bekämpft wird. Bei einer Parodontose müssen Sie insbesondere die Zahnzwischenräume perfekt putzen, und das kriegen Sie nur mit Zwischenraumbürsten hin. Die richtigen Bürstchen zeigt man Ihnen beim Prophylaxetermin in Ihrer Zahnarztpraxis.

Wenn Sie an einer Parodontose leiden, hilft nur eine schnelle Behandlung. Am Anfang steht immer eine intensive Reinigung der Zahnfleischtaschen. Wechseln Sie danach auch Ihre Zahnbürste und – das ist ab jetzt ein Muss für Sie – besorgen Sie sich Zahnzwischenraumbürstchen.

PATIENTENTIPP

Die Behandlung einer Parodontose übernimmt die gesetzliche Krankenkasse auf Antrag Ihres Zahnarztes. Seit 01. Juli 2021 gilt eine neue Richtlinie, die auch eine strukturierte Vorbehandlung (Intensive Befundung und Aufklärungsgespräch), spezielle Reinigungskonzepte sowie die Nachsorge (Zahnreinigungen mit Entfernung der krank machenden Bakterien unter dem Zahnfleisch (UPT)) in den ersten zwei Jahren nach Therapie mit beinhaltet. Eine offene Behandlung der Zahnfleischtaschen kann auf Antrag ebenfalls übernommen werden (jedoch nicht der Kieferknochenaufbau). Mit der Übernahme der Gesamtkosten erwartet die Krankenkasse von Ihnen, dass Sie nach den zwei Jahren auch weiterhin Nachsorgemaßnahmen in Anspruch nehmen, die Sie dann allerdings selbst bezahlen müssen.
Private Krankenkassen übernehmen in der Regel die kompletten Behandlungskosten inklusive der Nachsorge (UPT) ohne zeitliche Limitation.
Es gibt aber noch ein Problem: Bei sehr starkem Parodontose-Befall einzelner Zähne lehnt die gesetzliche Krankenkasse die Übernahme der Parodontose-Behandlungskosten ab, da die Entfernung des Zahnes als wirtschaftlicher angesehen wird. Spezialisierte Parodontologen können einige dieser Zähne aber wieder hinbekommen, Sie müssen aber die komplette Behandlung privat zahlen. Fragen Sie Ihren Zahnarzt, ob er meint, dass er den Zahn erhalten könnte, wenn Sie die Behandlung privat bezahlen.

KOSTENCHECK

Wären nicht Antibiotika praktischer?

Viele Bakterien unter dem Zahnfleisch – da machen doch Antibiotika mehr Sinn, als mühsam alle Bakterien wegzukratzen, oder? Die Antwort ist: »Ja.« Und: »Nein.«

Fangen wir mit dem »Nein« an. Bakterien bilden im feuchten Milieu einen Schleim – das kennen Sie von Ihrem Duschsiphon. Dieser Schleim schützt die Bakterien vor Angreifern – insbesondere vor Antibiotika. Es ist bekannt, dass Antibiotika auf diesem Bakterienschleim (man nennt es Biofilm) praktisch ohne Wirkung sind. Wenn man aber trotzdem Antibiotika verordnet, trainiert man damit die Bakterien erst so richtig, sodass sie bei der nächsten Antibiotikagabe noch ein bisschen stärker sind (man nennt es Resistenz). Ein zweites Argument für »Nein« ist – und das bestätigt die aktuellste Leitlinie zur Behandlung der Parodontose –, dass die allermeisten Formen der Parodontose mit einer intensiven Zahnfleischtaschenreinigung ohne Antibiotika fast komplett ausheilen und zum Stillstand kommen.

Die Kosten für die zusätzliche Verordnung von Antibiotika im Rahmen einer Parodontose-Behandlung übernimmt Ihre gesetzliche Krankenkasse. Die Bestimmung spezifischer Bakterien durch einen Keimtest sowie ein lokales Antibiotika, das direkt in die Zahnfleischtaschen gespritzt wird, sind nicht Teil der Leistungen der gesetzlichen Krankenkassen. Insbesondere das lokale Antibiotika-Präparat ist relativ teuer und Sie müssen hier mit privaten Zusatzkosten rechnen. Private Kostenträger übernehmen in der Regel die Keimtestung und auch lokale Antibiotika.

KOSTENCHECK

»Ja« zu Antibiotika sagen wir eigentlich nur bei extrem schweren Formen der Parodontose, z. B. wenn der Knochenabbau bei manchen Zähnen fast an der Wurzelspitze angekommen ist oder Sie als Patient sehr jung sind. Dann reicht die Reinigung der Wurzeloberflächen alleine nicht aus, denn die Zahnfleischtasche ist so tief, dass sich dort nach kurzer Zeit wieder die gleichen fiesen Bakterien einfinden. Wenn man jedoch Antibiotika einsetzt, dann muss man den Biofilm zuerst zerstören und die Bakterien aufschrecken, um dann mit Antibiotika die losen Bakterien zu erwischen. Daher geben wir Antibiotika immer *nach* einer Zahnfleischtaschenreinigung – nie vorher! Wir kombinieren die Zahnfleischtaschenreinigung mit einer Antibiotikaeinnahme direkt im Anschluss.

Oft macht es auch Sinn, erst einmal zu testen, welche Bakterien in Ihren Zahnfleischtaschen herumkriechen. Hier gibt es spezielle Bakterientests, die dabei helfen, Menge und Art der Bakterien abzuschätzen. Das kann dem Zahnarzt helfen, das richtige Antibiotikum auszuwählen.

Die Zahnfleischtaschenbehandlung mit Antibiotika kann für Sie als Patient ziemlich heftig sein, denn die vielen Bakterien, die durch die Zahnfleischtaschenreinigung aufgewirbelt wurden, und dann noch die Belastung durch die Antibiotikagabe – das knockt Patienten manchmal für Tage aus. Viele entwickeln durch die Behandlung und die Antibiotikaeinnahme Fieber und Schüttelfrost. Und es versteht sich von selbst: Das Gläschen Silvaner am Abend ist in dieser Woche tabu – Chianti übrigens auch.

Einige Patienten fragen mich, ob es dann nicht schlauer wäre, ein Antibiotikum direkt in die Zahnfleischtaschen hineinzuspritzen. Das geht mit speziellen antibiotischen Gelen prinzipiell auch, aber die Wirkung ist deutlich geringer als durch eine Tabletteneinnahme.

Ihre Parodontose soll mit einer tiefen Zahnfleischtaschenreinigung und Antibiotikatabletten behandelt werden? Das ist bei sehr schweren Parodontoseformen der richtige Ansatz und auch genau in dieser Abfolge: erst Reinigung, dann Tabletten. Nehmen Sie sich aber für die Woche nach der Reinigung nicht viel vor – das ist ein ganz schöner Hammer für Ihren Körper, aber absolut nötig bei sehr schweren Parodontoseformen.

PATIENTENTIPP

Und jetzt – Entzündung weg, aber Zähne locker und schief?

Das verloren gegangene Zahnfleisch und der Knochen wachsen nicht plötzlich von Zauberhand nach, wenn die Entzündung ausgeheilt ist. Aber die Zähne festigen sich in vielen Fällen wieder, denn das verbliebene Zahnfleisch wird straffer und hält den Zahn jetzt besser.

Die Idealvorstellung eines jeden Patienten nach dieser ersten erfolgreichen Behandlung wäre, ein Mittel zu haben, um verlorenen Knochen und Zahnfleisch wiederaufzubauen.

Ich habe gute Nachrichten: Diese Mittel gibt es! Aber bevor man dieses Vorgehen ausprobiert, sollte sichergestellt sein, dass die Entzündung nicht von Neuem aktiv wird.

Das heißt für Sie als Patient: perfekte Mundhygiene mit Zahnzwischenraumbürsten und häufige Nachreinigungen beim Zahnarzt. Man nennt das übrigens dann nicht mehr professionelle Zahnreinigung (PZR), sondern »unterstützende Paradontitistherapie (UPT)«.

Für Sie ist das mit einer PZR vergleichbar, nur wir als Zahnärzte oder unser Prophylaxepersonal wissen, dass wir in diesen

Fällen auch unter dem Zahnfleisch reinigen müssen – also eine Art PZR-Plus!

Bevor also diese beiden Säulen (eigene Mundhygiene und regelmäßige Nachsorge) nicht tipptopp sind, braucht man gar nicht in die Details zu gehen. Mein ehemaliger Chef hat das einmal ziemlich treffend formuliert: »Die Freundschaft zu einem Parodontologen währt für Patienten ein Leben lang.«

Nun ist die Entzündung weg und die ersten Monate zeigen, dass das Zahnfleisch entzündungsfrei bleibt. Sie putzen Ihre Zähne und Zahnzwischenräume wie ein Weltmeister. Kann man jetzt etwas machen, um die Zähne und das Zahnfleisch wieder zu stärken?

In gewissen Grenzen kann man Knochen und Zahnfleisch wiederaufbauen. Hierzu gibt es einen Stoff (ein Protein), den Sie vor ganz langer Zeit schon einmal in Ihrem Körper hatten: Amelogenin.

Erinnern Sie sich daran, wie Sie es hinbekommen haben, dass Ihre Milch- oder bleibenden Zähne durchgebrochen sind. Ach, das wissen Sie nicht mehr? Dann erzähle ich Ihnen, wie Sie es gemacht haben. Der Körper bekommt durch einen bestimmten Stoff ein Signal, das die Zahnwurzel entstehen lässt, und durch die Zahnwurzelbildung beginnt der Zahndurchbruch. Dieser Stoff heißt Amelogenin. Durch ihn baut der Körper die Zahnwurzel, die Wurzelfasern und den Knochen auf, verbindet die Zahnwurzel mit dem Knochen und schiebt dann den fertig gebauten Zahn wie auf einem Fließband in die Mundhöhle.

Interessanterweise funktioniert dieser Stoff ein paar Jahrzehnte später in Ihrem Körper immer noch. Amelogenin auf die Zahnwurzel und – oh Wunder – es entsteht neuer Knochen und Ihr Zahn wird stabiler.

Klingt nach Zauberei, klappt leider auch nicht bei jedem durch Parodontose entstandenen Knochendefekt. Aber bei einigen kann die Behandlung mit Amelogeninen wahre Wunder wirken. Leider ist das Ganze für Sie als Patient aber nicht so einfach wie gerade angedeutet. Achtung, es folgt die schonungslose Beschreibung des Eingriffs: Denn das Zahnfleisch muss erst operativ weggeklappt und das Material so trocken wie möglich auf die gereinigten Wurzeloberflächen und den abgebauten Knochen gegeben werden. Dann muss die Wunde sehr genau zugenäht werden, damit keine Bakterien mehr in dic Tiefc kommen. Wenn das alles geklappt hat, kann wirklich neuer Knochen entstehen und die Prognose des Zahnes verbessert sich. Abhängig von der individuellen Situation kann man die Amelogenine mit anderen Materialien wie z.B. Knochenersatzmaterialien oder Membranen kombinieren, um das allerletzte Quäntchen noch herauszuholen. Prinzipiell aber kann man sagen, dass der Knochen um einen Zahn aufgebaut werden kann, wenn die Situation dafür geeignet ist und die Entzündung vorher perfekt unter Kontrolle ist.

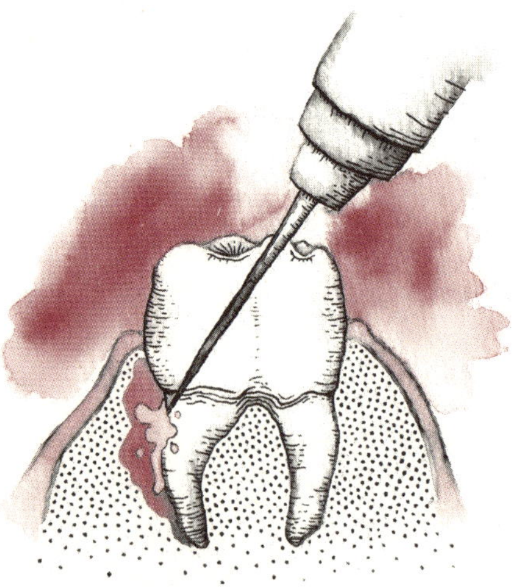

Jetzt ist die Entzündung weg, der Knochen aber auch. Man kann – wenn Sie Ihre Zähne perfekt pflegen und regelmäßig zur Nachsorge gehen – den Knochen bei manchen Zähnen wiederaufbauen. Spezialisten für Parodontologie sollten das draufhaben. Wenn es funktioniert, entsteht wie von Geisterhand neuer Knochen, der den Zahn stabilisiert. Fragen Sie bei Ihrem Zahnarzt nach: Der Wunderstoff heißt Amelogenin oder besser bekannt unter dem Markennamen *Emdogain®*.

PATIENTENTIPP

Der Wiederaufbau von Kieferknochen (parodontale Regeneration) ist keine Regelleistung der gesetzlichen Krankenkasse. Diese Eingriffe müssen privat bezahlt werden und können ganz schön ins Geld gehen – insbesondere auch, weil die Präparate und Materialien sehr teuer sind. Private Krankenkassen übernehmen in der Regel diese Behandlung. Allerdings gibt es in vielen Fällen Streitigkeiten über bestimmte Gebührenpositionen – hier braucht es dann häufig einen klärenden Arztbrief Ihres Zahnarztes an die Versicherung. Gesteigerte Sätze über dem 3,5-fachen Satz werden von den privaten Krankenkassen nicht übernommen.

KOSTENCHECK

Kann ich denn sonst noch etwas tun?

Natürlich wollen viele Patienten wissen, was man bei Parodontose zur Vorbeugung tun kann. Oft werde ich z. B. gefragt, ob es etwas bringt, mehr Kalzium für den Knochen einzunehmen.

Wenn Sie die vorherigen Kapitel gelesen haben, dann wissen Sie, dass ein schwacher Knochen bei einer Parodontose nicht wirklich das Problem ist. Es ist eher Ihr eigenes Immunsystem, das den Knochen abbaut, weil es mit den Bakterien unter dem Zahnfleisch nicht fertigwird. Den Knochen durch Kalzium zu stärken bringt also nichts. Aber daraus folgt der erste Punkt zur Vorbeugung von Parodontose: Helfen Sie Ihrem Körper, die Bakterien unter dem Zahnfleisch durch perfekte Mundhygiene und Zahnzwischenraumbürstchen zu reduzieren.

Ein zweiter Ansatz wäre natürlich, Ihr Immunsystem zu stärken. Also ab in die Sauna und wechselwarme Duschen? Möglicherweise bringt das auch was, aber es ist eher ein anderer Punkt, der nicht ganz unwichtig ist.

Erinnern Sie sich an die Steinzeitstudie, die ich Ihnen im Kapitel »*An apple a day keeps the dentist away*« vorgestellt habe? Hier ging es um ein Experiment im schweizerischen Fernsehen, bei dem Probanden vier Wochen unter Steinzeitbedingungen gelebt haben. Da es damals keine Zahnpasta, Zahnbürste, geschweige denn Zahnärzte gab, hatte der schweizerische Fernsehsender große Angst um die Zähne der Teilnehmer, sodass dem Team ein Zahnarzt an die Seite gestellt wurde. Allerdings kam es anders. Nach vier Wochen hatte keiner der Teilnehmer irgendeine Form von Zahnfleischentzündung oder Parodontose und auch Karies gab es praktisch nicht – interessant, oder?

Für dieses Phänomen gibt es sicher mehrere Ursachen, aber wahrscheinlich liegt es hauptsächlich an der Ernährung. Die Teilnehmer aßen wenig weiterverarbeitete (prozessierte) Nahrung, die mit häufigen Kaubewegungen zerkleinert werden musste.

Dadurch wurde schon ein Großteil der Bakterien während des Kauens vom Zahn abgerieben und der antibakterielle Speichel, der durch das lange Kauen in Strömen floss, tat sein Übriges.

Es gibt mittlerweile sogar wissenschaftliche Studien, die klar zeigen, dass eine »gesunde« Ernährung auch Parodontose vorbeugt und Entzündungen unterdrückt. Wenn Sie also etwas für Ihr Zahnfleisch tun möchten oder Sie vielleicht schon eine Parodontose haben, dann hilft es, weniger prozessierte Nahrung und eine eher mediterrane Ernährung (helles Fleisch, viel Gemüse, wenig Zucker) zu sich zu nehmen. Bevor Sie aber jetzt das Gemüseregal Ihres Supermarktes stürmen: Um die Behandlung Ihrer Parodontose beim Zahnarzt kommen Sie damit nicht herum, denn eine gesunde Ernährung ist nur ein Mosaiksteinchen in der Behandlung der Parodontose – aber eines, das Sie selber beeinflussen können!

Dies hat zwei Vorteile: Einerseits ist dies prinzipiell eine gesunde Ernährung, die Ihr Immunsystem stärkt und Sie auch ansonsten gesünder macht. Andererseits ist bei dieser Ernährung nicht schon alles »vorgeschnippelt« und ziemlich faserreich, sodass Sie beim Kauen ganz schön arbeiten müssen. Gut für Ihre Zähne, denn die werden jetzt schon durchs Kauen gesäubert und der Speichelfluss wird auch stärker angeregt. Das passiert bei einem weichen Cheeseburger mit extra Käse eher nicht.

Ein zweiter Ansatz, den man als Patient auch verfolgen könnte, ist die Vermehrung von »guten« Bakterien im Mund. Wir kennen das vom Darm, denn viele der Darmbakterien helfen uns bei der Verdauung. Und das ist im Mund – der den Anfang der Verdauung erledigt – nicht anders.

Früher dachte man: Je weniger Bakterien im Mund, desto besser. Heute versuchen wir eher, die richtigen Bakterien im Mund zu haben. Und klar ist: Die Kollegen aus dem Duschsiphon sind sicher nicht die »good guys«. Gut sind eher die Bakterien, die z. B. in Kefir oder in Joghurt enthalten sind.

Daher sind die sogenannten Probiotika ein sehr interessanter Ansatz, der aktuell bei der Parodontose-Behandlung viel Beachtung bekommt. Sie haben wahrscheinlich schon einmal von probiotischen Joghurts gehört – genau das ist das Prinzip. Probiotische Joghurts enthalten spezielle Bakterienkulturen und diese Bakterien sind richtig nette Kerle, die Ihr Immunsystem anregen und sogar dabei helfen können, die fiesen Parodontose-Stinker zu bekämpfen.

Probiotika sind ein relativ neuer Ansatz im Rahmen der Parodontose-Behandlung und die aktuellen Behandlungsleitlinien sind hier noch etwas vorsichtig. Dennoch rate ich dazu, schlechte Bakterien durch eine Behandlung zu eliminieren und gute Bakterien etwa durch Joghurt oder Kefir zu vermehren.

Das ist sehr vielversprechend und überhaupt nicht schädlich! Ein bisschen steckt der Teufel aber auch hier wieder im Detail: Nicht alle probiotischen Bakterienstämme scheinen gleich gut zu funktionieren, und Fruchtjoghurts enthalten ziemlich viel Zucker. Den sichersten – auch wissenschaftlich am besten nachgewiesenen – Effekt auf Ihre Mundgesundheit haben Sie mit probiotischen Lutschtabletten, die das Probiotikum Laktobazillus reuteri enthalten (*GUM® PerioBalance®* Lutschtabletten).

Die wichtigsten Säulen bei Parodontose sind die perfekte Mundhygiene und die regelmäßige Nachsorge. Eine gesunde Ernährung und probiotische Lutschtabletten helfen Ihrem Zahnfleisch sicherlich auch ein bisschen. Einen vergleichbaren Effekt könnte auch ein Naturjoghurt haben, aber das ist wissenschaftlich umstritten.

PATIENTENTIPP

Kennt mein Zahnarzt sich mit Parodontose-Behandlungen aus?

Den richtigen Zahnarzt zu finden, das hatten wir oben schon. Für Routinebehandlungen und Zahnreinigungen brauchen Sie keinen Superspezialisten. Außerdem sollte jeder Zahnarzt in der Lage sein, leichte Parodontoseformen zu behandeln.

Schwieriger wird es, wenn Sie an einer schweren oder schnell voranschreitenden Parodontose leiden. Wissenschaftliche Studien zeigen, dass Zahnärzte, die die Parodontologie nicht so draufhaben, schneller zur Zange greifen und Zähne ziehen. Es gibt eindrucksvolle Untersuchungen an gezogenen Zähnen, die zeigen, dass die allermeisten gezogenen Zähne noch zur Hälfte im Knochen steckten, als sie entfernt wurden. Einen Zahn zu erhalten, der noch zur Hälfte im Knochen steckt, ist für einen Spezialisten meist ein Leichtes, denn diese Zähne können bei Entzündungsfreiheit trotz Knochenabbau eine sehr gute Langzeitprognose haben. In manchen Fällen kann der Knochen sogar wiederaufgebaut werden, z. B. mit Amelogeninen, und dann verbessert sich die Prognose des Zahnes weiter.

Je schwerer der Fall ist, desto schneller brauchen Sie einen Zahnarzt, der sich mit der Behandlung von Parodontose sehr gut auskennt. Spätestens wenn Ihr Zahnarzt Ihnen wegen einer Parodontose Zähne ziehen und ein Gebiss anfertigen will, sollten Sie einen Spezialisten fragen.

Die Homepage der *Deutschen Gesellschaft für Parodontologie e. V.* und die dort zu findende Spezialistensuche ist gut geeignet für eine zweite Meinung. Und glauben Sie mir: Es klingt zwar manchmal auch für einen Patienten einfacher, die schlechtesten Zähne zu entfernen und auf den Restzähnen eine Zahnbrücke oder ein Gebiss zu verankern, aber das ist es nicht. Gerade bei Patienten mit einer Parodontoseneigung fängt der Teufelskreis dann oft erst an. Die verbliebenen Zähne werden überlastet, bekommen wieder Parodontose und so weiter. Es ist immer besser, maximal um jeden Zahn zu kämpfen und so lange wie möglich zu versuchen, ihn zu erhalten.

Neben einem spezialisierten Zahnarzt bei einer schweren Parodontose ist ein zweiter wichtiger Punkt das Team Ihres Zahnarztes. Es gibt praktisch keine andere Erkrankung im Mund, bei der ein kompetentes Praxisteam wichtiger ist. Denn große Teile der regelmäßigen Nachsorge werden vom Prophylaxepersonal erledigt. Patienten mit schweren Parodontoseformen brauchen hier einen richtigen Profi, idealerweise eine Dentalhygienikerin oder einen Dentalhygieniker (DH). DHs haben eine umfassende Zusatzausbildung im Bereich der Behandlung von Parodontose-Patienten und sind sehr kompetent, wenn es um den Erhalt der Zähne geht. Ähnlich gut ausgebildet sind sogenannten ZMPs – zahnmedizinische Prophylaxeassistenten. Auch sie haben eine Zusatzausbildung und kennen sich perfekt mit Parodontose und Zahnfleischerkrankungen aus. Ihre regelmäßige parodontale Nachsorge sollte ca. eine Stunde dauern und einmal im Jahr sollte der Zahnarzt die Zahnfleischtaschen kontrollieren – das klingt dann so ähnlich wie die Durchsage der Lottozahlen.

Ist ein Spezialist teurer als mein eigentlicher Zahnarzt? Das kommt darauf an. In der Regel behandelt ein Spezialist die schweren Fälle, die einen erhöhten Behandlungsaufwand und meistens die Verwendung teurer Materialien erfordern, was von der gesetzlichen Krankenkasse nicht, aber von den Privatversicherungen schon bezahlt wird. Gerade als gesetzlich Versicherter sollten Sie daher auf einen Kostenvoranschlag bestehen. Private Krankenkassen übernehmen einen Steigerungssatz bis zum 3,5-fachen. Alles darüber hinaus wird nicht übernommen und muss im Vorfeld auch mit Ihnen als Privatpatient vereinbart werden.

KOSTENCHECK

Die Qualität der Parodontose-Behandlung einer Zahnarztpraxis erkennen Sie häufig am Team. Eine DH oder ZMP, die eine Stunde an Ihnen arbeitet und ein Zahnarzt, der mindestens einmal im Jahr einen Parodontosebefund erhebt, sind gute Anzeichen.

Noch wichtiger als Ihr Zahnarzt ist bei der Behandlung der Parodontose das Assistenzpersonal. Wenn die Nachsorge mindestens eine Stunde dauert und Sie das Gefühl haben, dass es sehr gründlich war, dann sollte das okay sein. Auch wichtig ist der Zahnfleischtaschenbefund, der mindestens einmal im Jahr durch den Zahnarzt erhoben werden sollte.

PATIENTENTIPP

Gibt es denn Parodontose auch an Zahnimplantaten?

Natürlich gibt es manchmal schlimme Wackelzähne und nicht alle Zähne können durch eine Parodontose-Behandlung erhalten werden. Dann muss es manchmal sein, dass der Zahn gezogen wird. Nun mag eigentlich kein Mensch gerne Zahnlücken haben und, das hatten wir schon: Zahnlücken finden wir nur bei Kindern süß. Also stellt sich die Frage, wie wir das wieder hinbekommen.

Wie wäre es mit dem alten Zahnarztspruch »Hast ’ne Lücke, kriegst ’ne Brücke!«? Für eine Brücke muss aber viel des gesunden Zahnes abgeschliffen werden. Am elegantesten ist natürlich ein Zahnimplantat – Genaueres sehen wir im Kapitel »*Hilfe, mein Zahnarzt will mir ein Loch in den Knochen bohren!*«. Denn der künstliche Dübel ersetzt den verlorenen Zahn und fühlt sich für Sie nach einer kurzen Gewöhnungsphase wie ein echter Zahn an. Ich mache mit Patienten oft das Experiment, dass sie auf ihr Zahnimplantat tippen sollen, und meistens erwischen sie den Zahn daneben.

Natürlich stellt sich gerade bei Parodontose-Patienten die Frage, ob denn dann nicht wieder alles von vorne losgeht und dieser Dübel dann auch Parodontose bekommt. Ganz ehrlich: das stimmt sogar, denn Parodontose-Patienten haben ein erhöhtes Risiko für Parodontose an Zahnimplantaten. Was die Parodontose am Zahn ist, bezeichnet man nun als »Periimplantitis« am Zahnimplantat. Auf der anderen Seite ist ein Zahnimplantat gerade bei einem Parodontose-Patienten sehr hilfreich, denn dann müssen die anderen Zähne, die vielleicht auch schon etwas geschwächt sind, nicht auch noch abgeschliffen werden und die Last einer Brücke oder einer ganzen Prothese tragen.

Wie so oft in der Medizin ist es eine Abwägung. Wissenschaftliche Studien zeigen, dass bei einer perfekten Pflege der eigenen Zähne und der Zahnimplantate und ein paar anderen Aspekten, die ein erfahrener Zahnarzt berücksichtigen wird, die Prognose von Zahnimplantaten auch bei Parodontose-Patienten sehr gut ist.

Zahnimplantate beim Parodontosepatienten – das ist ein wenig mein persönlicher Tätigkeitsschwerpunkt. Wenn die Pflege der Zahnimplantate stimmt und eine regelmäßige Reinigung gegeben ist, dann ist das sogar die bessere Option als Brücken und Prothesen.

PATIENTENTIPP

Ich würde sagen, dass Zahnimplantate zum Ersetzen von Zähnen auch bei Parodontose-Patienten empfehlenswert sind, wenn die Mundhygiene und die regelmäßige Nachsorge stimmen. Allerdings müssen Sie jetzt noch viel besser aufpassen, dass die Parodontose an Ihren eigenen Zähnen nicht wieder aufflammt und so vielleicht die Zahnimplantate ansteckt. Denn fortgeschrittene

Periimplantitis-Formen (also Knochenabbau um das Zahnimplantat herum) sind extrem schwierig zu behandeln und daher würde ich Ihnen empfehlen, dieses Problem lieber zu vermeiden.

Zahnimplantate sind keine Regelleistungen der gesetzlichen Krankenkassen – und die Nachbehandlung dieser Zahnimplantate natürlich ebenfalls nicht. Wenn die Entzündung der Zahnimplantate früh erkannt wurde, kommen Sie mit einer speziellen Reinigung unter dem Zahnfleisch davon. Größere chirurgische Eingriffe zum Wiederaufbau von Knochen können ins Geld gehen. Private Krankenkassen übernehmen in der Regel auch die Nachsorgebehandlungen an Zahnimplantaten.

KOSTENCHECK

Ich bin jung, meine Zähne sind fest und trotzdem habe ich Mundgeruch.

Mundgeruch – oder, wie wir Zahnärzte wissenschaftlich sagen, Halitosis – kann, wie eingangs erwähnt, viele Ursachen haben. Wenn Ihr Zahnfleisch auch noch blutet und Ihre Zähne locker geworden sind, dann haben Sie mit großer Sicherheit Parodontose – und was man dann machen muss, haben wir gerade besprochen.

Wenn Sie aber keine Probleme mit den Zähnen haben, Ihr Zahnfleisch fest und straff ist und Sie trotzdem Mundgeruch haben, dann kann auch eine andere Problematik dahinterstecken. Jeder hat einmal schlechten Atem, z. B. direkt nach dem Aufstehen, weil nachts die Speichelproduktion herabgesetzt ist. Wenn Sie aber häufiger am Tag schlechten Atem empfinden oder ggf. sogar darauf angesprochen werden, dann liegt in vielen Fällen das Problem auf Ihrer Zunge.

Die Zunge hat viele Einsenkungen – bei manchen mehr und bei manchen weniger –, die ein ideales Reservoir für Bakterien sein können. Die Zunge zu putzen – das machen die wenigsten. Daher leben in diesen Zungeneinsenkungen viele Bakterien, die ungestört Schwefelverbindung ausdünsten – Sie können sich vorstellen, wie das dann riecht.

Sogar manche weltberühmten Kussszenen in Filmklassikern wie »Vom Winde verweht« waren wegen starken Mundgeruchs eine Zumutung – so soll es zumindest Clark Gables Filmpartnerin Vivian Leigh berichtet haben. Natürlich könnte der gute Clark Gable auch Magenprobleme gehabt haben, aber vermutlich lag das Problem in seinem Mund. Entweder litt er an einer schlimmen Parodontose oder das Problem war seine Zunge. Ich gebe aber zu, dass der Zungenschaber dramaturgisch nicht so gut in dieses epische Liebesdrama gepasst hätte.

Mundgeruch ist ein Tabuthema, sogar in Partnerschaften. Einmal kam eine Patientin zu mir, die sich nach jahrelangem Herumdrücken um das Thema bei mir vorstellte, und nach einer kurzen Untersuchung war klar: Probleme mit dem Zahnfleisch oder andere Probleme mit den Zähnen hatte sie nicht. Also kann es fast nur an der Zunge liegen. Ich habe ihr empfohlen, jeden Abend einen Zungenreiniger zu verwenden, und ein paar Wochen später kam in der Praxis ein riesiges Weinpaket an, da durch diesen einfachen Tipp ihre komplette Leidensgeschichte beendet war.

Wenn das bei Ihnen jetzt auch klappt, gebe ich Ihnen gerne meine Adresse für die Zusendung des Weinpaketes – bitte eher Rot- als Weißwein.

Spaß beiseite, bei Mundgeruch, der durch andere Gründe im Mund nicht zu erklären ist, ist der einfachste Ansatz ein Zungenreiniger. Wenn das nicht hilft, sollte man andere Fachrichtungen abklappern, wie z. B. einen HNO-Arzt oder Gastroenterologen.

Mundgeruch ist unangenehm. In den meisten Fällen liegt der Grund im Mund. Wenn es nicht Parodontose ist, dann ist in den allermeisten Fällen die Zunge schuld. Besorgen Sie sich erst mal einen Zungenreiniger und beobachten Sie, ob es besser wird.

PATIENTENTIPP

Die Diagnose und Behandlung von Mundgeruch übernehmen die gesetzlichen Krankenkassen. Möglicherweise fallen für Sie Zusatzkosten für Speicheltests oder spezielle Geräte zur Diagnose an. Auch müssen Sie Behandlungen zur Zahnreinigung inklusive spezieller Zungenreinigung selbst bezahlen. Manche gesetzliche Krankenversicherungen übernehmen seit neuestem auch professionelle Zahnreinigungen in gewissem Umfang. Private Krankenversicherungen übernehmen ebenfalls die Behandlung – spezielle Diagnoseverfahren können bei der Abrechnung aber manchmal zum Streitfall führen.

KOSTENCHECK

2.

HAST 'NE LÜCKE, KRIEGST 'NE BRÜCKE – ICH BRAUCHE ZAHNERSATZ!

Der Spruch existiert, seit es Zahnärzte gibt. Denn vor 100 Jahren ging es beim Zahnarzt noch nicht um Veneers oder Zahnimplantate. Zu diesen Zeiten hat ein Zahnarzt Zähne gezogen und, wenn nötig, Zahnersatz hergestellt. Techniken zur Herstellung von Zahnersatz gibt es schon lange. Als ich für ein paar Jahre an der Universität in New York gearbeitet habe, konnte ich mir im Museum das Gebiss von George Washington ansehen – eine einfache Kautschukplatte, auf der echte menschliche Zähne montiert waren. Wer damals wohl die Ehre hatte, für den Präsidenten der USA seine Zähne herzugeben?

Obwohl es in diesem Buch hauptsächlich darum geht, Zähne zu erhalten, ist das Ziehen von Zähnen nach wie vor eine der Hauptaufgaben von Zahnärzten. Was glauben Sie, wie viele Zähne in Deutschland pro Jahr gezogen werden? Ganz ehrlich, ich konnte die Zahl auch nicht glauben und habe mehrere Statistiken herangezogen. Die *Kassenzahnärztliche Bundesvereinigung* (KZBV) meldet für das Jahr 2020 knapp 12 Millionen Zahnentfernungen in Deutschland.

Wir haben in verschiedenen Kapiteln besprochen, dass es viele Wege gibt, einen Zahn zu retten, angefangen bei perfekter Mundhygiene über eine Wurzelbehandlung bis hin zu einer Parodontosetherapie. Trotz all dieser Möglichkeiten werden in Deutschland immer noch knapp 12 Millionen Zähne pro Jahr gezogen.

Es wäre natürlich interessant zu wissen, wie viele Zähne zu erhalten versucht werden. Dazu muss man sich nur anschauen, wie viele Wurzelbehandlungen und Parodontose-Behandlungen pro Jahr durchgeführt werden: Wurzelbehandlungen werden deutlich weniger durchgeführt – etwa 6,4 Millionen. Sie wundern sich vielleicht, denn die Abfolge sollte eigentlich andersherum sein. Zuerst versucht man, den Zahn durch eine Wurzelbehandlung zu retten, und wenn das nicht klappt, dann zieht man den Zahn.

Vielleicht werden Sie einwenden, dass doch bestimmt Parodontose behandelt und alles versucht wurde, damit Zähne nicht wegen des Knochenabbaus verloren gehen – die KZBV meldet ca. 1 Million Parodontose-Behandlungen im Jahr 2020.

Klingt für Sie obskur? Doppelt so viele Zahnentfernungen wie Wurzelkanalbehandlungen und zwölfmal so viele Zahnentfernungen wie Parodontose-Behandlungen. Das ist ein Missverhältnis, auf das die Fachgesellschaften schon lange aufmerksam machen, denn in der Regel werden Zähne zu schnell aufgegeben – das liegt auch oft daran, dass der Patient keine Extrakosten für eine Zahnbehandlung aufbringen kann oder möchte, aber natürlich auch an den »Vorlieben« eines Zahnarztes. Was meinen Sie, macht ein Zahnarzt, der sehr gut im Bereich von Brücken und Gebissen ausgebildet wurde mit einem Parodontosezahn, der auf der Kippe steht? Natürlich muss ich mir da auch als Hochschullehrer an die eigene Nase fassen. Ein sehr großer Anteil des Zahnmedizinstudiums nimmt die Prothetik – also das Ersetzen von fehlenden oder gezogenen Zähnen – ein. Möglicherweise ändert sich das durch die neue Approbationsordnung (siehe Kapitel »*Astronaut, Feuerwehrmann und Herzchirurg*«), in der die medizinischen Aspekte des Faches stärker gewichtet werden als die technischen.

Also aufgepasst, wenn Ihnen Ihr Zahnarzt einen Zahn ziehen will. Meistens geht da noch etwas, aber es kostet Sie ein wenig Geduld und Geld und Sie brauchen für besonders schwere Fälle einen Spezialisten.

In einem anderen Kapitel habe ich schon einmal eine Studie

der Universität Greifswald zitiert. In dieser Untersuchung wurden über ein paar Monate die entfernten Zähne aus den Praxen verschiedener Zahnärzte in Mecklenburg-Vorpommern eingesammelt. Im Durchschnitt hatten diese gezogenen Zähne noch 50 % des Knochens, der den Zahn gestützt hat – das kann man unter dem Mikroskop auch an einem entfernten Zahn noch erkennen. Ein spezialisierter Parodontologe denkt an die Entfernung eines Zahnes erst, wenn nur ca. 25 % Restknochen vorhanden sind.

Böse Zungen vermuten sogar, dass das der Grund dafür ist, dass viele Zahnarztpraxen einen Zahn ohne dazugehörigen Kiefer als Praxissymbol haben – ganz nach der Devise: »Ihr Zahn und Ihr Kiefer werden bald getrennte Wege gehen!«

Bevor Sie jetzt aber ein dunkles Bild vom Zahnarzt mit der Zange malen – die vielen gezogenen Zähne haben unterschiedliche Gründe. In einigen Fällen liegt das auch am Patienten. Sie halten gerade dieses Buch in der Hand und interessieren sich für das Thema und den Erhalt Ihrer Zähne. Oft habe ich es in meiner Karriere aber erlebt, dass Patienten gesagt haben: »Ziehen Sie mir doch alle Zähne, dann bin ich meine Sorgen los.«

Dass dann meist der Stress anfängt, möchte ich Ihnen in diesem Kapitel zeigen.

Brücke, Prothese, Gebiss – was ist denn jetzt was?

Für uns Zahnärzte und auch für die Krankenkasse beginnt ab der kompletten künstlichen Zahnkrone – also der gesamte Zahn soll mit einer Zahnkrone umhüllt werden – der Bereich »Zahnersatz« oder, wie wir sagen, »Prothetik«. Alles andere davor ist Zahnerhaltung – wie z. B. Füllung oder Onlay.

So wurden wir auch im Zahnmedizinstudium ausgebildet – aha, ein Onlay, das ist Zahnerhaltung, das darfst du machen – aha, eine Zahnkrone, das ist Zahnersatz und steht erst im nächsten Semester auf dem Plan.

Darüber hinaus gibt es noch eine prinzipielle Unterscheidung zwischen festsitzendem und herausnehmbarem Zahnersatz. Einfaches Beispiel für festsitzenden Zahnersatz wäre eine Zahnbrücke, für herausnehmbaren Zahnersatz wären es das Gebiss oder die Vollprothese.

Im Mund ist alles vorstellbar – von 32 gesunden füllungsfreien Zähnen bis hin zu keinem einzigen Zahn und einem Vollgebiss. Und so extrem selten ist eine komplette Zahnlosigkeit in Deutschland heute nicht: Es gibt Zahlen aus dem Jahre 1997, die zeigen, dass ab dem 65. Lebensjahr jeder vierte Senior zahnlos war. Die Zahlen ändern sich derzeit jedoch relativ schnell, im Jahre 2016 war es nämlich nur noch jeder achte. Die lustigen YouTube-Videos von bei der Hochzeit oder beim Fallschirmspringen verlorenen Gebissen werden also weniger werden. Diese Entwicklung hat zwei Ursachen.

Die eine Ursache liegt an einer prophylaxeorientierten Haltung vieler Zahnärzte – denken Sie an Fluorid oder professionelle Zahnreinigungen. Der zweite Punkt ist die gestiegene Erwartung von Patienten an die eigene Lebensqualität. Feste Zähne stellen eine ganz andere Lebensqualität dar als ein herausnehmbares Gebiss. Viele Menschen haben das mittlerweile erkannt und beugen Zahnverlust durch eigene Maßnahmen (Ernährung, Mundhygiene) und auch zahnärztliche Maßnahmen (Kontrollen, Zahnreinigungen) vor. Sobald einmal ein Zahn verloren geht, fragen Patienten deutlich häufiger nach festen Zähnen (ggf. auch mit Zahnimplantaten) und sind auch bereit, dafür Geld zu investieren.

Sie sehen, kein Fach in der Zahnheilkunde verändert sich so schnell wie die Prothetik. Zahnimplantate haben dieses Fach stark verändert. Auch die gestiegenen ästhetischen Erwartungen von Patienten haben dafür gesorgt, dass hochwertigere Zahnversorgungen mehr und mehr nachgefragt werden. Ich will Ihnen in diesem Kapitel einen kleinen Leitfaden über die Möglichkeiten von Zahnersatz geben.

Ich bekomme eine Krone – bin ich jetzt König?

Ihr Zahn benötigt eine Zahnkrone – was ist das überhaupt? Ihre Eltern können Ihnen wahrscheinlich sehr genau sagen, was eine Zahnkrone ist, denn früher war die Zahnkrone das Mittel der Wahl und nahezu jeder hatte eine. Komplette Zahnkronen sind seltener geworden – auch das hat sich über die letzten Jahrzehnte geändert.

Eine Krone ist eine komplette Überstülpung des Zahnanteils, der aus dem Zahnfleisch herausguckt, meistens mit einem Keramik- oder Metallhütchen.

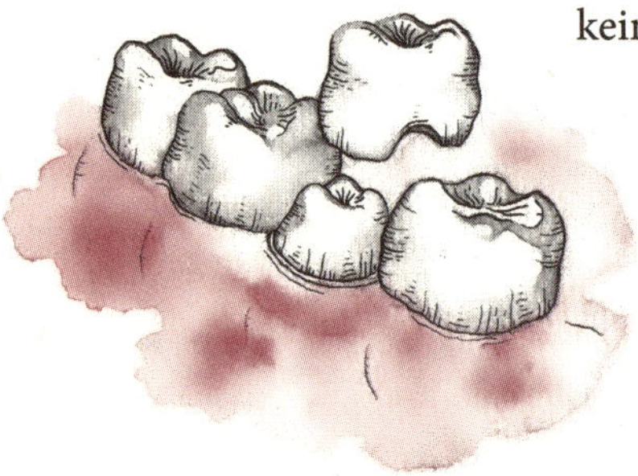

Viele von Ihnen haben vielleicht gar keine Kronen mehr im Mund und nur kleine Füllungen in den Zähnen. Daher stellt sich schon die Frage: Wie zerstört muss denn ein Zahn sein, damit man ihn überkront? Viele Überkronungen hatten früher hauptsächlich technische Gründe: Da man bis vor einigen Jahrzehnten noch keine Zahnfüllungen direkt am Zahn festkleben konnte, war die Überkronung die einzige Möglichkeit, die Zahnform wiederherzustellen. Also Karies entfernen, Zahn zirkulär abschleifen und eine Krone darüberstülpen.

Man hat also zur Verankerung der Krone viel gesunden Zahn weggeschliffen – vielleicht sogar mehr, als durch die Zahnkaries verloren gegangen ist? Genauso war das. Aber wie hätte man sonst das Kariesloch verschließen können?

Früher sind Patienten komplette Zahnkronen sogar empfohlen worden, weil man meinte, es könne, wo eine Krone ist, keine Karies entstehen. Theoretisch stimmt das schon – nur der Übergang der Zahnkrone in den Zahn war noch viel anfälliger, denn der lag ja meistens in der Nähe des Zahnfleischs oder sogar noch darunter. Erinnern Sie sich an das Kapitel zum Thema Zähneputzen? Wo putzen wir unsere Zähne am schlechtesten? Genau, am Übergang zwischen Zahnfleisch und Zahn.

Zwar haben sich Materialien und Passungen der Zahnkronen bis heute stark verbessert, aber dieser Bereich ist nach wie vor der kritischste Bereich einer Zahnkrone. Es gibt sogar ein Wort dafür – Kronenrandkaries.

In der heutigen Zeit sollte aus diesen Gründen eine komplette Zahnkrone eigentlich der seltenste Fall sein – ist es aber nicht. Viel besser geeignet wären sogenannte Teilkronen oder Onlays (siehe Kapitel »*Mein Zahnarzt bohrt*«). Bei diesen Konstruktionen ist das Problem häufig, dass sie viel aufwendiger und teurer sind. Trotzdem ist es langfristig fast immer die bessere Wahl, da weniger gesunder Zahn abgeschliffen wird und der Rand der Teilkrone/Onlay im besser zu reinigenden Bereich liegt. Fragen Sie nach!

Für mich gibt es heute nicht mehr so viele Situationen, in denen ich einen Zahn komplett abschleife, um eine Zahnkrone zu setzen. Denn eine Zahnkrone hat zwei Nachteile: 1. Der Kronenrand liegt an der unzugänglichsten Stelle – nämlich am oder unter dem Zahnfleisch. 2. Durch die Möglichkeit des Klebens von Kunststoff oder Keramik an den Zahn kann das gleiche Ergebnis erreicht werden, es wird aber weniger vom gesunden Zahn kaputtgeschliffen.

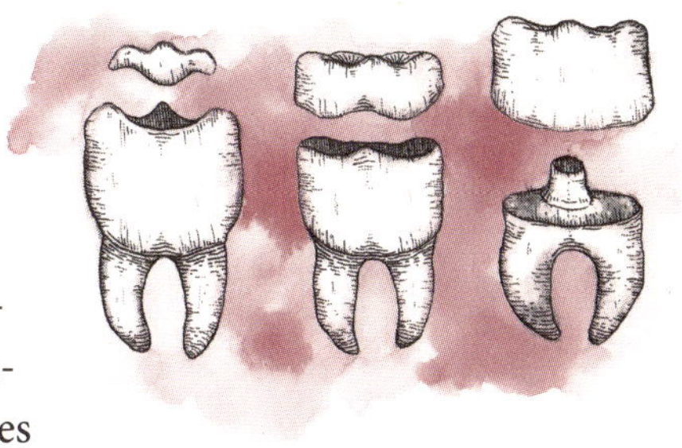

Eine Zahnkrone ist immer dann richtig, wenn ein Zahn fehlt und Sie sich gemeinsam mit Ihrem Zahnarzt für eine Zahnbrücke entschieden haben. Dann wiegt der Nachteil des Abschleifens der Zähne den Nachteil eines sehr aufwendigen Zahnimplantates für die Zahnlücke auf. Auch müssen Zahnkronen hergestellt werden, wenn vorher schon eine Krone auf dem Zahn war, die erneuert werden muss – klar.

In allen anderen Situationen würde ich Ihnen empfehlen, eine Zahnkrone so lange wie möglich hinauszuzögern und mit Ihrem Zahnarzt über eine Teilkrone oder ein Onlay zu sprechen – ist für Sie etwas teurer, aber langfristig besser.

Eine metallische Zahnkrone ist Teil des Leistungskataloges der gesetzlichen Krankenkassen – im sichtbaren Bereich auch einschließlich einer zahnfarbenen keramischen Verblendung. Allerdings übernimmt die gesetzliche Krankenkasse nur einen Festzuschuss, der sich erhöht, wenn Sie ein Bonusheft geführt haben. Vollkeramikkronen sind meist teurer als Metall- oder Metallkeramikkronen. Sämtliche Behandlungen müssen jedoch vorher beantragt werden und Sie werden über Ihren Eigenanteil im Vorfeld informiert. Bei Zahnersatz muss auch der Privatpatient nachfragen. Je nach Tarif liegt Ihre Erstattung zwischen 50 und 100 % der Behandlungskosten. Erkundigen Sie sich in Ihrem Versicherungsschein im Bereich »Zahnersatz«.

KOSTENCHECK

Eine Zahnkrone ist eine Standardsache – für Ihren Zahnarzt und für Ihre Krankenkasse. Eine Teilkrone tut es aber meistens auch und hat sogar noch Vorteile: Weniger gesunder Zahn wird weggeschliffen und die Übergänge der Konstruktion zum Zahn können besser gereinigt werden. Daher meine Empfehlung – außer Sie brauchen eine Zahnbrücke –, zögern Sie die Zahnkrone so lange wie möglich hinaus.

PATIENTENTIPP

Über sieben Brücken musst Du gehen …

Brücken haben häufig Symbolkraft. Man denke an die Rialto-Brücke in Venedig, die Karlsbrücke in Prag, die Golden Gate Bridge in San Francisco, die Brooklyn Bridge in New York und die Sieben-Bogen-Brücke in Fürth – was war die letzte nochmal? Ein kleiner Scherz, denn das ist die Fahrradbrücke, über die ich jeden Morgen in die Praxis fahre.

Zahnbrücken im Mund sind wohl die älteste Methode, um Zahnlücken zu schließen.

Eine Zahnbrücke ist sehr einfach erklärt: eine Krone auf einem Zahn und auf dem übernächsten und dazwischen hängt ein falscher Zahn, der mit den beiden Zahnkronen verbunden ist.

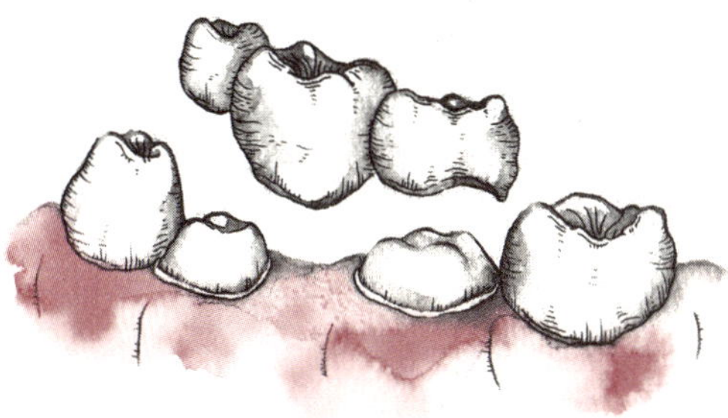

Ist eine Zahnbrücke jetzt gut oder schlecht? Im Vergleich zu einer einzelnen Zahnkrone, die ich im obigen Kapitel ganz schön miesgemacht habe, ist eine Zahnbrücke eine tolle Sache und zeigt in wissenschaftlichen Studien sehr gute Langzeitergebnisse.

Vielleicht werden Sie mir entgegnen: Aber hier sind doch auch zwei Kronen auf Zähnen hergestellt worden und die Kronenränder liegen genauso im schwer zu reinigenden Bereich. Klar, aber für eine Zahnbrücke ist es unbedingt notwendig, und man hat einen tollen Effekt dazu: nämlich, dass ein fehlender Zahn ohne große Mühe ersetzt wird.

Nicht, dass wir uns missverstehen. Ich halte es für keine gute Idee, zwei gesunde Zähne abzuschleifen, um eine Zahnbrücke herzustellen. Jedoch gibt es Situationen, in denen eine Zahnbrücke besser geeignet ist als ein Zahnimplantat.

Das beste Beispiel wäre eine Zahnlücke, bei der beide benachbarten Zähne schon eine Zahnkrone tragen. Dann sollte man genau abwägen, ob das Zahnimplantat in der Lücke sinnvoll ist. Denn ein Zahnimplantat ist immer mit einem chirurgischen Eingriff verbunden, der Risiken haben kann.

Wissenschaftlich gesehen ist die Lage klar: Es ist ähnlich Erfolg versprechend, eine Lücke durch eine Zahnbrücke oder ein Zahnimplantat zu schließen – und das über zehn, 15 oder 20 Jahre. Natürlich hat die Zahnbrücke den Nachteil, dass drei Zähne miteinander verbunden sind und sich unter der Zahnbrücke Speisereste einlagern können – aber das kann beim Zahnimplantat auch passieren. Das Argument, dass eine Zahnbrücke schwieriger zu reinigen ist als ein Zahnimplantat stimmt eigentlich eher nicht.

Ein zweites Argument dafür, dass eine Zahnbrücke besser geeignet sein kann als ein Zahnimplantat, kommt aus der Anatomie. Stellen Sie sich vor, der entfernte Zahn hatte eine sehr große Entzündung, und dadurch ist viel Knochen abgebaut worden.

Gerade im hinteren Ober- und Unterkiefer existieren wichtige Strukturen, die man durch ein Zahnimplantat nicht verletzen sollte. So läuft im Unterkiefer ein Zahnnerv, der Ihre Lippe und Backe versorgt und bei einer Verletzung komplett taub sein kann – für immer.

Zwar kann man Knochen aufbauen, aber das ist in diesem Bereich nicht ganz ohne Risiko. Wenn Sie jetzt vor der Entscheidung zwischen Zahnbrücke und Zahnimplantat stehen, kommt es immer ein wenig darauf an, wen Sie fragen. Wenn Sie einen Chirurgen fragen, ob operiert werden soll, ist doch wohl klar, was passiert. Wenn die Situation kompliziert ist, hören Sie sich ein paar Meinungen an. Das kann nie schaden.

Allerdings gibt es auch viele Spezialisten im Bereich der Implantologie, die Ihnen in bestimmten Fällen zu einer Brücke raten. So tendiert die beim Thema »Prothetik« weltweit anerkannte Forscherin und Zahnärztin Prof. Dr. Irena Sailer in Ihrem allerneuesten Fachbuch bei prognostisch guten Nachbarzähnen zu einer Brückenrekonstruktion, wenn der chirurgische Eingriff für ein Zahnimplantat zu komplex und risikoreich ist.

Bis jetzt haben wir nur über den einfachsten Fall geredet. Ein Zahn fehlt und muss überbrückt werden. Was ist, wenn zwei Zähne fehlen oder vielleicht drei?

Es ist durchaus so, wie man es vermuten würde: Je länger die Spanne der Zahnbrücke wird, desto schlechter wird ihre Prognose – und desto mehr Pfeiler benötigt sie.

Die vor Kurzem in China eröffnete längste Brücke der Welt hat auch nicht nur zwei Pfeiler, oder? Je mehr Zähne fehlen, desto mehr Argumente sprechen für Zahnimplantate, ganz klar. Denn die Nachteile einer Zahnbrücke werden größer. Es werden z. B. mehr Zähne abgeschliffen, eine längere Spanne ist miteinander verblockt und insgesamt müssen die Brückenpfeiler mehr Last tragen.

Zusammenfassend kann man sagen, wenn Ihnen ein Zahn

fehlt und die Zähne daneben schon Zahnkronen oder große Füllungen haben, dann überlegen Sie es sich zweimal, ob Sie ein Zahnimplantat brauchen.

Zahnbrücken sind wissenschaftlich hervorragend dokumentiert. Das gilt insbesondere für die kleine Zahnbrücke zum Ersatz eines fehlenden Zahnes. Wenn beide Zähne neben der Lücke schon Zahnkronen tragen, dann spricht fast nichts mehr für ein Zahnimplantat. Wenn die Zähne jedoch kerngesund sind oder vielleicht doch zwei oder drei Zähne fehlen, dann sollte das Zahnimplantat favorisiert werden.

PATIENTENTIPP

Für Zahnbrücken gilt im Prinzip das Gleiche wie für Zahnkronen. Metallische Zahnbrücken sind Teil des Leistungskataloges der gesetzlichen Krankenversicherungen – im sichtbaren Bereich auch in Zahnfarbe. Die gesetzliche Krankenkasse übernimmt in der Regel 60 bis 75 % der Regelversorgung. Bei Vollkeramikbrücken werden Sie die höchste Zuzahlung haben.
Privatpatienten müssen beim Thema Zahnersatz einen Blick in ihre Versicherungsbedingungen werfen. Zwischen 40 und 100 % der tatsächlich entstandenen Behandlungskosten werden übernommen. Ein Kostenvoranschlag schafft hier Klarheit.

KOSTENCHECK

Kann man eine Zahnbrücke denn nicht ankleben?

Vielleicht kommt Ihnen das alles ein wenig wie von vorgestern vor. Zwei gesunde Zähne abschleifen, um mit Zement eine Zahnbrücke einzusetzen.

Sie haben völlig recht, dieses Verfahren hat mein Großvater als Dentist in ähnlicher Form durchgeführt. Allerdings hat ein althergebrachtes Verfahren gerade in der Medizin auch Vorteile: etwa, dass damit sehr viele Erfahrungen gemacht wurden und so ziemlich alle Fehlermöglichkeiten bekannt sind. Überlegen Sie mal, ob Sie sich als Patient wirklich für ein modernes Verfahren entscheiden würden, wenn ich Ihnen sage, dass das zwar das Neueste vom Neuen ist, wir aber noch kaum damit gearbeitet haben. Hier unterscheidet sich die Medizin stark vom Alltag, denn keiner von uns würde ein zehn Jahre altes Smartphonemodell kaufen, nur weil man genau weiß, wie man es reparieren kann. Bei einer künstlichen Hüfte oder einem Zahnimplantat, von dem es wissenschaftliche Zehn-Jahres-Langzeitdaten gibt, sieht das etwas anders aus.

Kommen wir zurück zur Zahnbrücke. Was hat sich in diesem Bereich getan?

Neben veränderten Materialien (die besprechen wir im nächsten Kapitel) ist es auch denkbar, Zahnbrücken anzukleben, und es ist sogar möglich, die Nachbarzähne gar nicht abzuschleifen, sondern den fehlenden Zahn nur mit kleinen Flügeln mit einem oder beiden Nachbarzähnen zu verkleben. Klingt eigentlich wie die Traumlösung – einerseits ein schnelles Verfahren ohne aufwendiges Einsetzen eines Zahnimplantates, andererseits kein Abschleifen von gesunden Zähnen.

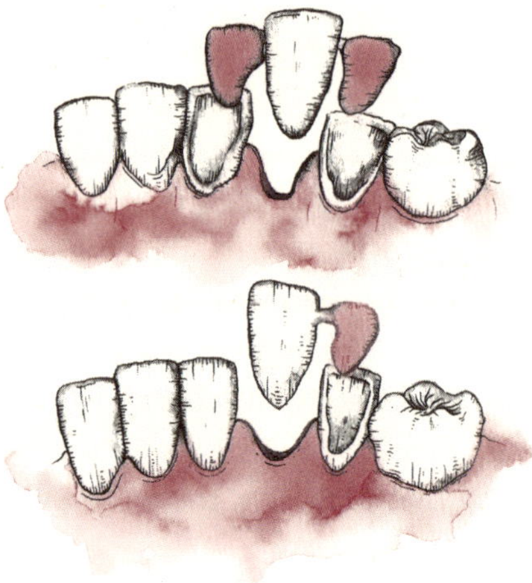

Natürlich kommt jetzt wieder ein Haken: Dieses Verfahren (man nennt es medizinisch Adhäsivbrücke, Klebebrücke oder Marylandbrücke) eignet sich praktisch nur für die Frontzähne, weil hier die Belastung im Vergleich zur Klebefläche am geringsten ist. Denn als Klebefläche kann nur die Innenseite der Zähne genutzt werden, sonst würden Sie ja ständig auf den Flügel beißen. Zum Ersatz von Backenzähnen ist die Klebefläche in aller Regel zu klein und die Zahnbrücke würde ständig herausfallen – auch keine besonders schöne Vorstellung.

Klebebrücken sind echte Alternativen, wenn Frontzähne fehlen. Genau überlegen würde ich mir ein Zahnimplantat, wenn Ihnen z. B. ein unterer Frontzahn oder ein seitlicher oberer Frontzahn fehlen. Hier funktionieren Klebebrücken nämlich wunderbar und wissenschaftliche Untersuchungen über zehn Jahre zeigen, dass es praktisch keinen Unterschied zu Zahnimplantaten oder regulären Zahnbrücken gibt.

Ein einigermaßen unglaublicher Punkt kommt noch zum Schluss: Die wissenschaftlichen Untersuchungen zeigen sehr klar, dass ein Flügel an der Klebebrücke besser ist als zwei. Ja, Sie haben richtig verstanden. Die Befestigung des Brückenzahnes zu einer Seite zeigt bessere Langzeitergebnisse als die Fixierung an beiden Nachbarzähnen.

Der Grund liegt vermutlich an der Verklebung. Wenn zwei Zähne über eine Zahnbrücke miteinander verklebt sind, sind diese Zähne fest geschient. Da die Zähne sich aber immer ein wenig bewegen, führt das dazu, dass sich irgendwann ein Anker lockert. In diesen Fällen konnte man beobachten, dass die Zahnbrücken trotzdem hielten, aber das Risiko für Karies höher war, denn unter dem lockeren Flügel konnten sich jetzt Bakterien einnisten. Daher die logische Schlussfolgerung: Lieber gleich nur noch einen Flügel.

Ihnen fehlt ein Frontzahn? Vielleicht sogar noch ein kleiner oberer Schneidezahn oder ein unterer Schneidezahn? Sprechen Sie Ihren Zahnarzt auf eine Klebebrücke an. Das sind die perfekten Indikationen und Sie ersparen sich viel Stress und Ihre Nachbarzähne bleiben gesund.

PATIENTENTIPP

Seit 2016 gehört die Klebebrücke zum Ersatz von Frontzähnen zu den Regelleistungen der gesetzlichen Krankenkasse. Ähnlich wie bei einer klassischen Zahnbrücke müssen Sie aber mit einem Eigenanteil rechnen, der aufgrund der schwierigen zahntechnischen Herstellung und der aufwendigen Verklebung höher sein kann als bei einer klassischen Zahnbrücke. Private Kostenträger übernehmen Klebebrücken entsprechend den Versicherungstarifen für Zahnersatz.

KOSTENCHECK

Heavy Metall – braucht Zahnersatz denn immer Metall?

Glitzerndes Metall im Mund ist nicht mehr besonders angesagt. Man hat immer den Beißer aus den James-Bond-Filmen vor Augen. Im Kapitel *»Mein Zahnarzt bohrt«* hatten wir schon einmal die Diskussion zwischen Metall (Gold) und Keramik. Und vielleicht haben Sie es ja schon wieder verdrängt: Gerade für Teilkronen an Backenzähnen gibt es auch heute nicht viel Besseres als Gold.

Natürlich wird Ihnen heute kein Zahnarzt mehr eine Brücke komplett aus Metall (Gold) herstellen – erstens ist mittlerweile der Goldpreis zu hoch und zweitens sind drei Zähne komplett in Gold aus ästhetischer Sicht schon etwas gewagt.

Prinzipiell können Sie bei Zahnersatz auch zwischen Keramik und Metall auswählen, wobei das Metall dann auch mit Keramik verblendet ist.

Bis vor zehn Jahren hatten Sie nicht einmal die Wahl: Da war die sogenannte VMK-Krone oder -Brücke absoluter Standard. Verblend-Metall-Keramik. Also ein Metallkern, der komplett oder nur teilweise mit Keramik überschichtet war – ein guter Zahntechniker hat das so hinbekommen, dass kein Mensch das Metall gesehen hat.

Die Zeiten haben sich ein wenig geändert – durch die Entwicklung von hochfesten Keramikwerkstoffen. Die Leser unter Ihnen, die Sportwagen fahren, sollten an die schön lackierten Bremssättel Ihrer Autos denken – das ist Keramik.

Bei Keramik denkt man sofort an den Porzellanteller und hat Angst, dass so etwas brechen kann. Die hochfesten Keramiken heutzutage sind jedoch so fest, dass man keine Chance hat, sie zu zerbrechen. Das erzeugt aber wieder einen Nachteil: Metall- und Metallkeramik waren auch deswegen so beliebt, weil die Materialien eher weich waren und ein sehr angenehmes Kaugefühl ermöglichten. Auf den hochfesten Keramiken beißt es sich manchmal wie auf einem Stein – sagen manche Patienten …

Die Entscheidung liegt bei Ihnen als Patient, und Ihr Zahnarzt sollte sie Ihnen auch überlassen. Verblendetes Metall ist seit Jahrzehnten absoluter Standard und hervorragend dokumentiert, aber es ist natürlich Metall, das Sie im Mund tragen. Keramik – und insbesondere die hochfesten Keramiken – werden heute nicht mehr in Schichten aufgebrannt, sondern aus einem Stück herausgefräst. Sie sind schön weiß und enthalten kein Metall, sind aber sehr fest. Nicht jeder Patient mag das. Die Untersuchungen zeigen, dass beide Materialien, wenn sie korrekt verarbeitet sind, für Zahnersatz wie Kronen und Brücken gut funktionieren.

Ein Tipp noch zum Schluss: Wenn Ihr Zahnarzt beim Einsetzen viel schleifen muss, damit die Bisshöhe stimmt, achten Sie darauf, dass er die Keramik genauso lange wieder poliert. Denn hier sind die Aussagen der Studien deutlich: nichts ist schlechter für die langfristige Haltbarkeit von Vollkeramik als unpolierte Stellen! Noch besser ist allerdings ein neuerlicher Glanzbrand im zahntechnischen Labor – dann brauchen Sie aber einen neuen Termin.

Für die gesetzliche Krankenkasse ist im nicht sichtbaren Bereich eine Metallkrone oder -brücke die Regelversorgung. Vollkeramische Arbeiten sind meist teurer in der Herstellung und oft auch komplizierter in der Verklebung im Mund. Dies muss aber im Heil- und Kostenplan dokumentiert sein und dadurch wissen Sie im Vorfeld genau, was auf Sie zukommt. Private Kostenträger haben in manchen Fällen auch Einschränkungen bei zahnfarbenen Werkstoffen, z. B. im Backenzahnbreich. Erkundigen Sie sich im Vorfeld am besten über einen Kostenvoranschlag.

KOSTENCHECK

Wenn es für Sie eine Rolle spielt, im Mund metallfrei zu sein, dann bieten sich vollkeramische Kronen und Brücken an. Die wissenschaftliche Einschätzung für Vollkeramik ist sehr gut, sie sind vollkommen vergleichbar mit den klassischen verblendeten Metallkonstruktionen. An die Härte des Materials werden Sie sich nach einer gewissen Zeit gewöhnen.

PATIENTENTIPP

Zahnloser Tiger – wie wird denn die Herstellungszeit meiner Zahnkrone überbrückt?

Die allergrößte Sorge von Patienten dreht sich um die Zwischenzeit – also die Zeit der Herstellung der Krone oder der Brücke. »Machen Sie, was Sie wollen, aber bitte lassen Sie mich nicht ohne Zähne aus der Praxis gehen!« Diesen Satz höre ich in diesem Zusammenhang immer wieder.

Die Sorge kann ich den Patienten schnell nehmen, denn natürlich werden die vorbereiteten Zähne mit einem sogenannten Provisorium geschützt und versorgt. Oft sind die abgeschliffenen Zähne so empfindlich (da der schützende Zahnschmelz abgeschliffen wurde), dass das gar nicht anders möglich ist. Meistens wird direkt in der Praxis eine provisorische Zahnkrone oder Zahnbrücke aus Kunststoff erstellt, die dann mit einem Kleber eingesetzt wird. Ästhetisch ist an diesen Provisorien wenig auszusetzen, beim Kaukomfort gibt es aber schon ein paar Einschränkungen. Denn Kunststoff bleibt Kunststoff und ist natürlich etwas schwächer als Zahnschmelz, Metall oder Keramik. Ansonsten könnte man die Brücke ja gleich aus Kunststoff herstellen!

Provisorien sind Provisorien und nur halbfest mit Ihrem Zahn verbunden. Ich habe schon viele amüsante Geschichten gehört von abgebrochenen Hochzeitsurlauben oder dem Verschwinden durch die Hintertür bei einer Geburtstagsparty – alles nur, weil das Provisorium herausgefallen war. Daher noch ein paar Tipps für diese Übergangszeit.

Mit Provisorien ist die Verwendung von Zahnseide absolut verboten. Denn mit Zahnseide hebeln Sie sich die Provisorien wunderbar vom Zahn herunter – das ist nicht schlimm, nur etwas nervig. Denn dann müssen Sie zum Zahnarzt, um das Provisorium wieder befestigen zu lassen. Wie gesagt, eine Patientin von mir hat deswegen sogar ihre Hochzeitsreise unterbrochen – verheiratet sind die beiden heute aber immer noch.

Und wenn kein Zahnarzt »zur Hand« ist, z. B. auf der Berghütte oder am Strand auf den Malediven? Hier gibt es einen sehr guten Tipp: Zahnpasta. Zahnpasta trocknet schnell und ist danach extrem klebrig – Sie kennen das vom Zahnpastarest am Waschbecken, den man wegzurubbeln versucht und dann hofft, dass es bestimmt irgendwann jemand anderes macht. Wichtig ist nur, dass das Provisorium und der Zahn relativ trocken sind. Also beißen Sie mit dem betroffenen Zahn auf ein Taschentuch, trocknen sie die Innenseite des Provisoriums – Zahnpasta einfüllen und draufbeißen. Damit sollte der Urlaub gerettet sein. In die Handasche gehört ab jetzt immer eine kleine Tube Zahnpasta, insbesondere, wenn Sie gerade ein Zahnprovisorium tragen!

Ein Zahnprovisorium ist bei Ihrem Kostenvoranschlag mit einberechnet. Und wenn es kaputtgeht, beteiligen sich die gesetzlichen und privaten Krankenkassen bis zu dreimal an den Reparatur- oder Erneuerungskosten. Sonderwünsche wie besondere ästhetische Ausgestaltung oder Ersatzprovisorien müssen Sie möglicherweise zusätzlich bezahlen.

KOSTENCHECK

Für viele Patienten ist dieses Zahnprovisorium – je weiter es im sichtbaren Bereich ist – ein Grauen. Denn was ist, wenn dieses Provisorium sich beim Abendessen mit Freunden verabschiedet oder komplett zerbricht? Für den Fall, dass es zerbricht, habe ich leider auch keinen 1-Million-Euro-Tipp. In einigen Fällen, in denen Patienten deswegen große Sorgen hatten, haben wir gleich ein zweites Zahnprovisorium als Duplikat mit angefertigt und dem Patienten mitgegeben. Jetzt können Sie problemlos das zweite Provisorium hervorzaubern und mit Zahnpasta einsetzen.

Keine Angst, jeder vorbereitete Zahn wird mit einem Provisorium versorgt – schon um den Zahn zu schützen. Wenn Ihnen das Provisorium herausfällt, kann Zahnpasta helfen. Aber vorher Zahn und Provisorium bitte gut trocknen!

PATIENTENTIPP

Ich brauche ein Gebiss – herausnehmbarer Zahnersatz!

Für viele ist es keine schöne Vorstellung, manche kommen damit aber seit Jahrzehnten gut klar: eine Zahnprothese, die zum Reinigen herausnehmbar ist und dann wiedereingesetzt wird. Wir haben schon besprochen, dass die Zahl der fehlenden Zähne gerade bei den Senioren immer weiter abnimmt – das hat etwas mit Fluorid, Prophylaxe, aber auch mit der gestiegenen Wertschätzung der eigenen Gesundheit zu tun.

Aber die Witze über herausnehmbare Zähne sind so alt wie die Zahnprothese selbst: »Schlafen Sie und Ihre Zähne in getrennten Zimmern?«

Bei Zahnersatz gilt prinzipiell eine Regel: Je weniger Zähne vorhanden sind, desto schwieriger wird es, festsitzenden Zahnersatz herzustellen – wie z. B. eine große einzementierte Zahnbrücke. Das liegt daran, dass sich herausnehmbarer Zahnersatz zusätzlich auch auf dem Zahnfleisch abstützen kann und festsitzender Zahnersatz nur auf den Zähnen.

Somit ist es wie bei einer echten Brücke – wenn die Pfeiler nicht ausreichen, dann bricht sie zusammen.

Sie könnten natürlich entgegnen, man könnte, wenn zu wenige Zähne da sind, einfach so viele Zahnimplantate einsetzen, dass es wieder ausreicht. Im Prinzip stimmt das und wird auch häufig so gemacht, aber es gibt viele Gründe, die dagegensprechen können. Häufig beginnt das schon bei den Finanzen. So eine große Konstruktion mit ein paar Zahnimplantaten kann kostenmäßig leicht einem kleinen Mittelklassewagen Konkurrenz machen – und je mehr Zahnimplantate verwendet werden, desto weniger zahlt die gesetzliche Krankenkasse. Zahnimplantate werden nämlich von der gesetzlichen Krankenkasse nicht übernommen, von den meisten privaten Versicherungen schon.

Der zweite Grund, der gegen viele Zahnimplantate spricht, ist ein medizinischer Aspekt. Wenn viele Zähne fehlen, fehlt in der Regel auch viel Knochen und Zahnfleisch. Und Zahnimplantate sind Dübel im Knochen – und ohne Knochen wird es schwierig.

Dann braucht es aufwendige Knochenaufbauten, und diese Eingriffe können für einen Patienten ganz schön belastend sein. Insbesondere, wenn Patienten älter sind und einige Vorerkrankungen haben, können große Eingriffe Risiken bergen.

Finanzen und Aufwand sind eigentlich die zwei Hauptgründe dafür, dass man sich in manchen Fällen gegen festen Zahnersatz entscheidet und Lösungen mit herausnehmbarem Zahnersatz auf den noch vorhandenen Zähnen anstrebt.

Prinzipiell kann ich aus meiner Erfahrung Folgendes sagen: In der Regel stört die Patienten eine herausnehmbare Konstruktion im Oberkiefer nicht besonders – denn die Auflagefläche für die Zahnprothese kann so geschickt gestaltet werden, dass es sich für den Patienten fast wie eine Zahnbrücke anfühlt – mit dem Unterschied, dass es herausnehmbar ist.

Eine herausnehmbare Zahnprothese im Unterkiefer ist für die meisten Patienten etwas gewöhnungsbedürftiger. Im Unterkiefer befindet sich die Zunge, und die Schleimhaut ist beweglicher als im Oberkiefer. Bei so viel Zungenmuskulatur und beweglicher Schleimhaut, kann eine herausnehmbare Konstruktion ganz schön stören, und nicht selten erlebe ich Patienten, die mit ihrer Zahnprothese im Unterkiefer nicht ganz zufrieden sind.

Daher wäre meine Empfehlung, wenn Sie sich entscheiden müssen, die folgende: Lieber ein gut gemachter herausnehmbarer Zahnersatz im Oberkiefer und Zahnimplantate für einen festen Zahnersatz im Unterkiefer. Auch medizinisch macht dieses Vorgehen mehr Sinn. Der Knochen ist im Unterkiefer viel fester und der vordere Unterkieferbereich birgt auch weniger Probleme für eine Zahnimplantation.

Ihre restlichen Zähne reichen für eine feste Brückenversorgung nicht aus und Ihr Zahnarzt schlägt Ihnen einen herausnehmbaren Zahnersatz vor? Zahnimplantate würden das vermeiden, sind aber aufwendig, teuer und nicht immer möglich. Mein Tipp wäre: im Oberkiefer kommen die meisten Patienten mit sogenannten Teleskopprothesen sehr gut zurecht. Im Unterkiefer sieht das meist ein wenig anders aus – Zunge, Wange und den vielen beweglichen Schleimhäuten im Unterkiefer gefallen die herausnehmbaren Prothesen eher nicht so gut.

PATIENTENTIPP

Vielleicht noch ganz kurz zu den Möglichkeiten des herausnehmbaren Zahnersatzes. Jetzt wird es ein wenig technisch, aber ich mache es kurz. Die beliebteste Technik in Deutschland ist die

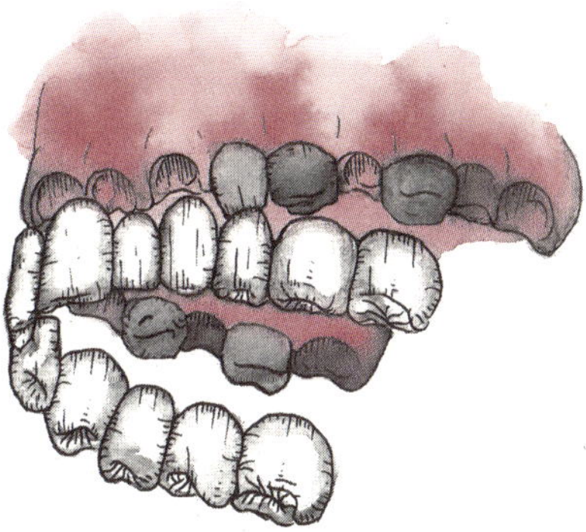

sogenannte Teleskoptechnik. Denken Sie an zwei gestapelte Wassergläser, die noch etwas feucht sind. Ziemlich schwierig, die auseinanderzubekommen, wie?

Genau das ist das Prinzip: ein Hütchen auf einen Zahn und ein zweites Hütchen in der Zahnprothese. Nun wird beides mit ein wenig Speichel aufeinandergesetzt – schon hat man eine Zahnprothese, die zwar herausnehmbar ist, aber einen sehr guten Halt hat.

Die anderen Möglichkeiten für herausnehmbaren Zahnersatz benötigen meistens Klammern, die an den restlichen Zähnen eine Verankerung finden. Meistens ist der Halt dieser Prothese schlechter als bei den Hütchen (Teleskope), denn eine Klammer fixiert sich ja nur an einem Punkt.

Eine klammergetragene Prothese ist jedoch deutlich günstiger als eine Teleskopprothese. Denn das ist die schlechte Nachricht an der Teleskopprothese: Durch die doppelten Zahnkronen aus Gold und die aufwendige Herstellung ist dieses Verfahren ziemlich teuer und auch hier bleibt ein hoher Eigenanteil an Ihnen hängen.

Herausnehmbarer Zahnersatz wird auch von Ihrer gesetzlichen Krankenkasse mit einem Festbetrag bezuschusst, der im genehmigten Heil- und Kostenplan ausgewiesen wird. Die gesetzliche Krankenkasse bezuschusst meist die Basisversorgung, jedoch kommt es sehr genau auf die Ausgangssituation an. In manchen Fällen beinhaltet dies auch höherwertigen Zahnersatz (z.B. über Teleskopkronen). Gerade hochwertige Versorgungen können durch die Mehrkosten zusätzlich zum Eigenanteil ziemlich ins Geld gehen. Ziemlich kompliziert das alles! Auf dem Heil- und Kostenplan wird Ihr Eigenanteil klar. Wenn diese Kosten für Sie zu viel sind, sprechen Sie mit Ihrem Zahnarzt über Alternativen, wie z.B. klammergetragene Prothesen. Private Kostenträger übernehmen je nach gewähltem Tarif für »Zahnersatz« zwischen 40 und 100% der Kosten. Allerdings bleibt auch hier ein Eigenanteil zurück.

KOSTENCHECK

Ich habe ein Gebiss und wäre es gerne los …

Wenn Sie Ihre Zahnprothese loswerden und stattdessen feste Zähne haben möchten, ist das meist ein ziemlich aufwendiges und teures Unterfangen. Es gibt zwar schnelle Verfahren (sogenannte *All-on-4*-Verfahren), aber in den allermeisten Fällen braucht es eben doch Knochenaufbauten und Einheilzeiten, die mit kleineren oder größeren Rückschlägen verbunden sind. Wenn gar keine Zähne mehr da sind, ist die provisorische Zeit auch nicht gerade angenehm, denn nach den Eingriffen verändert sich die Schleimhaut stark und die Zahnprothesen halten nicht mehr richtig.

Im Unterkiefer helfen oft schon zwei Zahnimplantate, die in die bestehende Prothese eingearbeitet werden, um die Funktion zu perfektionieren. Es gibt Druckknopfsysteme oder Magnete, die gut halten, aber auch leicht zu lösen sind. Ähnlich wie bei Ihrer Winterjacke wird die Zahnprothese dann eingeklickt – das hat sich bei der Jacke doch auch bewährt. Daher wäre die erste und günstigste Option die Verbesserung der Zahnprothese durch zwei Zahnimplantate und die Einarbeitung von Druckknöpfen in die Zahnprothese, um den Halt zu stärken.

Im Oberkiefer sind Druckknöpfe prinzipiell auch möglich, aber der Effekt ist meist nicht so groß wie im Unterkiefer, und man braucht mindestens vier Zahnimplantate, weil der Knochen weicher ist.

Der einfachste und effektivste Weg zur Verbesserung der Lebensqualität bei kompletten Zahnprothesen im Ober- und Unterkiefer wäre das Belassen der Oberkieferprothese und die Verbesserung der Unterkieferprothese durch zwei Zahnimplantate.

Der Traum vieler Patienten ist jedoch, wieder feste Zähne zu haben. Prinzipiell ist das möglich, aber, wie gesagt, ziemlich aufwendig.

Es gibt eine neuartige Lösung, die ich im nächsten Kapitel »*Hilfe, mein Zahnarzt will mir ein Loch in den Knochen bohren!*« detaillierter besprechen werde. Die Lösung hört auf verschiedene Namen, die alle ein wenig nach Autowerkstatt klingen. »Feste Zähne an einem Tag«, »Fast & Fix« oder »All-on-4«. Die Idee dahinter ist, alles auf einen Rutsch zu erledigen – denn die provisorische Phase zwischen den Knochenaufbauten und dem Einheilen der Zahnimplantate ist bei einem zahnlosen Kiefer sehr schwierig. Das heißt, es werden nur vier oder sechs Zahnimplantate in den Kiefer gesetzt und diese so geschickt ausgewählt, dass man sofort ein Provisorium auf den Zahnimplantaten fixieren kann. Ein wirklich tolles Verfahren, das sich insbesondere im zahnlosen oder fast zahnlosen Kiefer anbietet.

Vollprothesen werden gehasst oder geliebt. Manche Patienten kommen damit jahrzehntelang sehr gut zurecht. Andere Patienten wären sie lieber heute als morgen los. Mein Tipp: Mit wenig Aufwand und zwei Zahnimplantaten kann der Sitz einer unteren Zahnprothese stark verbessert werden. Die obere Zahnprothese hält meist schon ganz gut und kann durch verschiedene Maßnahmen auch ohne Zahnimplantate im Halt weiter verbessert werden.

PATIENTENTIPP

Zahnimplantate gehören nicht zum Leistungskatalog der gesetzlichen Krankenkassen – ganz einfach. Die gesetzliche Krankenkasse gewährt Ihnen nur einen Zuschuss für den Aufbau (Zahnkrone oder Prothese), der vom Implantat gehalten werden soll. Es gibt seltene Ausnahmen, in denen gesetzliche Krankenkassen Zahnimplantate übernehmen – z. B. bei vielen Nichtanlagen oder vorhergehenden schweren Erkrankungen im Kieferbereich. Private Kostenträger übernehmen je nach Tarif auch die Behandlung mit Zahnimplantaten. Bei sehr aufwendigen und großen Versorgungen kann es jedoch sein, dass die private Krankenkasse einen Gutachter einsetzt, der die medizinische Notwendigkeit/Verhältnismäßigkeit prüft.

KOSTENCHECK

Mein Zahnersatz ist durch einen Sturz kaputtgegangen …

Zahnunfälle kommen eher bei jungen Patienten vor. Natürlich würde ich auch erwarten, dass Sie ab einem bestimmten Alter keine 360-Grad-Sprünge mehr mit dem BMX oder dem Snowboard machen. Aber Zahnunfälle können in jedem Alter passieren. Vorbehandelte Zähne brechen meistens anders als junge und gesunde Zähne. Also, Zahn einpacken (siehe Kapitel *»Ich habe die Schlägerei gewonnen«*) und ab zum Zahnarzt. Die Kunststoffkleber sind heute so gut, dass man – wenigstens als Provisorium – den Zahn fast immer wieder einkleben kann.

Das Gleiche gilt, wenn nur die Keramik von Ihrer Zahnkrone abgebrochen ist und jetzt das Metall hervorblitzt – ästhetisch meist auch nicht viel besser, als wenn der ganze Zahn weg ist. Auch das kann meistens ziemlich unkompliziert mit Kunststoff wieder angeklebt werden, denn Kunststoff verbindet sich eigentlich ganz gut mit der Zahnkeramik. In vielen Fällen sollte in der Folge die Zahnkrone erneuert werden, da der Halt nicht perfekt ist und es auch zu Verfärbungen kommen kann, aber das kann man ja dann sehen.

Etwas schwieriger wird es, wenn Sie ein Zahnimplantat haben und irgendetwas mit dem Implantat ist. Bevor Sie jetzt Panik bekommen, meistens bricht auch hier eher die Zahnkrone auf dem Implantat und die Befestigungsschraube im Zahnimplantat. Ein erfahrener Zahnarzt kriegt die abgebrochene Schraube wieder heraus, bestellt eine neue und kann die Krone wieder einschrauben – natürlich nur, wenn die Krone keinen Schaden genommen hat. Schwieriger wird es, wenn Sie sich das komplette Zahnimplantat ausgeschlagen haben – das kann man nicht wieder einsetzen, sondern man entfernt dann das Implantat und versucht, ein Provisorium für die Lücke herzustellen.

Alle Schäden an einem herausnehmbaren Zahnersatz sind meistens ziemlich einfach zu reparieren, da man den Zahnersatz ja herausnehmen und in einem Zahnlabor wiederherstellen lassen kann. Schwierig wird es nur, wenn eine komplizierte Konstruktion – wie eine Teleskopprothese (siehe Kapitel *»Hast 'ne Lücke, kriegst 'ne Brücke«*) – heruntergefallen ist und sich verbogen hat. Da die Passung meistens sehr genau ist, fügt sich die Prothese jetzt nicht mehr auf die Zähne. Eventuell muss der Zahnarzt die Prothese jetzt auseinandersägen und versuchen, die Einzelteile einzusetzen. Wenn das klappt, kann man die Einzelteile wieder zusammenlöten und alles sollte wieder okay sein.

Ihr Zahnersatz hat durch einen Sturz Schaden genommen. Meistens bekommt man das wieder hin – keine Angst. Der blödeste Fall ist, wenn Ihre Teleskopprothese oder Zahnprothese mit Klammerverankerung sich verbogen hat oder sogar nicht mehr herausgeht aus dem Mund. Versuchen Sie das nicht selber – ein erfahrener Zahnarzt kriegt das meistens wieder hin.

PATIENTENTIPP

3.

HILFE, MEIN ZAHNARZT WILL MIR EIN LOCH IN DEN KNOCHEN BOHREN!

ALLES ZUM THEMA ZAHNIMPLANTATE

Meistens steckt hinter jedem verlorenen Zahn eine Geschichte. So auch bei einem meiner Patienten, der mit leicht betretenem Blick in meine Praxis kam. Er hat lange um den Erhalt seines Zahnes gekämpft. Zuerst kam er vor einigen Jahren mit Schmerzen an einem unteren Backenzahn. Der Zahn hatte eine versteckte tiefe Karies und konnte nur durch eine Wurzelbehandlung erhalten werden, da die Entzündung schon bis in den Zahnnerv eingedrungen war. Die Wurzelbehandlung verlief gut und der Zahn bekam eine neue Füllung und alles war wieder gut.

Aber es kam, wie es kommen musste. Wurzelbehandelte Zähne haben aufgrund der Aushöhlung durch die Karies, aber auch durch die verringerte Durchblutung eine etwas geringere Belastbarkeit und neigen daher zu Rissen oder gar Frakturen. Bei einem beherzten Biss auf eine Brotrinde ist es dann passiert: Der Zahn ist gebrochen und musste entfernt werden. Was tun? Jeder redet von Zahnimplantaten und welch wunderbare Möglichkeit dies doch ist, einen verlorenen Zahn zu ersetzen. Aber was spricht denn für oder gegen ein Zahnimplantat? Und wenn es denn ein Zahnimplantat sein soll, sollte es dann aus Titan oder vielleicht doch lieber aus Keramik sein? Und wie lange halten Zahnimplantate überhaupt?

Kurze Geschichte der Zahnimplantate

Zahnimplantate sind vergleichbar mit einem Dübel, den man zur Verankerung einer Schraube in die Wand setzt. In diesem Fall ist die Wand jedoch der Kieferknochen und die Schraube die Zahnkrone. Es ist zwar kaum zu glauben, aber es stimmt: Diese sterile Titanschraube wächst ohne Entzündung in den Kieferknochen ein. Auf diesen Dübel kann ein Zahn geschraubt werden und man kann auf diesem Ersatzteil wieder ganz normal kauen. Immer wieder berichten mir Patienten, dass sie manchmal gar nicht wissen, welcher der Zahn mit dem Implantat ist.

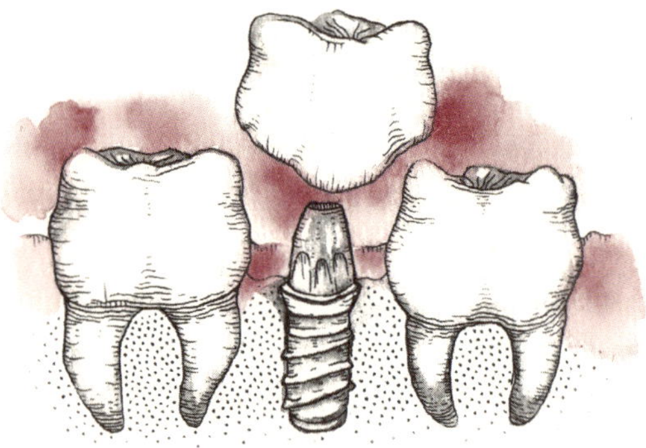

Die Geschichte hinter dieser größten Revolution in der Zahnheilkunde ist, wie so häufig, stark vom Zufall geleitet: Per-Ingvar Brånemark war ein schwedischer Orthopäde und Wissenschaftler, aber kein Zahnarzt. Er arbeitete an einem wissenschaftlichen Versuch, um die Durchblutung des Knochens an einem Kaninchenmodell zu untersuchen. Er konstruierte Messzylinder, zufälligerweise aus Titan, die er in einem Tierversuch in den Kaninchenknochen einsetzte. Bei dem eigentlichen wissenschaftlichen Versuch kam nicht viel heraus, aber als er die Zylinder wieder entfernen wollte, hatte er die große Erleuchtung. Er merkte plötzlich, dass die Titanzylinder mit dem Kaninchenknochen verwachsen und nicht zu entfernen waren.

Brånemark schaffte – ähnlich wie Wilhelm Conrad Röntgen (Erfinder der Röntgenstrahlung) oder Alexander Fleming (Erfindung von Penicillin, dem ersten Antibiotikum) – den Transfer in die Praxis und dachte sich: Ein festgewachsener Titandübel, das muss doch etwas für die Zahnmedizin sein!

Nach einigen weiteren Versuchen zur Verträglichkeit von Titan war es Zeit für den ersten Patienten: Der Schwede Gösta Larsson, der mit einer Kieferfehlbildung geboren wurde, erhielt 1965 die ersten Zahnimplantate und behielt diese Befestigung seiner Zähne bis zu seinem Tod 2006. Was für ein Erfolg! Der Taxifahrer, der Gösta Larsson nach der Operation nach Hause gefahren hat, war auch sofort »Feuer und Flamme« und wurde der zweite Patient weltweit mit Zahnimplantaten. Er lebt heute noch und hat die Zahnimplantate nun seit mehr als 50 Jahren im Mund – unglaublich!

In der Folge wuchs das Interesse der wissenschaftlichen und klinischen Zahnheilkunde an diesem Thema und die Fachdisziplin »Implantologie« war geboren. Natürlich sind nicht alle Zahnimplantatpatienten über fast 40 Jahre so zufrieden mit ihren Implantaten wie Gösta Larsson, aber das Prinzip ist bis heute unverändert.

Mir ist das erst vor Kurzem wieder klar geworden, als mich ein Patient fragte, ob ich die Implantate nach dem modernsten wissenschaftlichen Stand einsetze. Etwas verwirrt antwortete ich, dass wir das praktisch immer noch so machen wie vor 40 Jahren – ich fürchte, ich habe meinen Patienten damit nicht überzeugt.

Wenn man heute zurückblickt, muss man zugeben, dass sich zwar viel getan hat seit Per-Ingvar Brånemarks grundlegender Erfindung, wir aber im Prinzip immer noch die gleichen Materialien und Techniken verwenden.

Was muss ich über das Zahnimplantat wissen?

Ich will ehrlich sein und hoffe, die Zahnimplantathersteller und Wissenschaftler werden es mir verzeihen: Ein Zahnimplantat aus Titan ist nichts anderes als eine schnöde Metallschraube. Der einzige wirkliche Unterschied zum Baumarktregal ist die Sterilität und natürlich die medizinische Zulassung.

Zahnimplantate bestehen aus dem körperverträglichen Material Titan. Dieser hochpräzise gefertigte Dübel besitzt eine künstlich angeraute Oberfläche, die nach Einsetzen des Zahnimplantates dafür sorgt, dass es fest mit dem Kieferknochen verwächst. Wenn ein Zahnimplantat einmal in den Knochen eingewachsen ist, kann es nur noch durch Herausfräsen entfernt werden – keine angenehme Vorstellung! Daher würde ich jedem Zahnarzt empfehlen genau hinzuschauen, wohin man das Zahnimplantat setzt, denn entfernt bekommt man es nicht mehr so leicht!

Es gibt unterschiedliche Formen von Zahnimplantaten, jedoch hat sich in den letzten Jahrzehnten das schraubenförmige Zahnimplantat durchgesetzt. Es besteht aus zwei Anteilen, nämlich dem Dübel, der in den Knochen gesetzt wird, und dem Aufbauteil für die Zahnkrone, das nach der Einheilungsphase in den Dübel geschraubt wird. Das Standardvorgehen, das auch schon Brånemark angewendet hat, folgt also einem Stufenkonzept: das Einsetzen des Dübels in den Kieferknochen, der Verschluss der »Ankopplungsstelle« mit einer Deckschraube und das Einheilen unter der Schleimhaut.

Nun kommt natürlich die entscheidende Frage. Welches Implantatsystem ist das beste und das langlebigste? Zur Einordnung: Es gibt weltweit über 120 verschiedene Implantatsysteme – also vergleichbar mit verschiedenen Automarken. Und jedes System hat natürlich noch seine unterschiedlichen »Modelle«.

Einerseits ist dieses große Spektrum gut, weil ein Zahnarzt für die jeweilige Situation ein perfektes Zahnimplantat heraussuchen kann. So unterscheiden sich Zahnimplantate für den oberen Backenzahnbereich natürlich stark von Zahnimplantaten für den mittleren Schneidezahnbereich. Gleichzeitig bedeutet dies aber auch, dass bei diesen vielen verschiedenen Systemen nicht alle Implantate klinisch so getestet sind, wie ich als Patient mir das erwarten würde. Große Skandale gab es bei Zahnimplantaten zwar noch nicht, aber bei anderen Implantationsmaterialien schon, z. B. Brustimplantaten.

Was können Sie als Patient also machen? Ein ganz wichtiger Punkt, den Sie bei Ihrem Zahnarzt gleich ansprechen sollten, ist ein Implantatpass. Fragen Sie einfach nach, ob Sie nach der Behandlung einen Implantatpass ausgehändigt bekommen. Dieser enthält alle wichtigen Informationen zu dem eingesetzten Zahnimplantat und ggf. auch zu der Art der Zahnkrone und ist schon ein kleines Qualitätsmerkmal.

Ein zweiter wichtiger Punkt, den Sie ansprechen könnten, ist die Verbreitung des Implantatsystems. Es gibt eine Handvoll Systeme, die wissenschaftlich gut untersucht und international weit verbreitet sind.

Wenn Sie Ihrem Zahnarzt sagen, dass Ihnen ein Implantatsystem mit weltweiter Verbreitung und langer Erfahrung am liebsten wäre, dann haben Sie den Vorteil, dass Ihr nächster Zahnarzt oder ggf. eine Urlaubsvertretung mit diesem Implantatsystem auch Erfahrung hat und Ihnen im Zweifelsfall helfen kann.

Denn stellen Sie sich vor, Ihnen fällt Ihre Implantatzahnkrone im Urlaub heraus. Vielleicht sogar noch ein Schneidezahn! Wenn es sich um ein Implantatsystem handelt, das sehr weit verbreitet ist, und Sie vielleicht sogar noch Ihren Implantatpass dabeihaben, dann ist die Chance sehr hoch, dass ein Zahnarzt vor Ort die richtigen Werkzeuge hat und die Krone wieder befestigen kann. Wenn nicht, dann haben diese etablierten Implantathersteller meist auch ein großes Netz an Spezialisten in ihrer Firma, die innerhalb weniger Stunden einen Zahnarzt mit den richtigen Instrumenten und Ersatzteilen beliefern können.

Das geht nicht nur fast überall auf der Welt, sondern oft auch nach sehr langer Zeit: Letzthin hatte ich einen Patienten, der vor über 30 Jahren zwei Zahnimplantate im Unterkiefer bekommen hatte und nun ein drittes Zahnimplantat in der Nachbarschaft der alten Zahnimplantate brauchte. Die »alten« Zahnimplantate sahen tadellos aus und ich wollte gerne auf diesen Zahnimplantaten und dem neuen Zahnimplantat eine Brücke anfertigen. »Nach dreißig Jahren?«, fragte der Patient. »Bekommen Sie denn da überhaupt noch die Schrauben oder die Aufbauteile?« Da es aber ein sehr etabliertes Implantatsystem war, das weltweit zu den vier bis fünf gebräuchlichsten zählt, war es kein Problem, nach drei Jahrzehnten ein neues Aufbauteil zu bekommen und eine neue Zahnbrücke einzusetzen.

Fragen Sie Ihren Zahnarzt nach einem Implantatpass und fragen Sie auch mal nach, ob das Implantatsystem, das er für Sie vorgesehen hat, schon länger als zehn Jahre auf dem Markt ist.

PATIENTENTIPP

Zahnimplantate gehören nicht zum Leistungskatalog der gesetzlichen Krankenkassen. Zahnimplantate sind teuer – daher wird manchmal an den Implantaten selber gespart. Bestehen Sie auf ein Implantatsystem mit einer guten Dokumentation, das länger als zehn Jahre auf dem Markt ist – auch wenn das Zahnimplantat selbst ein wenig teurer ist. Private Kostenträger übernehmen Zahnimplantate je nach Tarif.

KOSTENCHECK

Sind denn Keramikimplantate nicht verträglicher als Metallschrauben?

Es kommt immer häufiger vor, dass Patienten mit Metall im Mund oder im Knochen keine guten Assoziationen haben. Vielleicht wirkt sich auch der Spruch »altes Eisen« nicht gerade positiv aus, oder sie fürchten, am Flughafen nicht durch die Kontrollen zu kommen. Gerade über die letzten Jahre wurden Alternativen zu »Metallimplantaten« auf den Markt gebracht, die teilweise wissenschaftlich schon gut nachuntersucht sind. Man spricht von Keramikimplantaten, die in Form und Größe den Titanimplantaten sehr ähnlich sind. Beim Material handelt es sich nicht, wie man vielleicht meinen könnte, um Porzellan, sondern um eine hochfeste Keramik mit dem Namen Zirkondioxid.

Prinzipiell gilt, dass Titan und Zirkondioxid sich hinsichtlich ihrer Gewebsverträglichkeit kaum unterscheiden. Beides sind Materialien, die der Körper in der Regel entzündungsfrei in den Knochen einheilt und die, bei guter Pflege, ein Leben lang gesund im Mund verbleiben können. Es gibt einige wissenschaftliche Studien, die zeigen, dass die Anhaftung von Bakterien an Zirkondioxidimplantaten etwas geringer ist. Ob das jedoch klinisch relevant ist – also ob dadurch weniger Entzündungen an dem Zahnimplantat entstehen –, ist bis heute unklar und eher zweifelhaft.

Wenn es zwischen Titan- und Keramikimplantaten also keine großen Unterschiede gibt, welche Entscheidungskriterien sollten Sie als Patient dann anlegen? Aus Sicht der wissenschaftlichen Dokumentation ist die Entscheidung klar: Titan wird seit fast 50 Jahren verwendet, verglichen damit stehen wir beim Einsatz von Keramikimplantaten eher noch am Anfang, wobei eine europäische Konsensuskonferenz 2021 klar feststellt, dass insbesondere für eine bestimmte Art der Keramikimplantate (einteilige Implantate) aus wissenschaftlicher Sicht keine Bedenken mehr vorhanden sind. Trotzdem, Titan ist klinisch sehr viel besser erforscht und wir als Zahnärzte haben auch sehr viel mehr Erfahrung mit diesem Werkstoff bei Korrekturen oder Nachbehandlungen. Auf der anderen Seite sprechen subjektive Kriterien vielleicht doch eher für Keramikimplantate. Es fühlt sich für manche einfach besser an, eine Keramik im Mund zu haben als ein Metall.

Gibt es abgesehen von diesem persönlichen Empfinden auch nachweisbare Unverträglichkeiten, also Allergien auf Titan, die vielleicht ein Keramikimplantat sinnvoll erscheinen lassen? Es ist bekannt und auch durch wissenschaftliche Untersuchungen gezeigt worden, dass sich Titanpartikel lösen können und entzündliche Veränderungen in den Lymphknoten auslösen können. Daneben gibt es auch Stimmen in der Zahnheilkunde, die die chemischen Eigenschaften von Titan für Entzündungen um Implantate verantwortlich machen. Letzteres ist jedoch bisher wissenschaftlich nicht bewiesen worden und auch eine Titanallergie scheint es nicht zu geben. Möglicherweise spricht Sie Ihr Zahnarzt auf Tests an, mit denen man nachweisen kann, ob Sie als Patient auf Titan allergisch oder überempfindlich reagieren – den sogenannten LTT (Lymphozytentransformationstest) oder Titanstimulationstests. Allerdings ist die Aussagekraft dieser Tests hoch umstritten und wissenschaftlich gesehen kein wirklicher Beweis für eine Titanüberempfindlichkeit oder gar eine Allergie.

Am Ende bleibt es Ihre Entscheidung als Patient. Wenn Sie zu Keramik tendieren und bereit sind, auf einige Jahre an wissenschaftlicher Erfahrung zu verzichten, dann sollte der Hersteller des Keramikimplantates zumindest schon zehn Jahre am Markt sein, denn Sie wollen ja, dass nach zehn oder vielleicht 20 Jahren die Aufbau- und Ersatzteile noch verfügbar sind. Auch würde ich bei Keramikimplantaten eher zu der Variante tendieren, bei der der Aufbau, der aus dem Zahnfleisch herausragt, schon von Anfang an mit dem Implantat verbunden ist (einteiliges Implantat). Dann muss nach der Einheilzeit nur noch die Zahnkrone auf den Aufbau zementiert werden. Der Hintergrund ist, dass bei klassischen Titanimplantaten dieser Aufbau nach der Einheilzeit mit einer Schraube befestigt wird. Verschrauben und Keramik, das ist im Moment noch keine große Freundschaft – das zeigt auch die Wissenschaft.

Sie liebäugeln mit einem Keramikimplantat? Aus wissenschaftlicher Sicht spricht nichts dagegen – insbesondere bei einteiligen Keramikimplantaten mit guter wissenschaftlicher Dokumentation (z. B. *Straumann® Ceramic* Implantatsysteme). Fragen Sie Ihren Zahnarzt, welches System er benutzt (mehrteilig oder einteilig) und ob das System, das er benutzt, eines der verbreiteten Systeme und schon mindestens zehn Jahre auf dem Markt ist. Lassen Sie sich aber nicht aufgrund eines Tests (LTT oder Titanstimulationstest) oder aufgrund der besseren Verträglichkeit davon überzeugen – hierfür gibt es keine Untersuchungen!

PATIENTENTIPP

Keramikzahnimplantate sind meistens etwas teurer als Titanzahnimplantate – schon aufgrund der Grundpreise für das Zahnimplantat. Bei einem Verdacht auf eine mögliche Überempfindlichkeit übernehmen private Krankenkassen auch die Kosten für diagnostische Maßnahmen wie Testungen. Bei zahnmedizinischen Fragestellungen übernehmen gesetzliche Krankenkassen Tests nicht.

KOSTENCHECK

Woher weiß ich, ob mein Zahnarzt das kann?

Das Einsetzen des Implantats ist ein chirurgischer Eingriff, der zwar in der Regel in örtlicher Betäubung und ohne große Probleme und Beschwerden abläuft, aber natürlich ist es nicht so einfach und Komplikationen können passieren – ein erfahrener Kollege sollte auch dann wissen, was zu tun ist.

Woran können Sie sich als Patient denn orientieren? Nun, es hilft schon, sich einmal die Berufsbezeichnung Ihres Zahnarztes (oder des implantierenden Zahnarztes) anzusehen. Wenn Sie hier Titel wie »Oralchirurg«, »Mund-Kiefer-Gesichtschirurg« oder »Fachzahnarzt / Spezialist für Parodontologie« sehen, dann können Sie davon ausgehen, dass dieser Arzt einige Erfahrung mit solchen Eingriffen hat. Natürlich können auch bei ihm Komplikationen passieren, aber mit chirurgischer Erfahrung sind die allermeisten Probleme zu beherrschen. Ein zweites wichtiges Kriterium ist die OP-Vorbereitung. Haben Sie das Gefühl, ausreichend und vom Operateur persönlich aufgeklärt worden zu sein (mit einem Formblatt, das Sie als Kopie mitbekommen haben), und wurden in der Aufklärung mögliche Komplikationen direkt angesprochen?

Wenn das der Fall ist, dann können Sie davon ausgehen, dass der Zahnarzt Erfahrung hat. Denn in der Regel »verharmlosen« Anfänger oder Einsteiger den Eingriff und erfahrene Chirurgen sagen Ihnen »knallhart« die Risiken. Als ich Anfänger war, habe ich den Patienten oft in der Aufklärung versprochen, dass ich z. B. ein bestimmtes Ergebnis in der OP sicher erreichen werde. Das hat mich dann beim Eingriff selber ziemlich unter Druck gesetzt, denn ich hatte es dem Patienten ja »versprochen«. Und dann ist es wie bei allen Dingen im Leben. Wenn man etwas zu sehr will, dann klappt es meistens nicht.

Achten Sie, auch wenn es um den Tag des Eingriffs geht, ein bisschen auf die Details. Erfahrene Chirurgen führen Eingriffe in der Regel nie am späten Abend durch. Denn so kann auf eine Komplikation nicht mehr reagiert werden. Ein erfahrener Operateur bietet Ihnen in der Regel keinen OP-Termin nach 15:00 Uhr an. Außerdem sollten Sie vom Operateur irgendeine Form der

Notfallbehandlung zugesichert bekommen haben. Denn es gibt nichts Schlimmeres, als mit einer Nachblutung im Gesicht in der regionalen Tageszeitung nach dem zahnärztlichen Notdienst zu suchen.

Auch das Behandlungszimmer und der Zahnarzt geben Ihnen beim OP-Termin einen kleinen Hinweis auf die Qualität des Eingriffes. Wenn der Zahnarzt oder das Behandlungszimmer genauso aussehen wie bei einer Zahnreinigung oder einer Kunststofffüllung, dann stimmt etwas nicht. Denn ein Zahnimplantat ist ein chirurgischer Eingriff am Knochen, der höchste Ansprüche an Sterilität und Hygiene stellt. Also ein OP-Häubchen für Sie als Patienten und das OP-Team sowie sterile Handschuhe müssen schon sein. Sonst haben Sie immer noch die Chance, die Flucht zu ergreifen.

Woher können Sie wissen, ob Ihr Zahnarzt den implantologischen Eingriff beherrscht? Es gibt ein paar Anhaltspunkte: 1. Eine solide ehrliche OP-Aufklärung (schriftlich und mündlich) 2. Eine chirurgische Berufsbezeichnung (»Oralchirurg« / »MKG-Chirurg« / »Parodontologe«) 3. Eine andere Atmosphäre im Zahnarztstuhl als bei einer normalen Zahnfüllung (sterile Tücher, sterile Handschuhe beim Zahnarzt etc.)

PATIENTENTIPP

Brauche ich einen Knochenaufbau?

In allen Fällen, in denen Sie von Ihrem Zahnarzt über Zahnimplantate beraten werden, ist der Zahn vorher verloren gegangen. Logisch, denn wenn kein Zahn fehlt, dann braucht man auch kein Zahnimplantat. Häufig hatte der entsprechende Zahn eine starke Entzündung oder einen ausgedehnten Knochenabbau, sonst wäre er nicht gezogen worden. Das bedeutet dann aber auch, dass meistens ein Knochendefekt vorhanden ist. Ein Zahnimplantat braucht natürlich ein Fundament und wissenschaftlich ist man sich ziemlich einig: 6–8 mm Länge und ca. 4 mm Durchmesser sollte ein Zahnimplantat schon haben, um stabil genug zu sein, einen Zahn oder ggf. sogar eine Brücke zu tragen. Klingt ziemlich wenig, aber oft reicht der Knochen für so ein Implantat nicht aus und beim Einsetzen des Zahnimplantates ist ein Teil der Implantatoberfläche nicht von Knochen bedeckt.

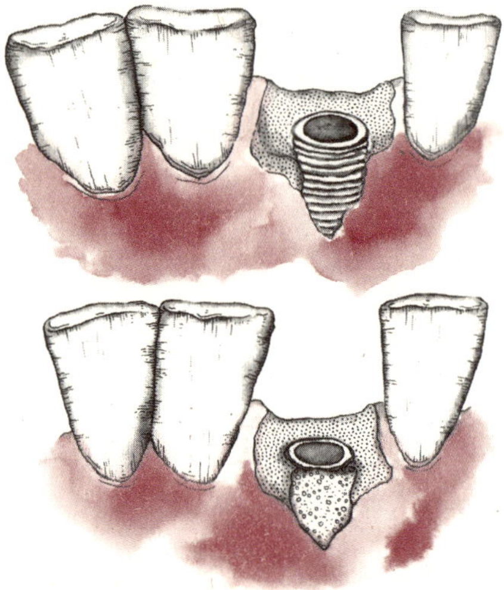

Aber Knochenaufbau klingt nach Schmerzen, Schwellung und vielen Problemen. Stimmt das? Na ja, nicht unbedingt: Ich erinnere mich gut daran, wie ich einmal am selben Tag bei zwei Patienten einen Routineeingriff zum Aufbau des Knochens im Oberkiefer durchgeführt habe – einer von ihnen war sogar selbst Mediziner. Nach einer Woche hatten beide ihren Termin zum Fädenziehen. Im Wartezimmer kamen sie ins Gespräch und der Mediziner, der wohl große Probleme mit dem Eingriff hinsichtlich Schwellung und Schmerzen hatte, war fassungslos, dass ihm der andere Patient erzählte, dass er am OP-Tag die Premiere von Nabucco im Opernhaus besucht hatte und am zweiten OP-Tag mit seiner Frau abends italienisch essen war.

Sie sehen, zwei gleiche chirurgische Eingriffe durch den gleichen Behandler mit komplett unterschiedlichem Verlauf. Übrigens sahen beide Wunden sehr gut aus und beide Patienten haben heute Zahnkronen auf den Zahnimplantaten und sind sehr zufrieden. Natürlich muss man sagen, dass ein Knochenaufbau in der Regel schmerzhafter und komplikationsbehafteter sein kann als eine »einfache« Zahnimplantation, aber ganz häufig gibt es keine Alternative, wenn Sie Zahnimplantate zur Verankerung von festen Zähnen haben wollen.

Wonach können Sie sich richten, wenn Sie einen Knochenaufbau benötigen?

Es gibt unzählige verschiedene Techniken und Knochenmaterialien (ob vom Tier, künstlich oder sogar vom Menschen). Die allermeisten Untersuchungen zeigen, dass kleinere Knochenaufbauten (also in der Regel die Eingriffe für ein einzelnes Zahnimplantat) unproblematisch sind und es hier kaum Unterschiede zwischen den Materialien und den Techniken gibt.

Wenn die Eingriffe größer werden (z. B. zwei Implantationsstellen oder drei), dann gibt es schon Unterschiede zwischen den Techniken und Materialien. Fragen Sie Ihren Zahnarzt nach zwei Dingen:

1. Komplikationen: Wenn Sie von Ihrem Zahnarzt hören, dass es mit dem von ihm verwendeten Material und den Techniken keine Komplikation gibt, dann sollten Sie hellhörig werden. Denn, wie oben besprochen, je erfahrener ein chirurgisch versierter Zahnarzt ist, desto ehrlicher wird er Sie vor der OP aufklären.

2. Fragen Sie Ihren Zahnarzt, wie viel Knochen er aufbauen möchte. Es gibt im Kiefer eine gewisse Schallgrenze und das sind etwa vier Millimeter – dies hat der bekannte Kieferchirurg und

Forscher Dr. Dr. Markus Tröltzsch in einem international hoch beachteten Übersichtsartikel klar nachgewiesen. Wenn Ihr Zahnarzt sagt, dass er problemlos mehr als vier Millimeter an Knochen aufbauen will, dann sollten Sie sich vielleicht eine zweite Meinung einholen. Die einzige Ausnahme ist der Aufbau von Knochen im Oberkiefer unterhalb der Kieferhöhle (Sinuslift).

Sie brauchen einen Knochenaufbau? Fragen Sie Ihren Zahnarzt, wie viel Millimeter an Knochen er gedenkt aufzubauen. Wenn er Ihnen eine Zahl nennt, die weit über vier Millimeter liegt, dann kann etwas nicht stimmen – außer vielleicht bei einem Kieferhöhlenaufbau (Sinuslift).

PATIENTENTIPP

Zahnimplantate sind nicht Teil des Leistungskataloges der gesetzlichen Krankenkassen – Knochenaufbauten für Zahnimplantate natürlich dann auch nicht. Hier benötigen Sie im Vorfeld einen Kostenvoranschlag. Bedenken Sie bei der Kostenkalkulation, dass noch Kosten für das Setzen des Zahnimplantates und die Versorgung mit einer Zahnkrone hinzukommen! Private Kostenträger übernehmen Knochenaufbauten je nach gewähltem Tarif. Vorsicht: Es gibt auch Tarife, die z. B. Knochenaufbauten ausschließen und nur das Setzen der Zahnimplantate übernehmen. Hier schafft ein privater Kostenvoranschlag Klarheit.

KOSTENCHECK

Mein Zahnarzt hat mir ein spezielles, modernes Implantationsverfahren empfohlen …

Spezielle, moderne Implantations- oder Versorgungsverfahren gibt es mittlerweile sehr viele. Manche sind ein reiner Werbegag (wobei man hier nicht mehr von Gag sprechen sollte, denn wir reden ja über Patientengesundheit), manche Verfahren sind wissenschaftlich gut dokumentiert. Prinzipiell gilt aber immer – und daran muss sich jedes neue Verfahren messen –, das nach wie vor sicherste Verfahren, um Zahnimplantate einzusetzen, ist das traditionelle Verfahren: also erst Zahn entfernen und Knochen abheilen lassen, dann Zahnimplantat einsetzen und unbelastet unter der Schleimhaut einwachsen lassen, dann wieder eröffnen und mit einer Zahnkrone ausstatten. Dieses Verfahren hat sich über die letzten Jahrzehnte als sehr sicher erwiesen und führt zu einem langfristig erfolgreichen Ergebnis – es hat aber natürlich auch Nachteile: Z. B. dauert es sehr lange und ist aufgrund der vielen Behandlungsschritte sehr teuer.

Natürlich entwickelt sich die Zahnmedizin weiter und es wäre ja schlimm, wenn wir zu unseren Patienten sagen müssten, wir machen genau das Gleiche wie vor 25 Jahren, denn das hat sich als erfolgreich herausgestellt. Prinzipiell haben sich zwei Verfahren entwickelt, die etwas schneller zu dem gewünschten Ergebnis kommen können. Das erste ist das sogenannte Sofortimplantationsverfahren. Dies bedeutet, dass zu dem Zeitpunkt, an dem der Zahn gezogen wird, gleich ein Zahnimplantat in das zurückbleibende Zahnfach eingesetzt wird. Dieses Verfahren ist mittlerweile sehr gut untersucht und die Forschungslage zeigt, dass es kaum Unterschiede zwischen sofort gesetzten und später gesetzten Zahnimplantaten gibt. Dennoch gibt es natürlich einige Risiken bei einem sofort eingesetzten Implantat. Z. B. kann das Zahnfach entzündet sein und diese Entzündung kann sich natürlich auf das frisch eingesetzte Implantat übertragen. Oder es kann sein, dass aufgrund der Größe des Zahnfaches das Implantat nicht fest genug eingesetzt werden kann und es sich dann in der Abheilung lockert. Prinzipiell kann man sagen: Je weniger ein Zahn wegen einer Entzündung nicht mehr zu erhalten ist, desto eher neigt man zu einem sofort einzusetzenden Zahnimplantat. Das beste Beispiel wäre ein abgebrochener Zahn. Da ist das Zahnfach im Knochen noch komplett erhalten und das Zahnimplantat kann in der Regel ohne Probleme sofort eingesetzt werden. Anders sieht es aus, wenn Sie den Zahn wegen einer Entzündung verloren haben, z. B. aufgrund einer Parodontose oder einer Komplikation nach einer Wurzelbehandlung. In diesen Fällen eignet sich das Sofortimplantationsverfahren eher nicht.

Das zweite moderne Implantationsverfahren ist die sogenannte Sofortbelastung. Die Idee dahinter ist, das Zahnimplantat nicht ohne Belastung unter der Schleimhaut einwachsen zu lassen, sondern direkt nach Einsetzen des Zahnimplantates eine Zahnkrone auf dem Implantat zu fixieren. Das widerspricht eigentlich allem, was wir im Vorfeld besprochen haben – nämlich, dass ein Implantat in der frühen Heilungsphase ohne Belastung und auch idealerweise ohne Keimbesiedlung aus der Mundhöhle einwachsen kann.

Eine Patientin stolperte eine Woche vor ihrer Hochzeit zu Hause und schlug sich einen Frontzahn aus – eine Riesenlücke, genau in der Mitte des Lächelns, das sie in einer Woche auf jedem Hochzeitsfoto zeigen wollte. Ich glaube kaum, dass ich ihr hätte erzählen können, dass wir jetzt den Zahn ziehen, ein wackeliges Gebissprovisorium einsetzen und dann in drei Monaten das Zahnimplantat. Wir haben die Lage also gemeinsam analysiert. Aus implantologischer Sicht war die Situation so gut, dass man die verbliebene Zahnwurzel ziehen, das Implantat gleich einsetzen und sogar direkt eine Zahnkrone befestigen konnte – und dies alles noch ohne große Schnitte und Fäden, sodass, wenn alles gut geht, der Hochzeit in einer Woche nichts im Wege steht. Natürlich habe ich der Patientin auch die Risiken erklärt, dass z. B. das Knochenfach doch stärker beschädigt erscheint, wenn ich die Zahnwurzel gezogen habe, oder Ähnliches. Trotzdem habe ich als Arzt in dieser Situation die möglichen Risiken gegenüber dem Nutzen schwächer gewichtet. Es hat alles wunderbar geklappt, die Patientin ist heute glücklich verheiratet und auch das Fotoalbum mit den Hochzeitsbildern ist nicht beeinträchtigt.

Bedenken Sie aber bitte, dass diese modernen Verfahren Ausnahmeverfahren sind, die nur in ganz bestimmten Situationen sinnvoll sind. Fragen Sie Ihren Zahnarzt, warum gerade in Ihrem Fall dieses Verfahren sinnvoll ist und wo die Vorteile gegenüber dem klassischen Vorgehen liegen. Wenn es nur um gesparte Zeit und Geld geht, überlegen Sie es sich genau, denn die Risiken (z. B. Implantatverlust, Entzündung) sind dabei insgesamt sicherlich größer.

Ein Wort noch zu den so häufig in großen Zeitungen und Magazinen zu lesenden Inseraten über »feste Zähne an einem Tag«: Die Idee dahinter ist genau das, was wir oben besprochen haben. Zähne entfernen, Implantate einsetzen und direkt auf den Implantaten ein festes Gebiss verankern. Häufig wird sogar damit geworben, dass dies alles ohne Knochenaufbau geht.

Es handelt sich um eine Methode, die ca. vor zehn Jahren aus Portugal zu uns kam, das sogenannte »All-on-4«-Verfahren. Die Idee des Erfinders Dr. Paolo Malo war es, vier Zahnimplantate pro Kiefer einzusetzen, diese strategisch im Kiefer so zu verteilen, dass kein Knochenaufbau nötig ist, und auf diesen vier Implantaten sofort ein festes Gebiss zu verankern. Ein toller Ansatz, denn gerade diese »großen« Fälle waren hinsichtlich der provisorischen Versorgung sehr problematisch. Sie können sich vorstellen, wenn alle Zähne entfernt sind und Implantate unter der Schleimhaut einwachsen (also ständig Veränderungen im Zahnfleisch und Knochen eintreten), ist der Halt eines Gebisses in der provisorischen Phase nicht besonders gut.

Dieses Verfahren ist bei genauer Indikationsstellung gut geeignet, also z. B. bei Patienten, die sowieso zahnlos sind oder bei Patienten, bei denen aufgrund einer starken Parodontose wirklich kein Zahn mehr erhalten werden kann. Wenn Patienten aber noch medizinisch einwandfreie Zähne im Kiefer haben, dann müssen auch diese Zähne gezogen werden, um Zahnimplantate in den besten Positionen verteilen zu können. Und da enden dann auch die Vorteile dieses Verfahrens: Gesunde oder erhaltungswürdige Zähne sollten niemals »geopfert« werden, nur damit eine Behandlung schneller oder angenehmer vonstattengeht.

Also Augen auf, wenn Ihnen ein »schnelles und unkompliziertes« Implantationsverfahren angeboten wird. Wenn ich über die letzten Jahrzehnte als chirurgisch tätiger Zahnarzt eines gelernt habe: etablierte chirurgische Verfahren sind zwar meistens kurzfristig unangenehmer und erscheinen aufwendiger, sind aber langfristig den meisten aggressiven und modernen Verfahren überlegen.

Die Art des Verfahrens, mit dem Zahnimplantate eingesetzt und/oder belastet werden, beeinflusst die Erstattung der Kosten in der Regel nicht. Hier gilt die gleiche Regel: Zahnimplantate werden von den gesetzlichen Krankenkassen bis auf einen Festkostenzuschuss für die Zahnkrone nicht übernommen, von den privaten Krankenkassen je nach Tarif schon. Bei sehr aufwendigen Konstruktionen können Rückfragen von Krankenkassen auftreten – hier wird sogar manchmal ein Gutachter eingesetzt, der die Verhältnismäßigkeit der Versorgung beurteilt. Vorsicht auch nach Einreichen der Rechnung bei Ihrer privaten Krankenkasse. Gerade bei aufwendigen chirurgischen Eingriffen kommt es oft zur Ablehnung von einzelnen Gebührenziffern – hier muss Ihr Zahnarzt einen klärenden Arztbrief schreiben oder den OP-Bericht vorlegen.

KOSTENCHECK

Wenn Ihnen Ihr Zahnarzt ein modernes und schnelles Implantationsverfahren anbietet (z.B. Implantat sofort bei der Zahnentfernung einsetzen oder direkt auf dem Zahnimplantat ein Provisorium verankern), hinterfragen Sie, ob das in Ihrem Fall sinnvoll ist, denn die Risiken sind in der Regel immer leicht erhöht. Als Faustregel können Sie sich merken: Je weiter hinten im Mund der betroffene Bereich liegt, desto weniger sinnvoll ist ein schnelles Implantationsverfahren. Denn in den hinteren Bereichen des Ober- und Unterkiefers wird der Knochen oft schlechter, und ein paar Monate Zahnlücke ist in diesen Bereichen gut auszuhalten.

PATIENTENTIPP

4.

SCHLEIMHÄUTE

OBEN EINGANG, UNTEN AUSGANG?

Natürlich heißen wir Zahnärzte »Zahnärzte« und nicht »Mundhöhlenärzte« oder »Zahnfleischärzte«, aber Mundschleimhaut, Speicheldrüsen und Lippen gehören schon noch zu unserem Bereich, auch wenn es hier Überschneidungen zu Hautärzten oder Kieferchirurgen gibt.

Man muss es dabei nicht so weit treiben wie ich, als ich der diensthabenden Gynäkologin kurz vor der Geburt meiner Tochter stolz erklärt habe, dass ich mich mit Schleimhäuten eben auch sehr gut auskenne. Ich bin noch heute froh, dass sie auf diesen etwas neunmalklugen Spruch nicht mit: »Na dann übernehmen Sie doch ab hier, Herr Kollege!« geantwortet hat. Da wäre ich dann nämlich ziemlich kleinlaut gewesen.

Diese Geschichte trägt auch ein wenig Wahrheit für unsere tägliche Arbeit als Zahnarzt in sich. Natürlich schauen wir uns die Mundschleimhaut beim Untersuchen der Zähne mit an, aber wirkliche Experten in diesem Bereich sind die wenigsten Zahnärzte. Daher macht es Sinn, den Patienten bei Verdacht auf eine Mundschleimhauterkrankung zu einer Spezialsprechstunde einer Universitätsklinik zu überweisen.

Wenn ein solcher Verdacht besteht, muss es nicht unbedingt etwas Schlimmes bedeuten, denn viele Mundschleimhauterkrankungen sind harmlos. Manche eben aber auch nicht und auch hier gilt, wie so oft in der Medizin: Je früher erkannt, desto besser die Prognose.

Mundschleimhauterkrankungen kann man fast nur mit langjähriger klinischer Erfahrung einschätzen. Wenn ein Verdacht auf eine veränderte Mundschleimhaut besteht, wird jeder erfahrene Arzt oder Zahnarzt eine sogenannte Biopsie durchführen. Das bedeutet, es wird eine Probe der Schleimhaut entnommen und unter dem Mikroskop analysiert. Biopsien müssen nicht unbedingt bedeuten, dass man etwas herausschneidet, in vielen Fällen reicht das Abbürsten der Schleimhaut, um genug Zellen zu erhalten.

Die Probenentnahme kann im Prinzip zwar jeder Zahnarzt durchführen, aber es gilt gerade bei solchen Läsionen schon, dass der, der gegebenenfalls für eine Folgebehandlung zuständig ist, auch die Probe entnehmen sollte. Aber keine Angst, nicht bei jedem Schleimhautpickel oder jeder Verfärbung muss man sofort das Skalpell oder die Bürste zücken, um eine Probe zu entnehmen – ein erfahrener Arzt kann das sehr gut einschätzen. Beim Thema »Mundschleimhauterkrankung« ist ein Buch als Ratgeber fehl am Platze, aber ein paar Informationen möchte ich Ihnen trotzdem mitgeben.

Aphthen und andere nervige »Beppn« oder »Wimmerl«

Umgangssprachlich nennt man in Bayern eine offene Stelle an der Lippe oder am Mundwinkel »Beppn« oder »Wimmerl« – die anderen Dialekte habe ich leider nicht drauf.

Aufgeriebene oder offene Bereiche an Zunge oder Wange können nervig sein, weil der Mund und die Zunge ständig in Bewegung sind. Bei jedem Essen oder Sprechen spürt man die offene Stelle – allerdings habe ich schon von Patienten gehört, dass sie aktuell ganz froh sind, dass ihr Partner gerade beim Sprechen gehandicapt ist.

Ich habe schon von einigen Hausmittelchen gehört und darunter waren die seltsamsten Mischungen. Das Beste war ein

Zaubertrank, von dem mir eine Patientin erzählt hat: ⅓ Johannisbeersaft, ⅓ Cola und ⅓ Tee. Na ja, Sie kennen ja den alten Spruch: »Wer heilt, hat recht.« Geschadet hat es wahrscheinlich eher nicht.

Welche verschiedenen Arten von offenen Stellen an der Mundschleimhaut oder im Mundbereich gibt es denn? Die häufigste Form betrifft meist gar nicht die Schleimhaut, sondern den äußeren Lippenbereich knapp davor: Das sind Herpes-Bläschen, sie werden auch Fieberbläschen genannt. Herpes simplex ist ein Virus, den man sich als Kind eingefangen hat und der sich im Körper ziemlich wohlfühlt. Er zieht sich in die Nervenganglien zurück und bei Stress, Kälte oder Ekel kommen plötzlich ein paar Bläschen an der Lippe, an der Nase oder auch am Kinn zum Vorschein. Die allermeisten Patienten wissen meist selber, dass sie Herpes simplex haben und spüren durch ein Kribbeln der Hautstelle sofort, wenn der Virus im »Anmarsch« ist.

Zur Behandlung gibt es sogenannte Virostatika – also Mittel, die die Vermehrung des Virus hemmen –, sie wirken aber nur in der Anfangsphase der Infektion. Ein Virostatikum wird in der Regel als Salbe angewendet, Tabletten sind nur selten nötig.

Außer bei der Erstinfektion im Kindesalter, der sogenannten Mundfäule, ist Herpes simplex nicht wirklich schlimm, nur ein wenig nervig. Meistens heilen die schmerzhaften Wunden nach zwei Wochen komplikationslos aus. Aciclovir als Salbe in der Frühphase und Tabletten – wirklich nur im Ausnahmefall – sollten ausreichen. Herpespflaster aus der Drogerie können helfen, aber nur wenn die Läsion sich nicht in der Schleimhaut befindet.

Die zweite häufige Veränderung der Mundschleimhaut sind Aphthen. Im Unterschied zu Herpes simplex finden sich Aphthen immer direkt an der Mundschleimhaut und niemals außen. In der Regel entstehen sie auf der beweglichen Schleimhaut, also der Wangeninnenseite, dem Zungengrund oder der Lippeninnenseite.

Die gute Nachricht – sie sind völlig harmlos. Die schlechte Nachricht – sie sind sehr unangenehm, weil die Läsionen meist flächiger sind als die Herpesblasen. Zusätzlich werden sie durch ihre Lage auch noch ständig durch Bewegungen gereizt.

Noch eine schlechte Nachricht: Bis heute weiß man leider nicht einmal, was Aphthen genau sind, woher sie kommen und wie sie wieder gehen. Daher leider meine nicht besonders ermutigende Empfehlung: Da müssen Sie durch. Mit Behandlung wie z. B. betäubenden und desinfizierenden Gelen dauert es in der Regel sieben Tage, ohne Behandlung eine Woche.

Bei allen kleinen »Wimmerln« der Mundschleimhaut gilt aber immer die Regel: Länger als zwei Wochen sollten die veränderten Stellen nicht bestehen. Wenn Sie das Gefühl haben, dass eine offene Stelle an der Mundschleimhaut nicht weggeht oder sich nicht verändert, dann sollte ein Zahnarzt oder Hautarzt eine Kontrolle durchführen.

Schleimhautwimmerl sind nervig und meistens auf Herpes simplex (außerhalb des Mundes) und auf Aphthen (innerhalb des Mundes) zurückzuführen. Bei Herpes simplex kann eine Aciclovirsalbe aus der Apotheke in der Frühphase helfen, bei Aphthen hilft leider nichts außer abwarten.

PATIENTENTIPP

Untersuchung und Behandlung von Mundschleimhauterkrankungen übernehmen die gesetzlichen und privaten Krankenkassen im tariflichen Umfang. Möglicherweise werden jedoch nicht alle verschriebenen Medikamente erstattet.

KOSTENCHECK

Oh, meine Schleimhaut ist nicht mehr rot, sondern weiß oder blau!

Vergleichen Sie einmal Ihre Schleimhaut mit Ihrer äußeren Haut. Schleimhäute sind viel roter als die äußere Haut, weil die oberen Hautschichten dünner sind und keine Hornhaut tragen.

Deswegen können Sie mit den Lippen auch keinen Schlüssel umdrehen, mit den Fingern aber sehr wohl. Auf der anderen Seite sind Schleimhäute viel feinfühliger als die äußere Haut. Ich denke, ich muss Ihnen hier kein Beispiel dafür nennen, wann die Feinfühligkeit von Schleimhäuten sehr wichtig ist.

Normalerweise ist die Mundschleimhaut blassrosa. Wir haben im Kapitel »*Puh, wie das riecht*« schon besprochen, dass je roter die Schleimhaut ist, desto ernster die Lage ist – dann liegt eine Entzündung vor. Entzündung bedeutet nämlich immer, dass der Körper mehr Blutgefäße an die betroffene Stelle schickt, und Blut ist nun einmal rot. Das passiert an Ihrer äußeren Haut auch. Wenn Sie sich z. B. geschnitten haben und die Wunde sich entzündet, entsteht ein roter Bereich um den Schnitt herum – Mediziner nennen das einen »Hof«. Für die Schleimhäute gilt: Blassrosa ist gut, Hochrot eher ein Zeichen für eine Entzündung.

Auf der anderen Seite ist zu viel weiße Farbe auf der Mundschleimhaut auch nicht gut. Weiße Mundschleimhaut klingt komisch, ist aber ziemlich leicht zu erklären. Denken Sie an Ihre äußere Haut. Wenn Sie zu lange im Schwimmbad oder in der Badewanne waren, erscheint sie leicht weißlich. Das ist die dicke Hornschicht, die im feuchten Zustand weißlich wirkt.

Die meisten Stellen im Mund, die weißlich wirken, zeigen eine sogenannte Hyperkeratose – also eine zu starke Haut- bzw. Hornbildung. Das kann manchmal mechanisch passiert sein, z. B. durch einen ständigen Reiz mit einer Zahnprothese. Es kann aber auch durch Einwirkungen von außen auf die Mundschleimhaut passieren. So führt z. B. langjähriges Rauchen in der Regel zu weißlichen Veränderungen der Mundschleimhaut. Vermutlich versucht die dünne Schleimhaut den zellschädlichen Nikotinrauch durch eine dickere Hautschicht zu bekämpfen.

Weißliche Schleimhautbeläge sind nicht ganz so unproblematisch wie Aphthen oder Herpes, da hier eine Reaktion der Schleimhaut auf irgendeinen Einfluss zu beobachten ist. Man weiß sogar, dass sich eine weißliche Verfärbung der Schleimhaut in seltenen Fällen in einen Mundtumor umwandeln kann. Daher gilt: Weißliche Stellen der Mundschleimhaut, die Ihnen selber auffallen oder die Ihr Zahnarzt entdeckt hat, sollten kontrolliert werden. Wenn sich so eine Stelle über ein paar Monate verändert, ist eine Biopsie sinnvoll, um eine Diagnose zu stellen.

In ganz seltenen Fällen kann ein weißer Belag auf der Mundschleimhaut auch ein Pilz sein. Dann kann man den Belag aber leicht abwischen und in der Regel steht eine Pilzerkrankung mit einer herausnehmbaren Zahnprothese im Zusammenhang.

Auch ein dunkler Fleck auf der Mundschleimhaut kann vorkommen. Manchmal an der Lippe, aber manchmal auch direkt auf der Mundschleimhaut. In seltenen Fällen ist das, wie auf der äußeren Haut ein Muttermal (Nävus), der engmaschig kontrolliert werden sollte. Die häufigste dunkle Verfärbung an der Mundschleimhaut befindet sich aber in der Nähe der Zähne. Keine Angst – auch das ist in den meisten Fällen harmlos. Wahrscheinlich wurde hier einmal eine alte Zahnfüllung entfernt (in vielen Fällen Amalgam) und ein paar Metallpartikel haben sich z. B. über eine offene Stelle unter der Schleimhaut eingelagert. Am besten verstehen Sie es, wenn ich Ihnen sage, wie dieses Phänomen genannt wird: Amalgamtattoo. Es ist prinzipiell unproblematisch und wird meist belassen.

Schleimhaut ist blassrosa. Jegliche Veränderung ist nicht normal, kann aber unbedenklich sein. Da es Mundschleimhautveränderungen gibt, die prinzipiell in einem Tumor enden oder ein Vorbote für eine andere schwere Erkrankung sein können, ist eine Kontrolle unerlässlich. Hier kann ein Ratgeber wie dieser nur bedingt helfen. Alle weißen, blauen oder dunklen Flecken im Mund gehören kontrolliert, ggf. sogar mit einer Biopsie.

Bei Farbveränderungen der Mundschleimhaut gebe ich Ihnen nur einen Tipp: Zeigen Sie sie Ihrem Zahnarzt, Hautarzt oder besuchen Sie eine Mundschleimhautsprechstunde einer Universitätsklinik. Die meisten Ursachen sind unbedenklich, aber eben nicht alle …

PATIENTENTIPP

Knubbel, Böppel und Pickelchen – was habe ich denn da im Mund?

Sie haben schon bemerkt: Meistens sind Mundschleimhautveränderungen problemlos, aber eben nicht immer. Und manchmal gibt es auch böse Überraschungen – das sehen wir im nächsten Kapitel.

Zwei Veränderungen, die ich noch anführen möchte, sind kleine Knubbel an der Lippe oder Wange. Die Lippe und die Wange sind übersät mit kleinen Speicheldrüsen und deren Ausgängen. So ähnlich wie eine Bewässerungsanlage im Garten mit vielen kleinen Öffnungen. Durch Verletzungen oder Bisswunden kann es manchmal sein, dass einer dieser Speicheldrüsenkanäle verstopft ist. Dann bilden sich kleine Knubbelchen, die man wunderbar mit der Zunge oder den Zähnen hin und her bewegen kann. Ein wichtiges Kriterium in der Diagnose ist, dass der Knubbel weich sein sollte. Man nennt das dann eine Speichelretentionszyste. Klingt schlimm, ist aber völlig harmlos. Man braucht nichts zu machen.

Im Gegensatz dazu gibt es an Lippe und Wange manchmal Knubbel, die ziemlich fest sind und sich nicht bewegen lassen. Das sind meist sogenannte Fibrome. Fibrome sind meistens auch unproblematisch, weil sie aufgrund eines ständigen Reizes entstehen. Das könnten Sie selber gewesen sein, wenn Sie ständig an derselben Stelle herumbeißen oder auf dem Bleistift kauen. Auf der Unterkiefer-Innenseite meist auf Höhe des Eckzahnes entdeckt man mit der Zunge manchmal einige Vorwölbungen – meistens symmetrisch rechts und links. Diese Vorwölbungen sind knallhart und nichts anderes als Knochen. Wir nennen das Exostosen, also Knochenvorwölbungen. Warum Ihr Körper, der sonst ja ziemlich geizig mit seinem Knochen ist, in diesen Bereichen Knochen ohne jeglichen Sinn hinbaut, weiß man nicht. Einfach belassen!

Trotzdem gilt – wie oben – bei allen Mundschleimhautveränderungen: Lieber einmal zu viel kontrollieren lassen.

Knubbelchen an der Lippe oder Wange sind entweder verstopfte Speicheldrüsen oder kleine Fibrome, die durch einen ständigen Reiz entstehen. Unproblematisch, aber bei Zweifel bitte abklären lassen.

PATIENTENTIPP

Jetzt mal kurz ernst: Krebs im Mund

Krebs im Mund ist eine schlimme Sache, nennt sich Plattenepithelkarzinom und ist bei Männern die achthäufigste Krebsform. An dem Wort Karzinom hören Sie vermutlich schon, dass es kein gutartiger Tumor ist und leider ist auch die Prognose nicht besonders gut. Um das von Anfang an klar zu sagen: Hier geht es um Leben und Tod.

Ein humorvoller Ratgeber zu Zähnen ist sicher keine richtige Plattform, um Ihnen eine Empfehlung bei einer so ernsten Erkrankung zu geben. Ich habe an dieser Stelle nur zwei Ratschläge, um so eine lebensbedrohliche Erkrankung zu vermeiden.

Erstens, das Plattenepithelkarzinom der Mundhöhle hat zwei massive Risikofaktoren: Rauchen und Alkoholabusus, insbesondere in dieser Kombination. Es geht hier nicht um das Gläschen Wein am Abend, sondern um wirklich harte Sachen in Kombination mit mehr als einer Packung Zigaretten pro Tag. Hier spielt sicherlich die direkte Wirkung von Nikotin und Alkohol auf die dünne und empfindliche Mundschleimhaut eine große Rolle – neben der ungesunden Wirkung auf Ihren Körper insgesamt. Eine gute Vorbeugung gegen Mundhöhlenkrebs besteht darin, auf eines von beiden zu verzichten oder idealerweise auf beides.

Die zweite Empfehlung geht auch in Richtung Prophylaxe. Die meisten bösartigen Karzinome des Mundes werden zu spät erkannt – möglicherweise auch aus Scham oder Verleugnung. Viele Patienten wissen schon lange, dass etwas in ihrem Mund nicht stimmt, gehen aber nicht zum Arzt – vielleicht aus Angst vor der Diagnose. Eine offene, nicht abheilende Stelle an der Mundschleimhaut ist ein klares Anzeichen dafür, dass möglicherweise etwas nicht stimmt. Bei vielen weit fortgeschrittenen Karzinomen bestand eine offene Stelle in einem Bereich der Mundhöhle (häufig unter der Zunge) schon ziemlich lange.

Wir haben diesen Aspekt oben schon angesprochen. Eine Aphthe (also auch eine offene Stelle) hat jeder einmal, aber wenn Sie diese offene Stelle nach zwei Wochen immer noch spüren und evtl. nach vier Wochen immer noch, dann stimmt etwas nicht. Dann ab zum Zahnarzt oder Hautarzt, denn das sollte dann dringend kontrolliert und biopsiert werden.

Krebs in der Mundhöhle ist grausam. Die Verbindung von zu viel Alkohol und zu vielen Zigaretten ist der Hauptrisikofaktor. Eine offene Stelle an der Mundschleimhaut, die länger als zwei Wochen besteht, muss auf jeden Fall kontrolliert werden.

PATIENTENTIPP

Prinzipiell übernehmen gesetzliche Krankenkassen auch bei umfangreichen stationären Behandlungen die Kosten für Diagnose und Behandlung der Krebserkrankung, aber auch Anschlusskosten wie Pflegeleistungen, Hilfsmittel, Rehabilitation und Nachsorge. Private Krankenversicherungen übernehmen entsprechend des bei stationärer Behandlung gewählten Tarifs.

KOSTENCHECK

TEIL 5

AUF DEM ZAHNFLEISCH – EIN BLICK HINTER DIE KULISSEN

Wenn Sie das ganze Buch gelesen haben, haben Sie wahrscheinlich einen ziemlich guten Überblick über alle möglichen Behandlungen in der Zahnmedizin und gehen vor lauter Karies, Zahnimplantaten und Zahnbrücken vielleicht ein wenig »auf dem Zahnfleisch«.

Daher möchte ich im letzten Teil dieses Buches wieder ein wenig wegkommen von der trockenen Fachmaterie der Zähne. Ich möchte in diesem Teil ein paar Aspekte ansprechen, die ich oft gefragt werde oder die einfach wissenswert über den Beruf des Zahnarztes sind. Für all diejenigen, die vom manchmal amüsanten, manchmal aber auch fast dramatischen Alltag eines Zahnarztes gar nicht genug bekommen können, habe ich im Anhang *(»Amüsantes und Skurriles aus dem zahnärztlichen Alltag«)* ein paar Geschichten aus meiner zahnärztlichen Karriere zusammengestellt.

1.

ASTRONAUT, FEUERWEHRMANN UND HERZCHIRURG, ABER WER WILL DENN SCHON ZAHNARZT WERDEN?

Mein kleiner Sohn Justus hat mittlerweile schon den Astronauten und den Feuerwehrmann als Berufswunsch durch. Beim Herzchirurgen sind wir noch nicht angekommen. Zahnarzt zu werden schwebt ihm jedoch nicht wirklich vor.

Dynastisch wäre es ideal, wenn sich Justus zum Zahnarzt aufschwingen würde. Denn ich blicke mittlerweile schon fast auf eine Zahnarztdynastie in unserer Familie zurück. Mein Großvater war noch ein sogenannter Dentist, der nach dem Zweiten Weltkrieg in einem kleinen Dorf in der Nähe von Nürnberg gearbeitet hat. Die zahnärztliche Arbeit von damals kann man sich heute nicht mehr vorstellen: Es gab kein Assistenzpersonal, kein Telefon und keine Termine.

Mit der linken Hand hat mein Großvater Speichel oder andere Köperflüssigkeiten abgesaugt und mit der rechten Hand Zähne gezogen und abgeschliffen. Am Abend fertigte er mit den eigenen Händen in seinem kleinen Zahntechniklabor die Prothesen und Gebisse an, die er am nächsten Tag seinen Patienten einsetzte. Bezahlt wurde häufig mit Naturalien, sodass es schon vorkam, dass der gerade gezogene Zahn und das als Gegenleistung vor Kurzem geschlachtete Schwein in nicht geringer Entfernung nebeneinanderlagen.

Mein Vater legte dann schon eine klassische Zahnarztkarriere hin mit zahnmedizinischem Universitätsstudium und eigener Praxis mit Angestellten und einbestellten Patienten.

Ich habe schon erwähnt, dass es auf einer Geburtstagsfeier oder einem Gartenfest in der Regel nicht unkommentiert bleibt, wenn man sagt, dass man Zahnarzt ist. Die Spannweite reicht von Ekel bis hin zu Bewunderung. Manchmal ist auch dieses »Ah ja!« mit einem leichten Augenaufschlag zu hören, bei dem ich schon weiß, dass es jetzt um den oft zitierten Porsche oder die Finca auf Mallorca geht.

Aber irgendetwas umweht diesen Beruf ja trotzdem. Auf der einen Seite würden die wenigsten tauschen wollen, auf der anderen Seite schätzen die allermeisten einen Zahnarzt sehr, denn Zahnschmerzen sind so ziemlich das Schlimmste, was einen im Alltag quälen kann. Aber wie ist denn nun die Innenperspektive, wie fühlt es sich denn nun wirklich an, in einen Zahn zu bohren, wie fährt sich der Porsche und hat die berühmte Zahnarztfrau aus der Werbung denn wirklich bessere Zähne als der Normalbürger?

Der Zahnarzt – nur ein halber Arzt?

Es ist noch nicht so lange her, da waren Barthaare und Zähne nicht weit voneinander entfernt – nicht nur örtlich gesehen. Im Mittelalter waren die sogenannten Bader die Ansprechpartner bei jeglichen Zahnproblemen. Natürlich setzten sie keine keramischen Zahnimplantate oder präparierten minimalinvasiv Zähne für Onlays. Die einzig mögliche Behandlung war die Zahnentfernung.

Die moderne Zahnmedizin fängt eigentlich erst im 19. Jahrhundert an und die allermeisten deutschen zahnmedizinischen Universitätsfakultäten sind etwa 100 Jahre alt. Meine Universität – die Universität Würzburg – hat z. B. vor Kurzem erst ihre 100-Jahr-Feier begangen.

Sie stellen sich jetzt sicher die Frage, wie das denn dann früher lief, wenn man Zahnschmerzen hatte? Ganz ehrlich: Ich kann es mir auch nicht wirklich vorstellen. Auch ich muss immer kurz wegschauen, wenn Tom Hanks in dem berühmten Film seine Zahnschmerzen »behandelt«. Der für mich bis heute am schwersten vorstellbare Aspekt ist die Betäubung. Aber ob Sie es glauben oder nicht, die Möglichkeit, einen Bereich am Körper zu betäuben (also die Lokalanästhesie), ist kaum mehr als 150 Jahre alt.

Was die Ausbildung angeht, spielt die Zahnmedizin im Bereich der Medizin eine besondere Rolle. Alle anderen Fachdisziplinen der Medizin wie Orthopädie, Dermatologie oder Gynäkologie absolvieren die gleiche »Grundausbildung« – nämlich das Medizinstudium. Danach erfolgt die jeweilige Facharztausbildung.

Zahnmedizin ist – ähnlich wie Tiermedizin – ein komplett eigener Studiengang. Er ist ähnlich aufgebaut wie das Medizinstudium, aber viele Berührungspunkte zwischen Medizin- und Zahnmedizinstudenten gab es lange Zeit nicht. Mit der Einführung der neuen Approbationsordnung zum Wintersemester 2021/2022 soll sich das in den nächsten Jahren ändern, denn an sich sind Zahnärzte ja auch nichts anderes als Fachärzte – nämlich auf einen bestimmten Bereich spezialisierte Ärzte.

Einen großen Unterschied stellt nach wie vor das »Handwerkliche« an unserem Beruf dar. Klar sind Orthopäden oder Herzchirurgen auch Handwerker, aber hier ist immer ein operativer Eingriff und viel Diagnostik im Vorfeld nötig, natürlich auch, weil die Konsequenzen einer solchen Operation groß sein können. Zahnärzte haben direkte Sicht auf das Problem, analysieren kurz und legen dann los, um eine Karies zu behandeln oder eine Zahnprothese wieder instand zu setzen. Das hat aber auch ein wenig dazu geführt, dass wir Zahnärzte manchmal nur als halbe Ärzte etwas belächelt wurden – nämlich, die die Löcher der Zähne stopfen.

Ich erinnere mich noch gut an den Begrüßungsspruch des betreuenden Assistenten, als wir direkt nach den Medizinstudenten in den Anatomiesaal der Universität hineingeführt wurden: »Ah ja, jetzt kommen die Mediziner light!«

Wir Zahnärzte brauchen uns hier nicht besser oder schlechter zu machen, als wir sind. Eine Zahnfüllung sauber zu legen oder eine Wurzelkanalbehandlung perfekt durchzuführen ist prinzipiell einmal eine handwerkliche Tätigkeit und schon vergleichbar mit der Tätigkeit eines Schreiners oder Schlossers. Auf der anderen Seite bekommt ein Schreiner oder ein Schlosser einen Auftrag und legt los. Wir müssen immer erst Diagnostik betreiben, ob eine Therapie in der jeweiligen Situation die richtige ist – und dieser Aspekt macht uns Zahnärzte dann doch klar zu Ärzten. Übrigens ist dieser Aspekt auch unserer Berufsvertretung der Zahnärztekammer sehr wichtig, wenn es darum geht, welche Tätigkeiten in der Zahnarztpraxis an das Assistenzpersonal zu delegieren sind. Z. B. muss ein Röntgenbild nicht vom Arzt oder Zahnarzt selbst angefertigt werden – das eigentliche Ableiten von Diagnosen und Therapieempfehlungen aus dem Röntgenbild ist dann aber seine Aufgabe.

Neben dem eigentlichen Befund am Zahn müssen wir als Zahnärzte auch den Patienten in unsere Abwägung mit einbeziehen. Ein Beispiel wäre ein Patient mit einem hohen Risikoprofil (z. B. eine Medikamenteneinnahme, die den Knochenstoffwechsel beeinträchtigt). In diesem Fall würde man einen geschädigten Zahn eher entfernen, als den Versuch zu starten, die Entzündung mit einer Wurzelkanalbehandlung abzumildern. Denn bei so einer Art der Medikamenteneinnahme ist die Chance sehr gering, dass eine große Entzündung durch eine Behandlung des betroffenen Zahnes verschwindet – und das Risiko, dass diese Entzündung größer wird, besteht. Auf der anderen Seite gibt es Patienten, die starke Medikamente zur Blutverdünnung nehmen – in diesen Fällen würde ich nicht so schnell zur Zange greifen, denn so eine Blutung kann schnell gefährlich werden. Sie sehen, die Abwägung im individuellen Fall ist das »Ärztliche« an unserem Beruf.

Ein kleines Schwätzchen halten wir mit dem Patienten immer – insbesondere ich selber. Manchmal bekomme ich ein unauffälliges

Räuspern von meinen Mitarbeitern aus dem Hintergrund als Signal, dass wir jetzt doch so langsam mit der Behandlung loslegen sollten. Das Schwätzchen ist zwar nett, verfolgt aber auch ein ärztliches Ziel, nämlich einzuschätzen, ob eine bestimmte angedachte Therapie bei diesem Patienten zum jetzigen Zeitpunkt die richtige ist.

Warum gerade Zahnarzt?

Schon klar, man wacht nicht eines Morgens auf und die Entscheidung ist gefallen: Ich möchte Zahnarzt werden. Mit Zahnärzten möchten die allermeisten eher weniger Kontakt haben, insbesondere als Patient.

Vielleicht erst einmal zur Frage, wie man überhaupt darauf kommt, Zahnarzt zu werden. Ich habe durch meine Zeit an der Universität viel Kontakt zu Studierenden und frage auch oft nach, wie denn die Studierenden zu ihrer Berufsentscheidung kamen.

Nicht selten gibt es eine familiäre »Vorbelastung« in der Zahnmedizin. Vielleicht prägt es doch etwas, wenn Papis oder Mamis Hände abends nach der Praxis immer noch ein wenig nach Gummihandschuhen oder Zahnzement riechen. Ich vermute, dass dies bei anderen Berufen, mit denen man im Alltag wenig Berührung hat wie z. B. Geigenbauer oder Winzer nicht ganz anders ist. Eigentlich schade, dass mein Vater kein Rockstar war …

Er ist nämlich auch Zahnarzt und fand es insgeheim toll, wenn sein Sohn auch Zahnarzt werden sollte. Aber natürlich gibt es eine Zeit, in der man als Jugendlicher eher nicht den Empfehlungen der Eltern folgen möchte. In dieser Zeit wollte ich unbedingt Psychologie studieren, denn Denkprozesse und Verhaltensweisen von Menschen haben mich schon immer begeistert.

Das sah mein Vater etwas anders und hat durch dezent platzierte Zeitungsartikel neben meinem Bett, wie schlecht doch die aktuelle Berufssituation von Psychologen ist, gegengesteuert. Heute muss ich sagen, dass ich ihm dankbar bin und die perfekte Berufswahl getroffen habe. Vielleicht wäre ich auch als Psychologe glücklich geworden, aber wahrscheinlich hätte mir das Handwerkliche an dem Beruf gefehlt.

Was ist denn so toll am Beruf eines Zahnarztes? Für mich ist es die Verbindung zwischen dem Kontakt zu Menschen und dem präzisen handwerklichen Arbeiten. Klar könnten Sie jetzt sagen, die forensischen Pathologen (die mit dem Köfferchen am Tatort in den TV-Krimis) haben es doch entspannter: keine ausgefallenen Patientenwünsche, kein Zucken während der Behandlung, kein Papierkram mit Versicherungen. Aber für jemanden, der gerne kommuniziert, macht dieser direkte Kontakt den Arztberuf doch gerade aus.

Auch arbeiten wir Zahnärzte immer an der Schnittstelle zwischen Gesundheit und Ästhetik. Natürlich sollten der Mund und die Zähne gesund sein, aber auch die Ästhetik spielt im Mundbereich eine große Rolle. Gegenüber dem Schönheitschirurgen hat die Zahnmedizin einen Riesenvorteil – im Fall, dass die Farbe der Zahnfüllung vielleicht doch nicht so perfekt geworden ist, kaschiert die Lippe und die Backe meist ziemlich viel. Auf der anderen Seite ist bei einem erfolgreichen Schönheitschirurgen die Chance höher, auf wichtige Gartenpartys der High Society eingeladen zu werden, als bei einem Zahnarzt.

Also Sie sehen, die angenehme Mischung aus Arzt, Künstler, Chirurg, Psychologe und auch Unternehmer (in der eigenen Praxis) hat schon viele Vorteile. Klingt alles wunderbar – also Zahnarzt ein Traumberuf? Alles hat auch seine Schattenseiten. So ist gerade diese genaue und filigrane Arbeit am Patienten auch sehr belastend für den Rücken und die Augen. Insbesondere die Augen leiden, denn wir behandeln in der Regel mit einer Vergrößerungsbrille (Lupenbrille) und das bedeutet Höchstleistung für die Augen. Das merken Sie, wenn Sie eine Zeit lang durch eine Lupe oder ein Mikroskop geblickt haben – das ständige Scharfstellen (Akkommodation) ermüdet schnell.

Das schiefe Sitzen rechts neben dem Patienten ist aus orthopädischer Sicht nicht besonders empfehlenswert. Hier sehe ich den Gynäkologen im Vorteil: Er kann sich wenigstens mittig vor das Untersuchungsobjekt platzieren.

Das geht bei uns Zahnärzten nicht, denn ich kann mich ja nicht auf Sie drauflegen. Ich erinnere mich heute noch an die gebückte Haltung meines Großvaters durch die anstrengende tägliche Arbeit.

Es hat sich viel getan hinsichtlich Sitzökonomie und spezieller sattelförmiger Stühle, aber ganz ehrlich, auch mein Rücken leidet und ohne meine Gymnastikübungen alle zwei Tage brauche ich mit einem Behandlungstag gar nicht anzufangen.

Wie fühlt es sich an, in einen Zahn zu bohren?

Bohren und Zahnarzt, das gehört irgendwie zusammen. Es stimmt schon, einen Großteil unserer Arbeit bohren wir in etwas hinein oder fräsen etwas aus – auch wenn es nur das Zahnprovisorium aus Kunststoff ist.

Ein Bekannter sagte mir einmal augenzwinkernd: »Ist schon ein interessantes Geschäftsmodell: erst ein tiefes Loch bohren und es dann für viel Geld wieder auffüllen!«

Für viele Menschen ist das Arbeiten am lebenden Objekt völlig indiskutabel. Nach dem Motto: Ich weiß ja gar nicht, ob ich dem anderen wehtue. Dazu fällt mir eine gute Geschichte ein: Nach dem Setzen eines Zahnimplantates, für das man nach lokaler Betäubung den Knochen vorbohren musste, habe ich die Patientin gefragt, ob denn die Behandlung für sie okay war und sie keine Schmerzen hatte. »Schmerzen waren das nicht«, sagte sie, »aber das Kribbeln im Knochen habe sie als angenehm empfunden«.

Das geht sicher nicht jedem Patienten so und für manche mag das ja auch etwas einschüchternd sein, dass da ohne Kontrolle in einen Zahn oder den Knochen hineingebohrt wird – meistens kommen ja in der Tiefe wichtige Strukturen wie Blutgefäße und Nerven, und der Kiefer hört ja auch irgendwann auf. Und es ist kein Spaß: Auch heute noch legen wir den Finger beim Bohren für ein Zahnimplantat an den Unterkiefer, um zu spüren, wenn der Bohrer näher kommt. Aber um Sie zu beruhigen: Die allermeisten Zahnimplantate, die wir heute einsetzen, sind am Computer entsprechend eines genauen Röntgenbildes vorgeplant und wir nutzen eine Schablone, die uns hilft, diese Planung umzusetzen.

Deswegen ist die Kenntnis der grundlegenden Anatomie und die individuelle Diagnostik ganz entscheidend. Sie werden keinen Zahnarzt treffen, der ohne ein Röntgenbild irgendeine Behandlung anfängt. Wir wissen zwar prinzipiell, wie die Anatomie des Menschen aussieht. Individuell kann das aber sehr unterschiedlich sein. Sie möchten als Patient ja nicht nach der Behandlung hören: Oh, Ihren Unterkiefer habe ich mir anders vorgestellt!

Bohren im Zahn oder im Knochen ist prinzipiell nichts anderes, als in Holz oder eine Wand zu bohren. Bei den meisten Strukturen im Körper gilt folgendes Prinzip: harte Schale, weicher Kern. So auch beim Zahn. Der Zahnschmelz ist sehr hart und manchmal fällt man, nachdem man den Zahnschmelz durchgebohrt hat, ins weichere Zahnbein hinein. Auch beim Knochen ist das so. Knochen besteht aus einer harten Außenschicht (der sogenannten Kompakta) und einer weichen Innenschicht (der Spongiosa). Weniger erfahrenen Zahnärzten passiert beim Vorbohren für ein Zahnimplantat häufig, dass am Anfang zu stark aufgedrückt wird und man dann ruckartig einbricht. Das ist nicht dramatisch, denn mehr als einen halben oder ganzen Millimeter bricht man nicht ein. Aber für den Patienten fühlt es sich komisch und unkontrolliert an.

Beim Thema Bohren möchte ich noch zwei Fragen beantworten, die mir oft gestellt werden. Erst mal: Warum ist denn bei zahnärztlichen Behandlungen überall dieses viele Wasser, das dann mit den Saugern aus dem Rachen abgepumpt wird?

Alle Strukturen im Körper mögen keine starke Hitze. Das kennen Sie, wenn Sie sich schon einmal die Haare verbrannt haben – es riecht komisch. Solche Verbrennungen am Zahn möchten wir vermeiden, aber beim Bohren entsteht nun einmal Wärme – die Wasserzufuhr kühlt das. Außerdem mögen lebende Strukturen Hitze schon gleich gar nicht. Das kennen Sie von Ihrem Frühstücksei. Was passiert, wenn Sie ein Ei kochen? Genau, die Eiweißstoffe werden hart – ein perfektes Frühstücksei. Beim Zahnfleisch, beim Knochen oder beim Zahnnerv wäre diese Version nicht so gut, denn was hart ist, wird nicht mehr durchblutet. Daher, bevor große Wärme entsteht, lieber mit Wasser kühlen.

Die zweite Frage ist, ob diese ganzen Flüssigkeiten, Gerüche und Zahnbeläge nicht eklig sind. Nun, so ganz zart besaitet darf man als Zahnarzt sicherlich nicht sein. Ich habe aber einmal eine Zahnärztin kennengelernt, die sich vor Speichel ekelte. Keine wirklich gute Grundvoraussetzung für diesen Beruf. So ähnlich wie ein Tierarzt mit einer Katzenhaarallergie. Die Zahnärztin hat sich dann wirklich gegen die Patientenbehandlung und für eine Karriere in der Forschung entschieden.

Butter bei die Fische – was verdient ein Zahnarzt?

Jetzt wird es interessant, denken Sie nun. Dass Ärzte und Zahnärzte nicht an der untersten Stelle der Verdiensttabelle stehen, ist wohl jedem klar. Aber wie viel verdient ein Zahnarzt in eigener Praxis denn nun? Das ist kein großes Geheimnis und kann sogar im Internet nachgelesen werden. Laut dem Jahrbuch 2021 der *Kassenzahnärztlichen Bundesvereinigung (KZBV)* verdiente ein Zahnarzt in eigener Praxis im Jahre 2019 im Median 154.000 Euro pro Jahr. Natürlich ist das vor Steuern und anderen Abgaben gerechnet – also brutto.

Wenn man dieses Einkommen in Relation zum Durchnittshaushaltsbruttoeinkommen in Deutschland von 53 688 Euro setzt, ist das ein sehr guter Verdienst. Ich möchte auch gar nicht die Einkommen von Zahnärzten rechtfertigen, aber zwei zentrale Aspekte sollte man nicht vergessen. Erstens sind Zahnärzte und alle anderen niedergelassenen Ärzte selbstständig. Das bedeutet, im Krankheitsfall ist die Praxis zu oder im Urlaub gibt es keinen Kollegen, der für einen einspringt. Bei mir persönlich bedeutet das, dass praktisch jeder Patient meine private Handynummer hat und es schon auch vorkommt, dass ich am Sonntag mal wieder ein gebrochenes Provisorium in der Praxis repariere.

Natürlich bedeutet selbstständig zu sein auch, alle Risiken eines Unternehmers zu schultern, z. B. kostet eine Praxisgründung heute im Durchschnitt 550–600.000 Euro. Das geht von Mitarbeitermanagement über wirtschaftliche Krisen bis hin zu juristischen Streitigkeiten und Wareneinkauf. Ich habe das früher als Angestellter im öffentlichen Dienst auch ein wenig belächelt – denn das Kopierpapier oder der Druckertoner waren halt einfach da.

Als ich aber selber eine Praxis übernommen habe und im dunklen Anzug zu meinem Bankberater gegangen bin und die Zahlen mit den vielen Nullen auf dem Darlehensvertrag gesehen habe, wusste ich schon ein wenig mehr, was »selbstständig« bedeutet.

Ein zweiter Punkt ist die Arbeitsbelastung. Im Durchschnitt arbeitet ein selbstständiger Zahnarzt 47,1 Stunden pro Woche – teils behandelnd, teils für die Praxisverwaltung. Das ist signifikant mehr als die durchschnittliche Arbeitszeit in Deutschland – nämlich 37,6 Stunden pro Woche.

Sie könnten nun einwenden, dass bei manchen die Freizeit ja nicht so knapp bemessen sein kann, wenn sie es sogar schaffen, ein Buch über den Zahnarztberuf zu schreiben. Absolut richtig. Aber wie bei allen anstrengenden Berufen braucht es eben einen Ausgleich – ob das jetzt das Bergwandern, der Boxsack oder das Schreiben eines Buches ist, bleibt jedem selbst überlassen.

Ich persönlich kann die verschiedenen Berufsmöglichkeiten als Zahnarzt ganz gut beurteilen, denn ich habe als Zahnarzt fast alles ausprobiert – angestellt in einer Praxis, im öffentlichen Dienst an der Universitätsklinik, im Ausland an einer Universitätsklinik und selbstständig in eigener Praxis. Selbstständiger Zahnarzt zu sein bedeutet sicherlich die besten Verdienstmöglichkeiten, aber auch die größte Verantwortung – aber das brauche ich keinem Unternehmer zu erklären.

Hat eine Zahnarztfrau gute Zähne?

Das ist sicherlich eines der großen Klischees in der Zahnmedizin. Der Partner eines Zahnarztes, der sitzt an der Quelle und muss wohl perfekte Zähne haben. Es stimmt natürlich schon, dass es praktisch ist, einen Zahnarzt als Ehepartner zu haben: immer gut versorgt, und das auch am Wochenende und im Urlaub. Zwei Dinge aus der geheimen Welt der Zahnärzte möchte ich Ihnen aber noch erklären.

Erstens gibt es eine eiserne Regel unter Ärzten und Zahnärzten, dass man Ehepartner und nahe Familienmitglieder lieber nicht behandeln sollte. Natürlich habe ich diese eiserne Regel gebrochen und als junger Zahnarzt bei meiner Frau eine kleine abgesprungene Ecke an einem Frontzahn aufgebaut.

Es ist passiert, was passieren musste. Das Gummituch, unter dem man Füllungen legt, hat das Zahnfleisch abgedrückt und nach Abnehmen des Gummituches war das schöne Zahnfleisch zwischen den Frontzähnen abgequetscht und weißlich verfärbt. Einen Tag später war es schwarz und noch ein paar Tage später weg. Ständig haben Leute sie in der Folge darauf angesprochen, dass da ein kleines Mohnkorn zwischen ihren Zähnen liegt. Das Stückchen Zahnfleisch hat sich nach einigen Wochen wieder regeneriert und es spricht für meine Frau, dass sie es mir verziehen hat und bis heute noch meine Ehefrau und auch Patientin ist.

Es stimmt also schon, dass man Ehepartner oder nahe Verwandte lieber nicht behandeln sollte – man möchte es dann ganz perfekt machen und wenn man etwas zu sehr möchte, passiert manchmal das Gegenteil.

Zweitens muss man etwas zu den Terminen der Ehefrauen oder nahen Familienangehörigen in der eigenen Zahnarztpraxis sagen. Diese Termine sind hoch volatil.

So kommt es oft vor, dass ich Termine meiner Familienangehörigen kurzfristig einem sehr wichtigen anderen Patienten gebe: »Deine Zahnreinigung können wir doch wann anders machen, oder?« Oder ein Familienmitglied kommt zur Zahnreinigung, aber ich schaue nicht einmal in den Mund – »Du hast doch sowieso nichts!« Letzthin ist es mir mit Schrecken aufgefallen, dass ich die Zähne meiner Frau seit zwei Jahren nicht mehr kontrolliert habe. Sie kommentierte das mit folgendem Spruch: »Wenn ich mal ein Zahnimplantat benötige, dann gehe ich sicherlich nicht zu dir.« Ziemlich gemein, denn Zahnimplantate sind ja gerade mein Spezialgebiet.

2.

PRIVAT ODER GESETZLICH

VERSICHERT?

In Deutschland gilt eine Versicherungspflicht. Das heißt, jeder Bundesbürger hat eine Form der Krankenversicherung. In der Regel ist das die gesetzliche Krankenversicherung, die Sie als Arbeitnehmer zu einem Teil selber bezahlen und die zum anderen Teil Ihr Arbeitgeber übernimmt. Ab einer bestimmten Höhe Ihres Einkommens können Sie sich privat versichern (Sie müssen es aber auch nicht) – auch wenn Sie Angestellter sind. So weit, so gut. Aber was bedeuten diese beiden Versicherungen in Bezug auf die Zahngesundheit?

Vielleicht sollte man eine Sache vorschicken. Ich bin häufig für Vorträge in anderen Ländern unterwegs und habe auch zwei Jahre in den USA als Zahnarzt gearbeitet und dabei festgestellt, dass das deutsche Niveau der zahnärztlichen Regelversorgung (also die Behandlungen im Rahmen der gesetzlichen Krankenversicherung) in kaum einem anderen Land erreicht wird. Entweder sind die Zähne gar nicht in der Krankenversicherung enthalten oder wirklich nur eine absolute Notbehandlung – bei Zahnschmerzen also die einfache Zahnentfernung. 2003 sagte der damalige Bundeskanzler Gerhard Schröder, dass er nicht möchte, dass man »den sozialen Status eines Menschen an seinen Zähnen ablesen kann«. Dementsprechend sind in Deutschland z. B. moderne Kunststofffüllungen und auch Zahnersatz etwa zum Verschließen einer Lücke durch eine Brückenkonstruktion Teil des Leistungskataloges der gesetzlichen Krankenkassen. Meistens bekommen Sie als Patient davon gar nicht viel mit, denn die Abrechnung erfolgt direkt zwischen Ihrer Krankenkasse und Ihrem Zahnarzt.

Jetzt werden Sie mir aber entgegnen, dass Sie praktisch keine Behandlung »für lau« bei Ihrem Zahnarzt bekommen. Ihr Zahnarzt sagt Ihnen bei vielen Behandlungen, dass zwar die prinzipielle Behandlung durch die gesetzliche Krankenkasse übernommen wird, dass es aber, um das Ergebnis zu perfektionieren – vielleicht aus ästhetischer, aber in vielen Fälle auch aus medizinischer Sicht –, sinnvoll wäre, bessere Materialien oder feinere Techniken anzuwenden. Und hierfür wird ein bestimmter Betrag fällig. Ein sehr einfaches Beispiel wäre eine große Zahnfüllung an einem Backenzahn. Hier schreibt die gesetzliche Krankenkasse als Regelversorgung Amalgam vor. Amalgam möchte man eher nicht mehr im Mund haben, also muss man für eine Kunststofffüllung etwas dazu bezahlen.

Das Modell, das diese Zuzahlungen weitgehend überflüssig macht, wäre die private Krankenversicherung. Sie übernimmt, je nach abgeschlossenem Tarif, die allermeisten medizinisch notwendigen Behandlungen – so auch Zahnimplantate – und wenn medizinisch notwendig, auch Keramikveneers. Klingt toll, hat aber auch ein paar Nachteile.

Nämlich, dass die monatliche Belastung finanziell ganz schön happig sein kann. Wenn Sie Kinder haben, werden diese meist mitversichert – das erhöht dann den Beitrag weiter. Bei Arbeitnehmern übernimmt der Arbeitgeber die Hälfte der monatlichen Kosten – auch bei einer privaten Krankenversicherung, aber nur bis zu einem bestimmten Durchschnittsbeitrag.

Das kann aber auch zum Nachteil werden, denn in der Rente fällt dieser Zuschuss weg (außer einem Zuschuss des Rentenversicherungsträgers) und die Beiträge steigen meist von Jahr zu Jahr. Wenn Sie privat versichert und noch etwas jünger sind, sollten Sie sich bei Ihrem Versicherungsberater erkundigen, ob eine Beitragsentlastung sinnvoll ist. Das kostet Sie zwar unmittelbar etwas mehr, aber Sie haben in der Rente die Sicherheit, dass Ihre Krankenversicherungsbeiträge durch diese früh begonnene Rückstellung in einem erträglichen Rahmen bleiben.

Kommen wir zurück zum Alltag: Als privat versicherter Patient bekommen Sie nach der Behandlung eine Rechnung, die Sie dann bei Ihrer Krankenkasse einreichen. Bei großen und aufwendigen Behandlungen sollten Sie im Vorfeld einen Kostenvoranschlag anfordern und einreichen. Denn manchmal gibt es spezielle Regelungen in Ihrem Vertrag, oder die Krankenkasse und ein eingeschalteter Gutachter sehen die Behandlung als nicht medizinisch notwendig an. Hier ist es gut, vorher Bescheid zu wissen und die Behandlung von Ihrem Zahnarzt begründen zu lassen.

Zahnärzte müssen eine private Behandlung nach der sogenannten GOZ abrechnen – der Gebührenordnung für Zahnärzte. In der GOZ ist fast jede noch so kleine Maßnahme mit einer Gebühr versehen. Zum Beispiel: Prüfung der Vitalität eines Zahnes (das mit dem Eis an Ihrem Zahn) – Ziffer 0700. Hierzu gibt es einen einfachen Satz (1,0-fach), einen normalen Satz (2,3-fach) und einen Steigerungssatz (3,5-fach).

Fragen Sie mich nicht, warum das so ist. Der 1,0-fache Satz wird angewandt, wenn die Behandlung superleicht war, der 2,3-fache wenn die Behandlung oder die Maßnahme normal-einfach war und der 3,5-fache, wenn die Behandlung schwieriger war – und das muss dann auch begründet werden. Z. B. bei der Vitalitätsprobe: »3,5-fach: Patient zuckte ständig.« Dann bekommen Sie 9,84 Euro. Dazu muss man sagen, dass diese Gebührenordnung in ihrer grundsätzlichen Struktur aus dem Jahre 1988 ist, die Preise im Grunde allerdings auch – daher wird der 1,0-fache Satz heute praktisch nicht mehr angewandt.

Eine Besonderheit beim gesetzlich Versicherten möchte ich noch ansprechen: das Bonusheft. Ähnlich wie in der Kaffeebar oder der Pizzabude werden Sie vom Gesetzgeber für regelmäßige Kontrollen beim Zahnarzt belohnt. Dies ist kein Marketing-

Model einzelner Krankenkassen – nein, der Gesetzgeber hat es erfunden! Einmal pro Jahr zum Zahnarzt, damit mögliche Zahnschäden früh erkannt und mit geringem Aufwand behoben werden können. Jetzt fragen Sie sich vielleicht, was bekommt man denn beim Zahnarzt umsonst? Nun, wenn Sie einmal Zahnersatz brauchen (siehe Kapitel: *»Hast 'ne Lücke, kriegst 'ne Brücke«)*, dann erhöht sich nach einem über 5 Jahre lückenlos geführtem Bonusheft der Zuschuss der Krankenkasse von 60 auf 70 Prozent und bei zehn Jahren sogar auf 75 Prozent. Und bei dem Eigenanteil bei Zahnersatz (wie z. B. bei Zahnkronen oder Zahnbrücken) kann das ganz schön etwas ausmachen! Übrigens ist das Corona-Jahr 2020 ausgenommen!

Deutschland hat eines der besten Gesundheitssysteme der Welt – insbesondere in der Zahnmedizin. Als gesetzlich Versicherter macht es jedoch häufig Sinn, bei den Behandlungen ein paar Euro »aufzuzahlen« und sein Bonusheft gut zu »pflegen«. Achten Sie als Privatversicherter auf die steigenden Kosten im Rentenalter – fragen Sie Ihren Versicherungsberater nach einer Beitragsentlastung.

PATIENTENTIPP

Private oder gesetzliche Krankenversicherung – was ist besser? Das deutsche Gesundheitssystem ist eines der besten der Welt. Daher ist die medizinische Versorgung auch bei Versicherten der gesetzlichen Krankenkasse hochmodern. Allerdings ist der Leitsatz der gesetzlichen Krankenversicherung »ausreichend, zweckmäßig, wirtschaftlich«. Das bedeutet natürlich, dass gerade im Bereich Prophylaxe und Vorbeugung die Leistungen der privaten Krankenkassen weiterführender sind. Daher mein Rat: Wenn Sie unter der Einkommensgrenze für private Krankenversicherungen liegen, brauchen Sie sich keine Sorgen zu machen: Sie sind sehr gut versichert. Wenn Sie trotzdem alles ausschöpfen möchten, auch in Hinblick auf Prophylaxe und Prävention, macht eine private Zusatzversicherung Sinn. Aber Achtung: Diese Versicherungen sind hochkomplex und vielleicht sind am Ende genau die Leistungen, die für Sie relevant sind, nicht enthalten. Auch wenn es verführerisch wäre, diese Versicherungen im Internet abzuschließen, eine private Zusatzversicherung braucht Beratung. Auch Ihr Hausarzt oder Zahnarzt kann Ihnen helfen, wenn es darum geht, den richtigen Tarif herauszusuchen.
Bei privaten Krankenversicherungen kommt es ebenfalls sehr stark auf den gewählten Tarif an. Vorsicht bei einem sogenannten »Basistarif«, der aufgrund der geringeren Kosten attraktiv erscheint. Mit diesem abgespeckten Tarif sind Sie als Privatversicherter oft schlechter gestellt als in der gesetzlichen Krankenkasse und bekommen deutlich weniger Leistungen als der »klassisch« Privatversicherte. Also informieren Sie Ihre Praxis über Ihren Basistarif im Vorfeld – sonst ist oft Ärger über die spätere Arztrechnung vorprogrammiert. In diesen Fällen helfen dann genaue Kostenvoranschläge vor den meisten Behandlungen.

KOSTENCHECK

3.

DER IKEA-STUHL

FORSCHEN IN DER ZAHNMEDIZIN

Sie kennen doch sicherlich diesen Sessel, der in dem berühmten schwedischen Möbelhaus ausgestellt wird. Hier drückt ein Holzklöppel ständig auf die Sitzfläche, womit gezeigt werden soll, wie stabil und langlebig dieser Sessel ist.

So ähnlich funktioniert ein Großteil der Forschung in der Zahnmedizin. Denn wir Zahnärzte wollen auch, dass unsere Zahnfüllungen oder Zahnkronen möglichst lange halten, und wir haben auch einen Klöppel, der ständig dagegen donnert – nämlich den Gegenzahn. Dazu wurden sogenannte Kausimulatoren entwickelt, die ziemlich ähnlich aussehen wie die Ikea-Maschine. Diese Maschinen klopfen im Labor auf einen künstlichen Zahn, bis er kaputtgeht – das Material, das länger durchhält, gewinnt. Diese Art der Forschung wird von anderen Wissenschaftlern meist etwas belächelt, denn das höchste Ansehen genießen kontrollierte Forschungen direkt am Patienten, bei der Patient und der Arzt sogar noch »verblindet« sind – also gar nicht wissen, was gemacht wird oder eingenommen wird. Das ist bei der Zahnmedizin naturgemäß sehr schwierig. Allerdings gibt es auch hier Grenzen, wie der berühmt gewordene Fallschirmvergleich zeigt. Bis heute ist noch nicht nach höchsten wissenschaftlichen Kriterien (also verblindet und randomisiert) gezeigt worden, dass der Sprung aus einem Flugzeug mit einem Fallschirm sicherer ist als ohne. Oder würden Sie sich als Proband für diese Studie zur Verfügung stellen?

Klar gibt es noch andere Forschungsmöglichkeiten, z. B. klinische Studien über bestimmte Operationstechniken oder auch

Laborstudien und Grundlagenforschung, aber prinzipiell ist Forschung in der Zahnmedizin sehr praxisorientiert. Ich persönlich hätte wohl nicht so viel Lebenszeit der Forschung gewidmet, wenn nicht bei allen experimentellen Untersuchungen ein Bezug zur alltäglichen Praxis vorhanden wäre.

Ein guter Freund von mir arbeitet in der medizinischen Grundlagenforschung und experimentiert mit seltenen Zellen des Immunsystems herum. Er verbringt die meiste Zeit in einem Zelllabor, und wenn man ihn fragt, wann denn seine Forschung sich auf den Patienten niederschlägt, winkt er lächelnd ab und sagt: Das ist Grundlagenforschung, hier geht es nur darum, Prozesse besser zu verstehen!

Die allermeisten wissenschaftlichen Studien in der Zahnmedizin haben einen klinischen Bezug. So habe ich persönlich z. B. Untersuchungen durchgeführt, welche Operationstechnik und welche Materialien sich am besten eignen, um Kieferschrumpfungen nach Zahnentfernung am besten zu reduzieren. Das Schöne daran ist, dass die meisten Fragestellungen sich aus alltäglichen Problemen entwickeln. Durch eine Reihe von Studien konnten wir zeigen, dass durch bestimmte Vorgehensweisen ein Großteil dieser Schrumpfungen zu vermeiden sind. Ich gebe zu, die Entdeckung von Penicillin oder der Röntgenstrahlung spielen wissenschaftlich in einer anderen Liga, aber trotzdem konnte ich durch Forschung einen kleinen Anteil leisten, Behandlungen für den Patienten einfacher und schonender zu machen.

Wegen der starken Praxisorientierung und der kaum zu gewährleistenden Anonymisierung genügen viele wissenschaftliche Studien in der Zahnmedizin nicht den höchsten wissenschaftlichen Ansprüchen. Dies hat z. B. dazu geführt, dass vor Kurzem ein Bericht des *Instituts für Qualität und Wirtschaftlichkeit im Gesundheitswesen* veröffentlicht wurde, der keine wissenschaftliche Evidenz in der strukturierten Nachsorge nach Parodontose-Behandlungen (wir haben es oben PZR-Plus genannt) sieht – eine Behandlung, die seit Jahrzehnten sehr erfolgreich zur Vermeidung der Verschlechterung einer Parodontose eingesetzt wird.

Jetzt kommt natürlich die entscheidende Frage für einen jeden Zahnarzt. Darf ich jetzt nur Behandlungen durchführen, die wirklich durch hochrangige Studien bewiesen sind? Und müssen wir Zahnärzte jetzt sofort mit der Nachsorge nach Parodontose-Behandlungen aufhören, weil es keinen wissenschaftlichen Beweis für die Wirksamkeit gibt? Wenn das so wäre, dann würde plötzlich die Luft für Osteopathen, Homöopathen oder Alternativmediziner sehr dünn werden – denn hier gibt es kaum wissenschaftliche Beweise. Auch andere Fachdisziplinen der Medizin haben es hier schwerer. Was würden Sie denn sagen, wenn kurz vor der Geburt Ihres Kindes der Gynäkologe fragen würde, ob Sie an einer wissenschaftlichen Studie über verschiedene Arten der Geburtseinleitung teilnehmen möchten?

Forschung ist wichtig, aber nicht alles, was Ihr Arzt oder Zahnarzt durchführt, muss wissenschaftlich bewiesen sein – auch die eigene Erfahrung als Arzt darf mit einfließen. So formuliert das *Cochrane Netzwerk Deutschland* evidenzbasierte Medizin als »... die Integration individueller klinischer Expertise mit der bestverfügbaren externen Evidenz«. Das bedeutet, die individuelle Erfahrung eines Arztes und wissenschaftliche Lage zu einer Behandlung sollten sich die Waage halten.

Natürlich verändern sich die wissenschaftlichen Ergebnisse eines Faches ständig und jeder Patient möchte einerseits die modernsten Verfahren erhalten, aber andererseits eben auch keine noch nicht ausgereiften Verfahren. Hier kommen zahnärztliche Fortbildungen ins Spiel – und jeder Zahnarzt muss sich schon auf Verlangen des Gesetzgebers fortbilden.

Eine gute Verbindung zwischen langjähriger praktischer Erfahrung und regelmäßiger Fortbildung ist sicherlich die beste Mischung für eine erfolgreiche und komplikationsarme Behandlung. Je komplizierter die Behandlung wird, die bei Ihnen ansteht, desto mehr empfiehlt es sich, einen Spezialisten für den Fachbereich anzusprechen. Übrigens: Einen guten Zahnarzt erkennen Sie auch daran, dass er Sie für manche Behandlungen zu einem anderen Zahnarzt schickt. Ebenfalls ein guter Tipp – auch für Patienten – sind die aktuellen Leitlinien der *AWMF (www.awmf.org)*. Hier sind beinahe alle Fachgesellschaften der Medizin und Zahnmedizin vertreten und Leitlinien für die jeweiligen Krankheitsbilder erarbeitet. Prinzipiell zwar für Mediziner gedacht, aber auch die Patienteninformationen sind lesenswert!

Forschung ist wichtig, aber eben auch nicht alles für einen Arzt. Der aktuellste Forschungsstand durch regelmäßige Fortbildungen, gepaart mit langjähriger Erfahrung, macht einen erfolgreichen Arzt oder Zahnarzt aus. Je komplizierter Behandlungen werden, desto mehr macht die Konsultation eines Spezialisten Sinn – viele Zahnärzte machen das schon selbstständig.

PATIENTENTIPP

RISIKEN UND NEBENWIRKUNGEN DIESES BUCHES – WAS BLEIBT?

Letzthin sagte eine Patientin mit wirklich glaubhaftem Ekel im Gesicht zu mir, sie könne sich nicht vorstellen, dass man so einen Beruf wirklich gerne mache. Na gut, Sie müssen sich nach Lektüre dieses Buches jetzt nicht sofort für ein Zahnmedizinstudium bewerben, aber vielleicht sind ein paar interessante Aspekte dieses Berufes bei Ihnen hängen geblieben. Vielleicht mussten Sie hin und wieder einmal schmunzeln, haben ein paar Tipps für den Notfall mitgenommen und wissen jetzt endlich, dass die Lieblingsautomarke der meisten Zahnärzte doch der Porsche Carrera ist.

Wenn es Sie noch immer vor anderen Mündern graust, dann haben Sie wenigstens etwas für Ihre eigene Zahngesundheit mitgenommen. Vielleicht finden Sie es auch erstaunlich, wie sehr heutzutage die Prophylaxe und der langfristige Erhalt der Zähne im Zentrum stehen. Natürlich reparieren wir Zahnärzte oft und zugegebenermaßen immer noch sehr gerne – aber die Vermeidung von Erkrankungen, z. B. durch die frühzeitige Anwendung von Fluorid, Fissurenversiegelungen oder eine zielgerichtete Ernährungsberatung, ist doch das wirklich »Ärztliche« an unserem Beruf. Möglicherweise haben Sie selbst noch einen Zahnarzt, der sich an den berühmt gewordenen Satz »drill, fill, bill« hält – auf Deutsch: »Bohren, Füllen, Abkassieren«. Und dann wird abgewartet, bis das nächste Loch oder die nächste Zahnfleischtasche kommt, und das Spiel fängt von vorne an. Wir nennen das heute die reparative Zahnmedizin.

Prävention und Vermeidung von weiterer Erkrankung sollte im Mittelpunkt stehen. Aus dieser Sicht müssen wir heute auch Behandlungen wie Zahnimplantate, Klebebrücken oder Kunststofffüllungen sehen – all diese Therapien sind weniger invasiv als die traditionellen Verfahren und schädigen deutlich weniger gesunde Zähne und Zahnsubstanz. Denn z. B. bei einer klassischen Zahnbrücke ist die Lage klar: Um einen Zahn zu ersetzen, müssen meist zwei andere – oft gesunde Zähne – um bis zu 80 % abgeschliffen werden, um als Brückenanker zu fungieren.

Wenn Ihr Zahnarzt das nächste Mal mit ernstem Gesicht sagt, Sie brauchen eine Krone, dann fragen Sie einmal nach, ob nicht noch etwas mit einer Füllung oder einem Onlay geht – sicherlich deutlich zahnschonender als eine Krone. Oder Ihr Zahnarzt sagt sogar, ein Zahn müsse entfernt werden. Denken Sie an diese Studie, die Forscher der Universität Greifswald durchgeführt haben: Hier wurden Zähne gesammelt, die von Zahnärzten aus unterschiedlichen Gründen gezogen wurden. Die Zähne hatten noch zwischen 50 und 70 % an gesundem Zahnhalteapparat. Ein spezialisierter Parodontologe (also ein Zahnarzt, der sich mit Parodontose auskennt) denkt an das Ziehen eines Zahnes, wenn nur noch ca. 25 % an gesundem Zahnhalteapparat vorhanden ist.

Aber auch Sie als Patient sind mittlerweile gefragt. Ein noch so gutes Prophylaxe-Programm bei Ihrem präventionsorientierten Zahnarzt oder die beste elektrische Zahnbürste helfen nicht viel, wenn Sie Gummibärchen und Kartoffelchips lieben und Sport nur vom Sofa aus mit der Fernbedienung betreiben. Die in diesem Buch erläuterten Forschungsergebnisse der letzten Jahre sollten Sie überzeugt haben: Eine schlechte Mundsituation führt zu mehr Herz-Kreislauf-Erkrankungen, zu mehr Frühgeburten und die körperliche Ausdauer und Muskelkraft sind signifikant reduziert. Sie wollen endlich einmal Ihren Angstgegner im Tennis besiegen oder bei der Golfrunde nicht immer das letzte Loch vermasseln? Die Verbesserung Ihrer Mundgesundheit könnte Ihnen dabei helfen.

Auf Fachkongressen stelle ich dieses präventionsorientierte Konzept oft vor und zeige, wie man durch die Veränderung des Lifestyles (und hier meine ich nicht eine moderne Frisur oder die neueste Lounge-Wear) seine Mundgesundheit positiv beeinflussen, länger Zähne erhalten und ggf. auch die Allgemeingesundheit des Patienten verbessern kann. Letzthin fragte mich ein Kongressteilnehmer amüsiert, ob ich in meiner Praxis anstelle meiner Zahnarztstühle jetzt einen Gemüsestand und ein Laufband aufgestellt hätte. Ich musste kurz schmunzeln, aber so unrecht hatte der Kollege gar nicht.

ANHANG:

AMÜSANTES UND SKURRILES
AUS DEM ZAHNÄRZTLICHEN ALLTAG

Vielleicht haben Sie die amerikanische Arztserie *Emergency Room* gesehen. *Emergency Room* oder kurz »ER« war der Inbegriff der Arztserie – so etwas wie die amerikanische Schwarzwaldklinik, nur mit etwas mehr Action. Vielleicht sind Sie aber auch ein Fan von deutschen Arztserien wie *In aller Freundschaft* oder Sie outen sich sogar als Liebhaber der kitschigen Arztromane.

Warum interessiert uns der Alltag von Ärzten so sehr, dass wir ihn uns in unserer Freizeit ansehen? In der Realität ekeln sich die allermeisten vor einem offenen Knochenbruch oder einer klaffenden Platzwunde.

Das gute Aussehen der Notfallärzte und -ärztinnen in den Serien könnte natürlich ein wichtiger Punkt sein. Selbst nach einer stundenlangen Not-OP oder einem anstrengenden Nachtdienst sehen die Protagonisten noch sehr gut aus und auch die heimliche Affäre zwischen dem Chirurgen und der Anästhesistin tut ihr Übriges – ich weiß, wieder einmal Klischees, aber diese werden in Arztserien bis heute noch bedient.

Auf der anderen Seite fasziniert uns der Alltag eines Arztes – diese Mischung aus alltäglichen Dramen und emotionalen Höhen und Tiefen. Das ist nicht seit gestern so – schon meine Großmutter war fasziniert von der Seriosität von Prof. Brinkmann, freute sich aber auch über die privaten Einblicke in das Leben eines Klinikchefs.

Vielleicht ist die Zahnmedizin eine mediale Marktlücke, denn mir ist keine TV-Serie aus diesem Bereich bekannt. Ein Grund dafür ist, dass unsere Behandlungen in der Regel nicht dramatisch sind – oder finden Sie, dass eine Stunde lang Wurzelkanäle abfahren das Potenzial für eine spannende Arztserie hat? Auch kommt es bei mir eher selten vor, dass ein Patient mit Zahnabszess per Helikopter in die Praxis einfliegt und ich mit wehendem Kittel und um den Hals geschlagenem Stethoskop die Behandlung beginne.

Trotzdem passieren einem über die Jahre einige amüsante, aber auch ernste Begebenheiten, die ich Ihnen im Folgenden gerne näherbringen möchte. Wenn ein TV-Produzent jetzt aufmerksam wird, dann wäre ich natürlich nicht uninteressiert.

Die Zahnkrone und der Abfluss

Einmal – noch in meiner Zeit als junger Assistenzarzt – war eine sehr wichtige Patientin bei mir einbestellt. Ich arbeitete in einer Praxisklinik in München, in der sich mehr oder weniger bekannte Persönlichkeiten die Klinke in die Hand gaben. Mein Chef hatte mir damals eingeschärft, dass bei der Behandlung dieser Patientin auf keinen Fall etwas dazwischenkommen dürfe, denn die Patientin war aus dem Fernsehen bekannt – und mein damaliger Chef hat solche Patienten auf Händen getragen.

Die Behandlung war auch für einen Berufseinsteiger wie mich einfach – es ging um das Einsetzen einer Zahnkrone im Frontzahnbereich: eigentlich nur das Provisorium entfernen und die vorher schon im Zahnlabor auf Farbe und Form überprüfte Zahnkrone einzementieren, Zement entfernen und fertig. Die Patientin war etwas unzufrieden mit ihrem Zahnprovisorium und sagte etwas schnippisch: »Ich hoffe, in zehn Minuten kann ich mich mit meiner neuen Zahnkrone endlich wieder in der Öffentlichkeit zeigen: Das werden Sie trotz Ihres jungen Alters wohl hinbekommen!« Ich wurde nicht unbedingt entspannter.

Während ich das Provisorium lockerte, schickte ich noch ein kleines Stoßgebet zum Himmel und hoffte inständig, dass Passung, Farbe und Form der Krone den hohen Ansprüchen der Patientin genügen würden. Ich probierte die Zahnkrone ein und war erleichtert, denn alles passte wunderbar. Sogar die Patientin mühte sich ein kleines Lächeln ab, denn sie ging davon aus, dass nichts mehr schiefgehen könne. Aber es gibt ja Murphy's Law – oder ist Ihnen schon einmal das Butterbrot auf die richtige Seite gefallen?

Ich desinfizierte die Krone nochmals und sprühte die letzten Reste vom Reinigungsmittel aus der Zahnkrone – und da passierte es.

Mir war schon immer aufgefallen, dass der Siphon des Waschbeckens in diesem Behandlungszimmer ziemlich große Öffnungen hatte und wahrscheinlich wegen meiner Aufgeregtheit rutschte mir die Krone aus den Fingern und – plopp, plopp, plopp – fiel genau durch eine der großen Öffnungen hinunter in den Abfluss des Spülbeckens.

Sie können sich vorstellen, was in diesem Moment alles durch meinen Kopf ging, denn die Patientin lag noch erwartungsfroh im Zahnarztstuhl. Natürlich habe ich sofort versucht, unbemerkt den Abfluss zu öffnen, aber auch mit einer Zange – keine Chance.

Die Patientin hatte mittlerweile bemerkt, dass etwas nicht stimmte, und meine Erklärungsversuche haben sie nicht wirklich überzeugt. Ich sicherte ihr zu, dass wir den Abfluss aufbekommen, die Zahnkrone reinigen und ihr einsetzen können. Die Patientin war allerdings außer sich vor Wut über so eine geballte Inkompetenz.

Sie schnappte sich empört ihr Zahnprovisorium und verließ die Praxis – für immer. Sie können sich das erklärende Gespräch mit meinem Chef vorstellen. Immer wenn ich diese Dame heute im Fernsehen sehe, sehe ich im nächsten Moment die Zahnkrone in Zeitlupe im Abfluss verschwinden.

Wer hat denn hier betäubt?

Während meiner Zeit an der Universitätsklinik behandelte ich Patientenfälle zusammen mit den jungen Kollegen. In der Regel stellten mir die jungen Assistenten die Patientenfälle kurz vor und besprachen dann mit mir den prinzipiellen Therapieablauf. Die weitere Vorbereitung des Patienten und des Behandlungszimmers wurde dann von den Assistenten durchgeführt – und dazu gehörte auch die lokale Betäubung des betreffenden Kieferareals.

So sollte das auch bei einer ausgesprochen netten Patientin ablaufen, die sehr dankbar war, dass ihre Behandlung nun endlich anfangen würde. Sie hielt es auch für etwas Besonderes, dass sich gleich drei Zahnärzte um sie kümmerten.

Wir besprachen uns und ich verließ das Behandlungszimmer wieder, um alles für den Eingriff vorbereiten zu lassen. Geplant war, dass ich den ersten Teil der Behandlung übernehme und die jungen Assistenten dann zu einem bestimmten Zeitpunkt weiterbehandelten und ich assistierte. Als ich ins Behandlungszimmer zurückkam, war die Patientin steril abgedeckt und alle Instrumente lagen parat.

Ich zog meine Handschuhe an, beruhigte die Patientin noch ein wenig, setzte einen ersten Schnitt ins Zahnfleisch und begann, den Assistenten meine Behandlung zu erklären. Ich bemerkte schon, dass die Patientin unruhig war, dachte mir aber nicht viel dabei, denn das kommt gerade bei Zahnoperationen immer wieder vor.

Nach kurzer Zeit hatte ich aber doch ein merkwürdiges Gefühl und ich fragte die Patientin, ob sie noch etwas spürte. Die Patientin meinte, ein wenig eingeschüchtert, dass es schon noch etwas »drücke«, aber vielleicht sei das ja normal. Ich sah meine jungen Assistenten an und fragte etwas belustigt: »Wer hat denn hier betäubt?«, denn meistens sind junge Kollegen bei der Dosierung der Betäubungsmittel eher zurückhaltend. Ich spritzte also etwas Betäubungsmittel nach und blickte nochmals die zwei jungen Kollegen an.

Ich sah einen fragenden Blick des einen Assistenten zum anderen. Dieser Blick sagte: »Du hast doch betäubt, oder?« und ein Blick des anderen Assistenten kam zurück: »Ich dachte, du hast das gemacht.« Wie beim Fußball: »Nimm ihn du, ich habe ihn sicher.«

Dafür, dass die Patientin noch gar nicht betäubt war, war sie dann wirklich ziemlich ruhig geblieben.

Nicht mehr zum Schmunzeln – das war knapp.

Ein Patient von mir hatte die Angewohnheit, immer nachts zu arbeiten, und konnte daher Termine erst ab Mittag wahrnehmen. Er hatte eine Herzerkrankung und nahm etliche Medikamente ein. Ich weiß auch nicht mehr, warum, aber an diesem Tag war der Patient schon vormittags einbestellt. Ich kann mich noch erinnern, dass ich mit ihm gewitzelt habe, dass 11 Uhr vormittags für ihn ja wie mitten in der Nacht sein müsse. Ich nahm eine eher kleinere Behandlung vor und plötzlich passierte es.

Er fing an, stark zu schwitzen, sein Gesicht war kreidebleich und er sagte mir noch: »Herr Doktor, mir wird es ganz …« Dann war er weg. Patient bewusstlos – jetzt muss schnell gehandelt werden.

Wir haben ein Codewort in der Praxis: Wenn es fällt, lässt jeder Mitarbeiter alles stehen und liegen und eilt zu Hilfe. So auch in diesem Fall. Der Notfallkoffer war sofort im Behandlungszimmer, wir haben Erstmaßnahmen ergriffen und konnten feststellen, dass die Atmung vorhanden war und Puls und Blutdruck tastbar war. Zum Glück befindet sich meine Praxis mitten in der Stadt und der Notarzt war in drei Minuten vor Ort.

Der Patient erholte sich sehr schnell und war gleich wieder bei

Bewusstsein, aber trotzdem checkten die Notärzte ihn komplett durch. Am Schluss kam heraus, dass er die ganze Nacht durchgearbeitet, kaum geschlafen und nichts gefrühstückt hatte und er vor der Behandlung heute außergewöhnlich aufgeregt war.

Wenn so viele Aspekte zusammenkommen und der Patient sowieso ein schwaches Herz hat, kann so ein Notfall leicht passieren. Also doch ein wenig wie bei *Emergency Room* – nur dass ich danach nicht mehr entspannt aussah.

Ein kleiner Lebensretter – und das als Zahnarzt

Eine andere eindrucksvolle Geschichte ereignete sich während meiner Zeit an der Universität und macht mir bis heute klar, dass wir Zahnärzte eben auch »Ärzte« sind.

Eine ältere Dame litt an Entzündungen ihrer Zahnimplantate. Die Patientin war sehr nett, hatte keinerlei Vorerkrankungen und für mich war es eine Routinebehandlung. Nach einigen Behandlungsschritten war ich an drei von vier Zahnimplantaten sehr erfolgreich – die Entzündung an dem vierten Zahnimplantat heilte aber nicht ab und wurde eher noch stärker.

Ich versuchte nochmals eine weiterführende operative Therapie – hatte aber ein seltsames Gefühl in der Magengrube und nahm daher während des Eingriffes eine kleine Gewebeprobe aus dem Gebiet des Zahnimplantates. Trotzdem dachte ich mir immer noch nicht viel dabei, denn die Patientin hatte keinerlei Risikofaktoren und solche Gewebeproben entnehmen wir routinemäßig, wenn eine Therapie nicht wie gewohnt anschlägt.

Eine Woche später kam das Ergebnis wie ein Dampfhammer: Krebs, und dazu noch eine besonders aggressive Form, nämlich ein Plattenepithelkarzinom – die Patientin steht auf der Schwelle zwischen Leben und Tod.

Ich erinnere mich noch sehr gut an den Moment, als ich mit

diesem dramatischen Befund und einem Kloß im Hals in das Behandlungszimmer gegangen bin. Schon oft habe ich einem Patienten eröffnet, dass er Karies hat, oder sogar, dass ein Zahn entfernt werden muss, aber so eine Diagnose habe ich noch nie verkünden müssen. Für die Patientin war diese Diagnose ein Riesenschock, verbunden mit Tränen und einem Schwächeanfall – von einer einfachen Zahnfleischentzündung zu einer Diagnose über Leben und Tod.

Die Patientin musste in der Folge einige größere Eingriffe, Chemo- und Radiotherapie über sich ergehen lassen. Die Geschichte hat aber ein Happy End. Sie hat alles gut überstanden und ich habe sie vor Kurzem getroffen. Ein wenig hat sie ihr Leben meinem Bauchgefühl während des chirurgischen Eingriffes an dem Zahnimplantat zu verdanken – denn bei einem solchen Tumor zählt jeder Tag, den man ihn früher entdeckt.

Ein kleiner Moment kann alles verändern

Manchmal bedeutet Zahnarzt zu sein auch, sich selber in Gefahr zu begeben: Zu meiner Zeit an der Universitätsklinik hatte ich einen Patienten, der HIV-positiv war. Er benötigte zwei neue Zahnkronen. Natürlich tragen wir bei so einer Vorerkrankung während der Behandlung spezielle Einmalschutzkittel, denn Blutungen aus dem Zahnfleisch kommen praktisch bei jeder Behandlung vor. Und die Ansteckung mit dem HIV-Virus erfolgt über Körperflüssigkeiten wie Blut. Die Vorbereitung der Zähne für die Zahnkronen lief gut. Ich wollte gerade noch das Zahnprovisorium zum Schutz der abgeschliffenen Zähne polieren und drehte mich um, um einen Polierer zu holen. Da passierte es.

Ich hatte vergessen, die spitze Fräse, die man zum Bearbeiten des Zahnprovisoriums benötigt, mit einer Schutzhülle abzudecken und rammte mir beim Umdrehen die mit Blut verschmierte Spitze durch den Schutzkittel in den Unterarm.

Eine Minute lang ignorierte ich, was gerade geschehen war – dann bin ich aus dem Zimmer gestürmt, habe die Wunde ausgedrückt und sogar noch etwas weiter geöffnet und »ausbluten« lassen. Ich desinfizierte die Stelle mehrfach und schnappte mir erneut die Patientenakte, denn man hofft in solchen Situationen, dass man vielleicht doch irgendetwas verwechselt hatte.

Leider war es nicht der Fall und mir wurde leicht schwindelig. Viele Gedanken schossen durch meinen Kopf. Was wird jetzt passieren? Wie wird sich mein privates Leben ändern, wenn ich mich angesteckt habe? Werde ich weiter als Zahnarzt arbeiten können?

Meine damalige Kollegin erkannte die Brisanz der Situation und übernahm sofort die Führung bei der Notfallbehandlung. Erneutes Desinfizieren und Ausdrücken der Wunde, Vorstellung beim Durchgangsarzt, sofortige Therapie mit Tabletten und genaue Dokumentation des Betriebsunfalls.

Ich mache es kurz: Nach vier Wochen Ungewissheit kam ein erleichternder Anruf aus der Virologie des Universitätsklinikums. Ich erinnere mich noch gut an den Abend nach dem Anruf. Wir feierten es wie einen kleinen Geburtstag, denn trotz der heutzutage sehr guten Behandlungsmöglichkeiten bei HIV – das Leben als Ehemann und Arzt hätte sich verändert.

Der junge italienische Zahnarzt

Eine vergleichsweise nette Geschichte passierte mir, als ich in New York an der Universität arbeitete. In den USA ist es an vielen Universitäten üblich, dass junge Zahnärzte aus der ganzen Welt nach dem Zahnmedizinstudium ihre Spezialisten-Ausbildung absolvieren – es nennt sich eine postgraduale Ausbildung. So auch an der New York University, an der ich die Ehre hatte, unterrichten zu dürfen.

Gleichzeitig mit mir arbeitete dort auch ein junger italienischer Postgraduate-Student, der aufgrund seines Charmes und seiner

Herzlichkeit bei allen sehr beliebt war – er wäre eine perfekte Besetzung für eine Arztserie gewesen. Eines Tages behandelte ich mit ihm zusammen eine ältere Patientin, die ihn ebenfalls ziemlich ins Herz geschlossen hatte. Nach einer kurzen Vorbesprechung führte er die Behandlung selbstständig durch. Es ging um die Vorbereitung für eine Zahnkrone auf einem Zahnimplantat und dazu musste ein Abdruck gemacht werden.

Keine komplizierte Geschichte, also ließ ich ihn eigenständig behandeln. Nach einiger Zeit kam er wieder zu mir und fragte, ob ich Lust hätte, mit ihm Mittag essen zu gehen. Es war üblich, dass man mit den Studenten zusammen ein paar Stockwerke tiefer in die Cafeteria ging.

Wir unterhielten uns gut und es gesellten sich noch andere Postgraduate-Studenten aus unterschiedlichen Ländern zu uns. Wir holten uns noch einen Kaffee und ich fragte ihn, wie der Abdruck für die Zahnkrone der älteren Dame denn geworden sei.

Er schoss wie vom Blitz getroffen hoch – er hatte die Patientin zwei Stockwerke weiter oben mit dem Abdruck im Mund im Zahnarztstuhl vergessen. In großer Sorge rannten wir beide hoch – aber die Dame saß noch immer ganz friedlich im Zahnarztstuhl und wartete auf ihren jungen italienischen Zahnarzt.

Natürlich bog er es mit seinem Charme wieder hin und sagte, dass es sich um ein besonderes Abformmaterial handelte, das eben sehr lange aushärten müsse. Die Patientin verabschiedete sich sogar noch von mir persönlich und betonte nochmals, wie kompetent und angenehm doch die Behandlung bei ihrem jungen italienischen Zahnarzt sei. Wenn Sie also von Ihrem Zahnarzt einmal hören, dass er ein besonderes Abformmaterial verwendet, dann sollten Sie skeptisch werden. Vermutlich will er nur zum Mittagessen.

Eine etwas unübliche Nachfrage

Während meiner Zeit in den USA stellte sich eine jüngere Patientin bei mir vor, die eine Zahnfleischtransplantation benötigte. In der vorbereitenden Sitzung ein paar Tage vor dem Eingriff führte ich dann – wie gewohnt – eine detaillierte OP-Aufklärung durch und fragte die Patientin abschließend, ob noch etwas unklar sei. Ich bekam eine etwas komische Frage gestellt, nämlich, wann sie denn ihren Mund wieder verwenden dürfe.

Brav antwortete ich, dass sie nach dem Eingriff beim Essen vorsichtig sein und so wenig wie möglich sprechen sollte. So richtig einverstanden schien mir die Patientin mit der Antwort nicht, gab sich aber fürs Erste damit zufrieden. Sicher lag es auch daran, dass Englisch nicht meine Muttersprache ist, denn vermutlich hatte ich den eigentlichen Sinn der Frage nicht verstanden.

Ich führte den Eingriff ein paar Tage später durch und alles lief wie geplant. In der Nachbesprechung nach der OP fragte mich die Patientin erneut, wann sie denn endlich ihren Mund wieder verwenden könne, und ich antwortete, mittlerweile etwas verwirrt, dasselbe wie im Vorgespräch.

Dann fragte sie mich, ob sie mich denn noch einmal kurz unter vier Augen sprechen könne. Das kam mir nun wirklich komisch vor, und gerade in Amerika sollte man bei allem, was man als Arzt macht, einen Zeugen dabeihaben.

Trotzdem hatte ich das Gefühl, dass die Patientin noch eine Frage loswerden wollte. Nachdem ich das ganze Personal herausgeschickt hatte, wurde die Patientin deutlich. Sie möchte wissen, ab wann sie denn wieder oralen Sex haben dürfe und ob das beim Nachlassen der Betäubung schon möglich sei – das wäre in etwa zwei Stunden nach dem Eingriff!

Ich war völlig geplättet und stammelte etwas von »… bis die

Betäubung nachlässt ...« und »... vielleicht noch bis morgen warten ...«.

Halb Zahnarzt, halb Landwirt

Zu meinem Fachgebiet – also der Korrektur von Zahnfleisch und der Behandlung mit Zahnimplantaten – gebe ich in verschiedenen Ländern Vorträge und Seminare. Eines Tages gab ich in China für anderthalb Tage ein Seminar zum Thema Zahnfleischtransplantation. Es gab einen Simultandolmetscher, der Wort für Wort übersetzte. In diesem Fall tragen die Teilnehmer dann Kopfhörer und für den Redner ist es immer etwas befremdlich, dass es ein paar Sekunden dauert, bis ein kleiner Witz bei den Teilnehmern ankommt.

Ein Hauptteil meines Kurses beschäftigt sich mit einem Wirkstoff, der bei der Transplantation von Zahnfleisch zusätzlich angewendet wird: »Schmelz-Matrix-Proteine« oder auf Englisch »Enamel-Matrix-Derivative«.

Dieser Wirkstoff wird aus Schweinezähnen gewonnen, ist wissenschaftlich sehr gut untersucht und kommerziell für jeden Mediziner oder Zahnmediziner erhältlich. Daher ging ich davon aus, dass jedem Chinesen klar ist, wovon ich da rede. Anscheinend aber war dieses Produkt zu diesem Zeitpunkt in China noch nicht wirklich verbreitet – das hätte ich bedenken sollen.

Ich wunderte mich schon den ganzen ersten Tag des Seminars, dass die Teilnehmer mich etwas komisch anschauten und nur vereinzelt interessiertere Fragen stellten. Wenn sie Fragen stellten, dann sehr seltsame, wie z. B., wo ich diese Tiere denn halten würde. Ich dachte mir immer noch nicht viel dabei, denn dieser Wirkstoff wird ja von Tieren gewonnen, und antwortete brav, dass dies kontrollierte Tiere seien, die nach gesetzlichen Vorgaben gehalten würden. Dies verwirrte die Teilnehmer noch mehr und irgendwann kamen keine Fragen mehr.

Am zweiten Kurstag war dann plötzlich ein Drittel der Kursteilnehmer nicht mehr da – sie hatten wohl das Interesse verloren. Ich war zwar enttäuscht, aber tapfer hielt ich mein Seminarprogramm durch. In der letzten Pause des Tages kam ich mit dem Dolmetscher ins Gespräch. Er fragte mich halb bewundernd, halb verwundert, wie ich das denn in meiner Praxis mit den ganzen Tieren organisiere und ob es neben dem Praxisbetrieb denn nicht sehr aufwendig sei, die ganzen Schweine zu halten.

So langsam dämmerte mir, dass da die letzten anderthalb Tage etwas ziemlich schiefgelaufen war. Leider habe ich das Wort »Enamel«, was das englische Wort für »Zahnschmelz« ist, falsch betont, sodass der Übersetzer davon ausging, dass ich »Animal« also »Tier« meinte. Vermutlich dachten die Kursteilnehmer, dass ich kurz vor einer Zahnfleischtransplantation mal schnell in meinen riesigen Schweinestall gehe, ein paar Schweinezähne ziehe und diese dann beim Patienten weiterverarbeite. Ganz ehrlich, ich wäre wahrscheinlich dem zweiten Kurstag auch ferngeblieben, denn dieser Referent aus Deutschland, der wie eine Mischung aus Zahnarzt und Landwirt erschien, wäre mir auch suspekt gewesen.

Ein kleines Geruchsproblem

Zu meiner Zeit als junger Assistenzarzt arbeitete ich in einer Praxisklinik in München. Diese Praxisklinik war nicht nur bekannt für eine ausgezeichnete Patientenbehandlung, sondern hatte auch ein angeschlossenes Seminarzentrum, das unter Zahnärzten ebenfalls einen sehr guten Ruf genoss.

Für mich als jungen Zahnarzt war es ideal, denn ich konnte tagein, tagaus die modernsten OP-Verfahren sehen und durfte außerdem kostenlos an allen Seminaren teilnehmen, wenn ich bei der Organisation zur Hand ging.

Meine Chefs waren als harte Arbeiter bekannt, sodass es schon einmal vorkam, dass ich mir die Nächte um die Ohren schlug und dabei nicht das Nachtleben von München genoss, sondern mit den Vorbereitungen für die Kurse und Kongresse beschäftigt war. Ich erinnere mich noch an die Antwort eines meiner Chefs auf meine Frage, wann ich das denn alles machen sollte: »Was machen Sie denn nachts, Herr Fickl?«

Die meisten Seminare waren sogenannte »Hands-On-Seminare«. Das bedeutet, dass OP-Techniken auf der Leinwand oder sogar in Live-OPs gezeigt wurden und die Teilnehmer diese Techniken dann in der Folge an Tierkiefern übten.

Eines schönen Sommertages – es war strahlend blauer Himmel und jeder Tag weit über 30 Grad – führten wir ein Seminar zu einer bestimmten Knochenaufbautechnik durch. Diesen Knochenaufbau kann man am besten am Schafskiefer üben, da die knöcherne Anatomie des Schafes der des Menschen gerade im Bereich der Kieferhöhle sehr nahe kommt. Keine Sorge, die Tiere werden nicht extra für das Seminar geschlachtet, die Kiefer stellen für den Schlachthof unverwertbare Reste dar, die ansonsten entsorgt worden wären.

Ich kann mich noch sehr gut erinnern, dass die Schafskiefer schon bei der Anlieferung nicht besonders gut rochen – vermutlich war das auch der starken Hitze der letzten Tage geschuldet. Die zwei Seminartage verliefen sehr erfolgreich, der etwas unangenehme Schafsgeruch war aber häufig Thema der Pausengespräche.

Am Ende des Seminars verließen alle fluchtartig den Seminarraum, denn es erwartete jeden ein freies Wochenende bei bestem Wetter.

Leider sah der Kursraum aber ziemlich wüst aus und ich war fürs »Aufräumen« verantwortlich. Ich putzte also brav die Tische und entsorgte die verschmutzten Schutzfolien. Die Schafskiefer steckte ich in einen Plastiksack, den ich wieder ins Kühlfach geben wollte, da die Kiefer am nächsten Werktag zur Entsorgung abgeholt wurden.

Natürlich wollte ich auch ins Wochenende und vergaß einfach, den Sack mit den Schafskiefern in die Kühlung zu geben, sodass er bei über 30 Grad für fast drei Tage prominent an der Rezeption der Praxisklinik stehen blieb.

Den Ersten, der am Montagmorgen die Tür aufgeschlossen hat, muss der Schlag getroffen haben. Der Gestank war bestialisch – man darf nicht vergessen, dass die Kiefer ja schon fünf Tage vorher – bei Beginn des Seminars – leicht muffelten.

Das Ende des Liedes war, dass der komplette Tag in der Praxis abgesagt werden musste, denn der Gestank war durch Lüften nicht aus der Praxis zu bekommen und an ein professionelles Arbeiten war nicht zu denken. Sie können sich die Gespräche mit meinen Chefs vorstellen – wie heißt es im britischen Königshaus: »They were not amused.«

Ein übereifriger Metzger

Zum Thema Tierkiefer: Vor einigen Jahren gab ich ein Seminar zu Zahnfleischtransplantationen in der Schweiz und wir planten Übungen am Schweinekiefer. Da ich als Referent über die Jahre praktisch schon alles erlebt habe, schicke ich mittlerweile Beispielbilder über Art und Präparation der Schweinekiefer an den Organisator zum Weiterleiten an den Metzger oder Schlachthof. Meistens klappt das dann auch sehr gut – aber eben nicht immer.

Ich kam also am Tag des Seminars morgens in den Kursraum, bereitete alles vor und wollte gerade die Schweinekiefer kontrollieren, damit ich ein paar Stunden später bei den praktischen Übungen keine böse Überraschung erlebe.

Zufällig traf ich den Metzger bei der Anlieferung und er war so, wie man sich einen Metzger vorstellte. Im weißen Kittel mit leichten »Gebrauchsspuren« stellte er mir stolz seine Kiste mit den Schweinekiefern hin. Mit starkem schweizerischem Akzent sagte er noch beiläufig: »Ich habe euch schon die störende Haut abgezogen, sodass ihr schneller an den Knochen kommt!« Vor mir lagen die skelettierten Schweinekiefer.

Ohne Zahnfleisch auch keine Zahnfleischtransplantation und auch kein Kurs.

Andere Länder, andere Sitten

Ich habe schon ein paarmal erwähnt, dass ich für einige Zeit in den USA gearbeitet habe – mein Chef war einer der bekanntesten Zahnärzte und Wissenschaftler in den USA und auch weltweit. Er war die absolute Lichtgestalt und alle grüßten ehrfurchtsvoll, wenn er das Zimmer oder den Hörsaal betrat. Nach allen Vorlesungen stand er kurz auf und gab seinen Kommentar zu dem Vortrag ab und jeder nickte demütig.

Ich erinnere mich noch, wie ich eines Abends auf dem Weg in den Feierabend war und ihn im Aufzug traf. Er redete ein paar Worte mit mir und beendete das Gespräch mit den Worten »See you later, Stefan«. Brav übersetzte ich diesen Satz für mich – mein Englisch war in den ersten Wochen in den USA nicht wirklich stabil – und mir wurde sofort klar: Mein Chef, die Lichtgestalt, erwartete von mir, dass ich noch bleibe.

Ich ging zurück an meinen Arbeitsplatz und vertrieb mir für eine Stunde die Zeit – ohne wirklich zu wissen, worauf ich wartete. Nach einer Stunde fasste ich wieder den Mut und schwang mich auf, den Tag zu beenden. Wen traf ich wieder, dieses Mal im Flur? Genau, meinen Chef. Er fragte mich, etwas verwundert: »Still working, Stefan? See you later!«

Vielleicht lächeln Sie jetzt, aber bedenken Sie, dass ich voller Ehrfurcht war, dass Sprache und Kultur mir noch fremd waren und ich keinen Fehler machen wollte. Also ging ich wieder zurück und harrte für einige Zeit an meinem Arbeitsplatz aus, wieder ohne genau zu wissen, warum ich das tat.

Völlig verunsichert rief ich einen deutschen Freund an, der

schon länger in den USA an der gleichen Universität arbeitete. Er bekam einen Lachkrampf über so viel deutsches Pflichtbewusstsein und klärte mich auf. »See you later« bedeutet in den USA umgangssprachlich nichts anderes als ein lockeres »Auf Wiedersehen«!

Nun, ich hatte eine meiner ersten Lektionen in den USA gelernt und ab jetzt verabschiedete ich mich auch von jedem mit einem lockeren »See you later!« und lächelte dabei manchmal in mich hinein.

Ach, Sie sind der Referent?

Ich erinnere mich noch sehr gut an meinen allerersten Vortrag vor anderen Zahnärzten. Eigentlich hatte mein damaliger Chef in der Praxis die Anfrage bekommen, aber er konnte den Termin nicht wahrnehmen und – nett wie er war, pries er mich als sehr guten Referenten und erfahrenen Kliniker an. Na ja, ich war gerade zwei Jahre mit dem Zahnmedizinstudium fertig, und war froh, dass mir kleinere Behandlungen gut gelangen. Nun musste ich einen Vortrag zu einem absoluten Spezialistenthema in der Zahnheilkunde halten: »Zahnimplantate im Frontzahnbereich«.

Ich kam an den Veranstaltungsort, nahm die Kongressanmeldung vor, und bevor ich etwas sagen konnte – wahrscheinlich wegen meines jungen Aussehens – sagte die Dame: »Ah, Sie kommen zum Studentenprogramm«, gab mir einen Umhänger, der mich als Student outete und führte mich in den Raum des Studentenprogramms.

Auch bei der Abendveranstaltung wurde ich aufgrund meines Umhängers und meines Alters dem Studententisch zugeordnet und ich hatte einen netten Abend mit den jungen Kollegen. Eigentlich war ich gar nicht böse, dass ich keine großen Fragen zu meiner Person und meiner Erfahrung beantworten musste. Ich bekam mit einem Ohr aber schon mit, dass sich die Verantwortlichen Sorgen machten, da sie den Hauptreferenten von morgen noch nicht gesehen hatten.

Am nächsten Morgen nahm ich all meinen Mut zusammen und »outete« mich. Die Verantwortlichen waren ziemlich überrascht, inklusive der Dame, die mich für einen Studenten hielt.

Leider stand mein Vortrag ebenfalls unter keinem besonders guten Stern. In meiner Aufregung spielte ich die falsche Präsentation ab und bemerkte es erst zwei Minuten nach Beginn meines Vortrages. Also stammelte ich, dass ich nochmal mit der richtigen Präsentation anfangen würde. Nach einer halben Stunde – ich hatte mich ein wenig beruhigt – fiel der Akku des Mikrofons aus und wieder musste der Vortrag unterbrochen werden. Bei einem Test nach dem Wechsel des Akkus, ob mich denn jetzt jeder verstehen könne, antwortete einer der Teilnehmer spitz: »Akustisch können wir Sie jetzt gut verstehen.«

Auf der Rückfahrt schwor ich mir, dass ich nie wieder einen Vortrag halten würde.

Es ist Prof. Larsson – was soll ich machen?

Einige Jahre nach meinem ersten verkorksten Auftritt war ich dennoch wieder auf einem Vortrag eingeladen. Der Organisator – ein wuseliger Italiener – war sehr aufgeregt und auch stolz, dass viele bekannte Redner für seinen Kongress zugesagt hatten. Ich war zu dieser Zeit nicht wirklich bekannt, aber auch nicht gänzlich unbekannt, ich bildete eher die »zweite Reihe«. Der bekannteste Referent dieses Kongresses war ein Wissenschaftler und Zahnarzt aus Schweden. Er hatte viele hoch angesehene Fachbücher geschrieben und auch einige Grundlagen erforscht, die wir heute alltäglich am Patienten anwenden. Auch für mich war er – wir nennen ihn einmal Prof. Larsson – ein großes Vorbild und alle bewunderten ehrfürchtig seine Lebensleistung.

Zu dieser Zeit war er schon weit über 70, trotzdem war er das Highlight dieses Kongresses. Unsere beiden Vorträge waren als letzte Vorträge des ersten Kongresstages geplant und im Anschluss war ein großes Galadinner organisiert, weshalb es feste Zeiten für die Busfahrt zum Restaurant gab.

Prof. Larsson wurde vorgestellt und begann mit seinem Referat. Beide Referenten – Prof. Larsson und ich – hatten 30 Minuten Vortragszeit und ich saß in der ersten Reihe, mit Mikrofon und Laserpointer in der Hand.

Prof. Larsson holte aus und begann ziemlich am Anfang seiner wissenschaftlichen Karriere. Ich dachte schon: »Na, ob das mit 30 Minuten wohl hinhaut?« Es vergingen 30 Minuten und Prof. Larsson befand sich immer noch in der Einleitung seines Vortrages. Es vergingen 40 Minuten und der wuselige Organisator machte sich auf den Weg zu mir. Mit gebrochenem Italo-Englisch sagte er zu mir. »Würden Sie Ihren Vortrag auf 20 Minuten verkürzen. Es ist Prof. Larsson – was soll ich machen?« Offensichtlich war er der Meinung, dass man den Hauptredner des Kongresses und die Lichtgestalt der Zahnmedizin nicht unterbrechen sollte.

Ich bejahte und zufrieden zog er wieder von dannen. Fünf Minuten später – Prof. Larsson war nun nach 45 Minuten am Höhepunkt seines Vortrages angekommen – arbeitete sich mein italienischer Freund wieder zu mir durch. Mittlerweile hatte er große Sorgen um seine Abendveranstaltung, denn die Busse warteten wahrscheinlich jetzt schon. Er flüsterte mir zu: »Schaffen Sie Ihren Vortrag in 15 Minuten? Es ist Prof. Larsson – was soll ich machen?« Ich lächelte und bejahte – denn eines hatte ich schon gelernt: Dinge, die man nicht ändern kann, sollte man nicht versuchen zu ändern. Weitere zehn Minuten später – man hatte das Gefühl, Prof. Larsson bog nach 55 Minuten so langsam in die Zielgerade seines Vortrages ein – erschien wieder der nun leicht verschwitzte Italiener vor mir. Jetzt wollte er einen Vorschlag loswerden, der ihn ziemliche Überwindung kostete: »Würden Sie dieses Jahr auf Ihren Vortrag verzichten? Es ist Prof. Larsson, was soll ich machen? Ihr Vortragshonorar bekommen Sie aber natürlich und eine Einladung für das nächste Jahr!«

Prof. Larsson beendete 15 Minuten später – nach einer Stunde und 15 Minuten – seinen Vortrag und wurde mit Standing Ovations von der Bühne verabschiedet. Bei der Abendveranstaltung saß ich an einem Tisch mit einigen Kongressteilnehmern und musste ein wenig schmunzeln, als ein Kollege mich fragte: »Fanden Sie den Vortrag von Prof. Larsson nicht ebenfalls brillant? Toll, dass er in diesem Alter noch so lange Vorträge hält!«

DANKSAGUNG

Ich danke der wunderbarsten Familie der Welt, meiner Frau Vicky, die schon immer alles unterstützt hat, was ich mache und mit ihrer Liebe und Empathie alles zusammenhält, unseren zauberhaften Kindern Helena und Justus, die jeden Tag unser Leben bereichern – ihr drei seid einfach die Besten!

Ich danke meinen Eltern Beate und Wolfgang, ohne deren Unterstützung ich diesen Beruf nicht hätte ergreifen können und auf deren Hilfe wir immer zählen können.

Ich danke meinen Schwiegereltern Annemarie und Wolfgang, die dieses Buchprojekt von Anfang an mit Begeisterung und Interesse verfolgten und eine wichtige Säule in unserem Leben sind.

Ich danke dem besten Praxisteam, das man sich vorstellen kann: Sigrid Gräupel, Susanne Koch, Naira Pepanyan und Renate Schmidt, ohne die so ein Buchprojekt während des Praxisbetriebs nicht entstanden wäre. Meinem Praxispartner Priv.-Doz. Dr. Ralf Krug danke ich für die Korrekturen, Anmerkungen und auch die vielen persönlichen und fachlichen Gespräche. Lieber Ralf, dadurch hast Du das Buch und auch mich als Zahnarzt besser gemacht!

Besonders danke ich Prof. Dr. Gabriel Krastl, der das komplette Buch aus fachlicher Sicht korrekturgelesen hat. Vielen Dank, lieber Gabriel, das war sehr wertvoll!

Vielen Dank an meinen langjährigen Freund Prof. Dr. Moritz Kebschull, der mit seiner wissenschaftlichen Expertise und politischen Fachkenntnis viele wichtige Hinweise gegeben hat und einige Fettnäpfchen eliminiert hat.

Ein riesiger Dank gebührt Dr. Jürgen Fedderwitz, der mit Akribie und »Schlappmaul« dieses Buch durchgeackert hat und so viele wichtige Verbesserungen bewirkt hat.

Vielen Dank an meine Mentoren Prof. Dr. Markus Hürzeler, Dr. Otto Zuhr, Prof. Dr. Hannes Wachtel und Dr. Wolfgang Bolz, die mich in meiner Anfangszeit sehr geprägt haben und an Prof. Dr. Ulrich Schlagenhauf, der mir mit seiner »medizinischen« Sicht auf die Zahnheilkunde die Augen für das »ärztliche« an unserem Beruf geöffnet hat.

Ich danke Ulrike Schäfer, ohne deren Begeisterung und Hartnäckigkeit dieses Buch wohl wieder in der Schublade verschwunden wäre.

Ich danke dem Verlag Kiepenheuer & Witsch für das Vertrauen in einen Erstlingsautor und insbesondere meinem Lektor David Rupp, der das Buch sprachlich auf eine andere Ebene gehoben hat.

LITERATURVERZEICHNIS

Kapitel 1.1. Die eigenen Zähne – mitten im Gesicht, aber oft wenig beachtet

Amini, F., Rakhshan, V., & Babaei, P. (2012). Prevalence and pattern of hypodontia in the permanent dentition of 3374 Iranian orthodontic patients. *Dent Res J (Isfahan), 9*(3), 245–250.

Hajto, J. (2022). Das Prestige eines strahlenden Lächelns. Retrieved from https://dental-team-hajto.de/strahlendes-laecheln/

Kershaw, S., Newton, J. T., & Williams, D. M. (2008). The influence of tooth colour on the perceptions of personal characteristics among female dental patients: comparisons of unmodified, decayed and ›whitened‹ teeth. *Br Dent J, 204*(5), E9; discussion 256–257. doi:10.1038/bdj.2008.134

Larmour, C. J., Mossey, P. A., Thind, B. S., Forgie, A. H., & Stirrups, D. R. (2005). Hypodontia–a retrospective review of prevalence and etiology. Part I. *Quintessence Int, 36*(4), 263–270.

Medieninformation TU-Berlin. (2019). Wissenschaftler*innen der TU Berlin arbeiten an Zähnen aus körpereigenem Material. Retrieved from https://www.tu-berlin.de/?206844

Kapitel 1.4. Ja, ich bin Zahnarzt und »Arzt« steckt eben auch in diesem Wort

Loe, H., Anerud, A., Boysen, H., & Morrison, E. (1986). Natural history of periodontal disease in man. Rapid, moderate and no loss of attachment in Sri Lankan laborers 14 to 46 years of age. *J Clin Periodontol, 13*(5), 431–445. doi:10.1111/j.1600-051x.1986.tb01487.x

Loe, H., Theilade, E., & Jensen, S. B. (1965). Experimental Gingivitis in Man. *J Periodontol, 36*, 177–187. doi:10.1902/jop.1965.36.3.177

Kapitel 2.1. Milchzähne – egal, weil sowieso bald weg?

Arbeitsgemeinschaft der Wissenschaftlichen Medizinischen Fachgesellschaften (AWMF). (2013). S2k-Leitlinie – Fluoridierungsmaßnahmen zur Kariesprophylaxe. Retrieved from https://www.awmf.org/leitlinien/detail/ll/083-001.html

Arbeitsgemeinschaft der Wissenschaftlichen Medizinischen Fachgesellschaften (AWMF). (2017). S3-Leitlinie – Fissuren- und Grübchenversiegelung. Retrieved from https://www.awmf.org/leitlinien/detail/ll/083-002.html

Bekes, K. (2020). Molaren-Inzisiven-Hypomineralisation Klinik, Diagnostik und Therapie der MIH. Retrieved from https://www.zm-online.de/archiv/2020/19/zahnmedizin/klinik-diagnostik-und-therapie-der-mih/seite/alle/

Bekes, K. (2021). *Molaren-Inzisiven-Hypomineralisation:* Quintessence Publishing.

Berg, B., Cremer, M., Flothkötter, M., Koletzko, B., Krämer, N., Krawinkel, M., … Weißenborn, A. (2021). Kariesprävention im Säuglings- und frühen Kindesalter Handlungsempfehlungen des bundesweiten Netzwerks Gesund ins Leben. *Monatsschrift Kinderheilkunde, 169.*

Bundesinstitut für Risikobewertung. (2018). Für gesunde Zähne: Fluorid-Vorbeugung bei Säuglingen und Kleinkindern. Retrieved from https://www.bfr.bund.de/cm/343/fuer-gesunde-zaehne-fluorid-vorbeugung-bei-saeuglingen-und-kleinkindern.pdf doi:10.17590/20180531-085715-0

Bundeszahnärztekammer. (2020). Milchzähne – Gesund vom ersten Zähnchen an. Retrieved from https://www.bzaek.de/fileadmin/PDFs/b/Milchzaehne_AzeV.pdf

Castilho, S. D., & Rocha, M. A. (2009). Pacifier habit: history and multidisciplinary view. *J Pediatr (Rio J), 85*(6), 480–489. doi:10.2223/JPED.1951

Chambrone, L., Guglielmetti, M. R., Pannuti, C. M., & Chambrone, L. A. (2011). Evidence grade associating periodontitis to preterm birth and/or low birth weight: I. A systematic review of prospective cohort studies. *J Clin Periodontol, 38*(9), 795–808. doi:10.1111/j.1600-051X.2011.01755.x

Chambrone, L., Pannuti, C. M., Guglielmetti, M. R., & Chambrone, L. A. (2011). Evidence grade associating periodontitis with preterm birth and/or low birth weight: II: a systematic review of randomized trials evaluating the effects of periodontal treatment. *J Clin Periodontol, 38*(10), 902–914. doi:10.1111/j.1600-051X.2011.01761.x

Cochrane Deutschland. (2020). Evidenzbasierte Medizin. Retrieved from https://www.cochrane.de/de/ebm

Deutsche Arbeitsgemeinschaft für Jugendzahnpflege e. V. (2017). Epidemiologische Begleituntersuchungen zur Gruppenprophylaxe 2016. Retrieved from https://www.daj.de/fileadmin/user_upload/PDF_Downloads/Epi_2016/Epi_final_BB1801_final.pdf

Deutsche Arbeitsgemeinschaft für Jugendzahnpflege e. V. (2020). Frühkindliche Karies: zentrale Inhalte der Gruppenprophylaxe für unter 3-jährige Kinder. Erweiterte Empfehlungen der Deutschen Arbeitsgemeinschaft für Jugendzahnpflege e. V. Retrieved from https://www.daj.de/fileadmin/user_upload/PDF_Downloads/PM_Empfehlungen_Expertise_2016/DAJ_Empfehlungen-2020.pdf

Deutsche Gesellschaft für Endodontologie und zahnärztliche Traumatologie e. V. (2020). DGZMK – Patienteninformation. Retrieved from https://www.dget.de/content/2-fuer-zahnaerzte/4-wissenschaftliche-mitteilungen/patienteninformation-zahntrauma-dgetdgzmk_11_21.pdf

Deutsche Gesellschaft für Zahnerhaltung, Deutsche Gesellschaft für Kinderzahnheilkunde, & Deutsche Gesellschaft für Präventive Zahnheilkunde. (2018). Fachgesellschaften beschließen neue Fluorid-Empfehlungen für Kinderzahnpasten. Retrieved from https://www.dgpzm.de/sites/default/files/meldung/dateien/pressetext_dgzmk.pdf

Dogramaci, E. J., & Rossi-Fedele, G. (2016). Establishing the association between nonnutritive sucking behavior and malocclusions: A systematic review and meta-analysis. *J Am Dent Assoc, 147*(12), 926–934 e926. doi:10.1016/j.adaj.2016.08.018

Ebelseder, K. (2018). »The art of doing nothing« nach Milchzahntrauma. *Informationen aus Orthodontie & Kieferorthopädie, 50*(01), 46–51.

Elhennawy, K., Jost-Brinkmann, P., Zaslansky, P., Radlanski, R., & Schwendicke, F. (2019). Was wissen wir über MIH-Schmelz? Eine systematische Literaturübersicht. *Deutsche Zahnärztliche Zeitung, 74*(5), 332–338.

Göstemeyer, G., & Schwendicke, F. (2020). Ernährung und Karies. *Quintessenz Zahnmedizin, 71*(5), 490–496.

Isaksson, H., Alm, A., Koch, G., Birkhed, D., & Wendt, L. K. (2013). Caries prevalence in Swedish 20-year-olds in relation to their previous caries experience. *Caries Res, 47*(3), 234–242. doi:10.1159/000346131

Kassenzahnärztliche Bundesvereinigung (KZBV). (2020). Gesunde Kinderzähne. Retrieved from https://www.kzbv.de/gesunde-kinderzaehne.1299.de.html

Koletzko, B., Bergmann, K., & Przyrembel, H. (2013). Prophylaktische Fluoridgabe im Kindesalter. *Monatsschrift Kinderheilkunde, 161*, 508–509.

Krastl, G., Weiger, R., & Filippi, A. (2020). *Zahntrauma – Therapieoptionen für die Praxis.* Berlin: Quintessence Publishing.

mampa. (2022). Zahnunfall! Was tun?! Retrieved from https://www.mampa.eu/zahnunfall-was-tun/

Nelson, A. M. (2012). A comprehensive review of evidence and current recommendations related to pacifier usage. *J Pediatr Nurs, 27*(6), 690–699. doi:10.1016/j.pedn.2012.01.004

Ramamurthy, P., Rath, A., Sidhu, P., Fernandes, B., Nettem, S., Fee, P. A., … Walsh, T. (2022). Sealants for preventing dental caries in primary teeth. *Cochrane Database Syst Rev, 2,* CD012981. doi:10.1002/14651858.CD012981.pub2

Schmid, R. (2018). Pädiater und Zahnärzte heftig im Clinch. *Kinderärztliche Praxis.* Retrieved from https://www.kinderaerztliche-praxis.de/a/kariesprophylaxe-paediater-und-zahnaerzte-heftig-im-clinch-1944360

Silva, M. J., Scurrah, K. J., Craig, J. M., Manton, D. J., & Kilpatrick, N. (2016). Etiology of molar incisor hypomineralization – A systematic review. *Community Dent Oral Epidemiol, 44*(4), 342–353. doi:10.1111/cdoe.12229

Splieth, C. H., Banerjee, A., Bottenberg, P., Breschi, L., Campus, G., Ekstrand, K. R., … Domejean, S. (2020). How to Intervene in the Caries Process in Children: A Joint ORCA and EFCD Expert Delphi Consensus Statement. *Caries Res, 54*(4), 297–305. doi:10.1159/000507692

Stadt-Land-Mama. (2022). Mein Kind hat sich den Zahn ausgeschlagen: Was soll ich tun? Retrieved from https://www.stadtlandmama.de/content/mein-kind-hat-sich-den-zahn-ausgeschlagen-was-soll-ich-tun#comments

Steffen, R., Kramer, N., & Bekes, K. (2017). The Wurzburg MIH concept: the MIH treatment need index (MIH TNI): A new index to assess and plan treatment in patients with molar incisior hypomineralisation (MIH). *Eur Arch Paediatr Dent, 18*(5), 355–361. doi:10.1007/s40368-017-0301-0

Stiftung Kindergesundheit. (2021a). Stillen – der beste Start in ein gesundes Leben. Retrieved from https://www.kindergesundheit.de/app/download/12060638/Newsletter_09.pdf

Stiftung Kindergesundheit. (2021b). Wie Fluoride Kinderzähne schützen. Retrieved from https://www.kindergesundheit.de/app/download/11886644/Newsletter_05.pdf

Toumba, K. J., Twetman, S., Splieth, C., Parnell, C., van Loveren, C., & Lygidakis, N. (2019). Guidelines on the use of fluoride for caries prevention in children: an updated EAPD policy document. *Eur Arch Paediatr Dent, 20*(6), 507–516. doi:10.1007/s40368-019-00464-2

Uhlmann, U. (2019). *Kinderzahnheilkunde – Grundlagen für die tägliche Praxis.* Berlin: Quintessenz Verlags-GmbH.

Wagner, Y., & Heinrich-Weltzien, R. (2016). Effect of a thin-neck pacifier on primary dentition: a randomized controlled trial. *Orthod Craniofac Res, 19*(3), 127–136. doi:10.1111/ocr.12126

Wester, M. (2021). Warum Milchzähne schneller Karies bekommen als bleibende Zähne. Retrieved from https://www.drmeganwester.com/post/warum-milchzähne-schneller-karies-bekommen-als-bleibende-zähne

Wright, J. T., Hanson, N., Ristic, H., Whall, C. W., Estrich, C. G., & Zentz, R. R. (2014). Fluoride toothpaste efficacy and safety in children younger than 6 years: a systematic review. *J Am Dent Assoc, 145*(2), 182–189. doi:10.14219/jada.2013.37

Zimmer, S., Zuralski, H., Bizhang, M., Ostermann, T., & Barthel, C. R. (2016). Anterior Open Bite In 27 Months Old Children after Use of a Novel Pacifier – A Cohort Study. *J Clin Pediatr Dent, 40*(4), 328–333. doi:10.17796/1053-4628-40.4.328

Kapitel 2.2. Willst Du Dich bei mir und meiner Zahnspange einhaken – ja, nein, vielleicht?

Arbeitsgemeinschaft der Wissenschaftlichen Medizinischen Fachgesellschaften (AWMF). (2013). S2k-Leitlinie – Fluoridierungsmaßnahmen zur Kariesprophylaxe. Retrieved from https://www.awmf.org/leitlinien/detail/ll/083-001.html

Arbeitsgemeinschaft der Wissenschaftlichen Medizinischen Fachgesellschaften (AWMF). (2017). S3-Leitlinie – Fissuren- und Grübchenversiegelung. Retrieved from https://www.awmf.org/leitlinien/detail/ll/083-002.html

Arbeitsgemeinschaft der Wissenschaftlichen Medizinischen Fachgesellschaften (AWMF). (2019). S2k – Leitlinie – Operative Entfernung von Weisheitszähnen. Retrieved from https://www.awmf.org/leitlinien/detail/ll/007-003.html

Arbeitsgemeinschaft der Wissenschaftlichen Medizinischen Fachgesellschaften (AWMF). (2021a). Angemeldetes Leitlinienvorhaben – Ideale Behandlungszeitpunkte kieferorthopädischer Anomalien. Retrieved from https://www.awmf.org/leitlinien/detail/ll/007-003.html

Arbeitsgemeinschaft der Wissenschaftlichen Medizinischen Fachgesellschaften (AWMF). (2021b). S3-Leitlinie (Kurzversion) Ideale Behandlungszeitpunkte kieferorthopädischer Anomalien. Retrieved from https://www.awmf.org/uploads/tx_szleitlinien/083-038k_S3_Ideale-Behandlungszeitpunkte-kieferorthopaedischer-Anomalien_2021-12.pdf

Bundesausschuss der Zahnärzte und Krankenkassen. (2003). Richtlinie des Gemeinsamen Bundesausschusses für eine ausreichende, zweckmäßige und wirtschaftliche vertragszahnärztliche Versorgung (Behandlungsrichtlinie). *Bundesanzeiger.* Retrieved from https://www.g-ba.de/downloads/62-492-78/RL-Z_Behandlung_2006-03-01.pdf

Deutsche Arbeitsgemeinschaft für Jugendzahnpflege e. V. (2005). Leitlinie »Fluoridierungsmaßnahmen«. Retrieved from https://www.daj.de/fileadmin/user_upload/PDF_Downloads/LeitlinieF_vollversion25-07-05.pdf

Deutsche Gesellschaft für Kieferorthopädie e. V. (2017). Überarbeitung der Stellungnahme Optimaler Zeitpunkt für die Durchführung kieferorthopädischer Maßnahmen (unter besonderer Berücksichtigung der kieferorthopädischen Frühbehandlung). Retrieved from https://www.dgkfo-vorstand.de/fileadmin/redaktion/veroeffentlichungen/Stellungnahme_Behandlungsbeginn.pdf

Deutsche Gesellschaft für Kieferorthopädie e. V. (2018). Positionspapier der Deutschen Gesellschaft für Kieferorthopädie zum medizinischen Nutzen kieferorthopädischer Behandlung. Retrieved from https://www.dgkfo-vorstand.de/fileadmin/redaktion/upload_vorstand/Praesiordner/Bundesrechnungshof/DGKFO-Positionspapier_Nutzen_der_KFO.pdf

Fernandes, M. J., Ogden, G. R., Pitts, N. B., Ogston, S. A., & Ruta, D. A. (2009). Incidence of symptoms in previously symptom-free impacted lower third molars assessed in general dental practice. *Br Dent J, 207*(5), E10; discussion 218–219. doi:10.1038/sj.bdj.2009.804

Gemeinsamer Bundesausschuss. (2019). Mutterschafts-Richtlinien. Retrieved from https://www.g-ba.de/richtlinien/19/

Kassenzahnärztliche Bundesvereinigung (KZBV). Ab welchem Alter sollte behandelt werden? *Medizinische Infos.* Retrieved from https://www.kzbv.de/ab-welchem-alter-sollte-behandelt-werden.141.de.html

Meyer-Wübbold, K., Hellwig, E., Fischer, P., Geurtsen, W., & Günay, H. (2020). Zahnärztliche Diagnostik und Therapie schwangerer Patientinnen. *Zahnärztliche Mitteilungen, 110*(6), 48–56.

Rahman, A., & Günay, H. (2005). Stand des Bewusstseins der Zahn- und Mundgesundheit während der Schwangerschaft. *Deutsche Zahnärztliche Zeitung, Abstractheft P277.*

Rakhshan, V. (2015). Meta-Analysis of Observational Studies on the Most Commonly Missing Permanent Dentition (Excluding the Third Molars) in Non-Syndromic Dental Patients or Randomly-Selected Subjects, and the Factors Affecting the Observed Rates. *J Clin Pediatr Dent, 39*(3), 199–207. doi:10.17796/1053-4628-39.3.198

Schwendicke, F., Splieth, C., Breschi, L., Banerjee, A., Fontana, M., Paris, S., … Manton, D. J. (2019). When to intervene in the caries process? An expert Delphi consensus statement. *Clin Oral Investig, 23*(10), 3691–3703. doi:10.1007/s00784-019-03058-w

Seeling, S., & Prütz, F. (2018). Inanspruchnahme kieferorthopädischer Behandlung durch Kinder und Jugendliche in Deutschland – Querschnittergebnisse aus KiGGS Welle 2 und Trends. *Journal of Health Monitoring, 3*(4), 78–85.

Shoshani-Dror, D., Shilo, D., Ginini, J. G., Emodi, O., & Rachmiel, A. (2018). Controversy regarding the need for prophylactic removal of impacted third molars: An overview. *Quintessence Int, 49*(8), 653–662. doi:10.3290/j.qi.a40784

Splieth, C. H., Banerjee, A., Bottenberg, P., Breschi, L., Campus, G., Ekstrand, K. R., … Domejean, S. (2020). How to Intervene in the Caries Process in Children: A Joint ORCA and EFCD Expert Delphi Consensus Statement. *Caries Res, 54*(4), 297–305. doi:10.1159/000507692

Kapitel 2.3. Ich habe die Schlägerei gewonnen, aber jetzt fehlt mein Frontzahn!

Arbeitsgemeinschaft der Wissenschaftlichen Medizinischen Fachgesellschaften (AWMF). (2018). S2k-Leitlinie – Therapie des dentalen Traumas bleibender Zähne. Retrieved from https://www.awmf.org/leitlinien/detail/ll/083-004.html

Bücking, W. (2015). *Die dentale Trickkiste.* Berlin: Quintessenz Verlags-GmbH.

Deutsche Gesellschaft für Endodontologie und zahnärztliche Traumatologie e. V. (2020). DGZMK-Patienteninformation. Retrieved from https://www.dget.de/content/2-fuer-zahnaerzte/4-wissenschaftliche-mitteilungen/patienteninformation-zahntrauma-dgetdgzmk_11_21.pdf

Filippi, A. (2017). Zahnunfälle bei Kindern und das Verhalten am Unfallort. *Praxis, 106*(4), 187–193.

Filippi, A. (2020). Zahntrauma – was tun? Retrieved from https://www.quintessence-publishing.com/deu/de/news/zahnmedizin/interdisziplinaer/zahntrauma-was-tun

Krastl, G., Filippi, A., & Weiger, R. (2008). Frontzahntrauma: Zahnhartsubstanzverletzungen. *Zahnmedizin up2date, 6,* 519–537.

Krastl, G., Filippi, A., & Weiger, R. (2019). Primärversorgung nach Zahntrauma: MUSS – SOLL – KANN. *Quintessenz Zahnmedizin 70*(9), 990–1002.

Krastl, G., Weiger, R., & Filippi, A. (2020). *Zahntrauma – Therapieoptionen für die Praxis.* Berlin: Quintessence Publishing.

mampa. (2022). Zahnunfall! Was tun?! Retrieved from https://www.mampa.eu/zahnunfall-was-tun/

Robert Koch Institut. (2022). Tetanus – RKI-Ratgeber. Retrieved from https://www.rki.de/DE/Content/Infekt/EpidBull/Merkblaetter/Ratgeber_Tetanus.html

Stadt-Land-Mama. (2022). Mein Kind hat sich den Zahn ausgeschlagen: Was soll ich tun? Retrieved from https://www.stadtlandmama.de/content/mein-kind-hat-sich-den-zahn-ausgeschlagen-was-soll-ich-tun#comments

Kapitel 3.1. Zahnbürste, Zahnseide, Zwischenraumbürsten – wer ist hier der Meister Proper?

Arbeitsgemeinschaft der Wissenschaftlichen Medizinischen Fachgesellschaften (AWMF). (2016). S2k-Leitlinie – Kariesprophylaxe bei bleibenden Zähnen – grundlegende Empfehlungen. Retrieved from https://www.awmf.org/leitlinien/detail/ll/083-021.html

Arbeitsgemeinschaft der Wissenschaftlichen Medizinischen Fachgesellschaften (AWMF). (2017). Patienteninformation zur präventiven Zahnerhaltung. Retrieved from https://www.awmf.org/uploads/tx_szleitlinien/083-021p_S2k_Kariesprophylaxe_2017-12.pdf

Bundesinstitut für Risikobewertung. (2018). Für gesunde Zähne: Fluorid-Vorbeugung bei Säuglingen und Kleinkindern. Retrieved from https://www.bfr.bund.de/cm/343/fuer-gesunde-zaehne-fluorid-vorbeugung-bei-saeuglingen-und-kleinkindern.pdf doi:10.17590/20180531-085715-0

Bundeszahnärztekammer. (2018). Position – Verwendung fluoridhaltiger Zahnpasta ist sicher und schützt wirksam vor Karies. Retrieved from https://www.bzaek.de/service/positionen-statements/einzelansicht/verwendung-fluoridhaltiger-zahnpasta-ist-sicher-und-schuetzt-wirksam-vor-karies.html

Clark-Perry, D., & Levin, L. (2020). Systematic review and meta-analysis of randomized controlled studies comparing oscillating-rotating and other powered toothbrushes. *J Am Dent Assoc, 151*(4), 265–275 e266. doi:10.1016/j.adaj.2019.12.012

Deutsche Gesellschaft für Zahnerhaltung. (2016). Gesundheitsinformation Kariesprophylaxe bei bleibenden Zähnen. Retrieved from https://www.dgz-online.de/sites/default/files/seite/dateien/gesunheitsinformation_kariesprohylaxe_06-2018_zzq.pdf

Devila, A., Lasta, R., Zanella, L., Agnol, M. D., & Rodrigues-Junior, S. A. (2020). Efficacy and Adverse Effects of Whitening Dentifrices Compared With Other Products: A Systematic Review and Meta-analysis. *Oper Dent, 45*(2), E77-E90. doi:10.2341/18-298-L

Dörfer, C. (2011). Abrasivität von Zahnpasten und ihre klinische Bedeutung. *Oralprophylaxe & Kinderzahnheilkunde* 33, 18–22.

Figuero, E., Herrera, D., Tobias, A., Serrano, J., Roldan, S., Escribano, M., & Martin, C. (2019). Efficacy of adjunctive anti-plaque chemical agents in managing gingivitis: A systematic review and network meta-analyses. *J Clin Periodontol, 46*(7), 723–739. doi:10.1111/jcpe.13127

Figuero, E., Nobrega, D. F., Garcia-Gargallo, M., Tenuta, L. M., Herrera, D., & Carvalho, J. C. (2017). Mechanical and chemical plaque control in the simultaneous management of gingivitis and caries: a systematic review. *J Clin Periodontol, 44 Suppl 18,* S116-S134. doi:10.1111/jcpe.12674

Harks, I., Jockel-Schneider, Y., Schlagenhauf, U., May, T. W., Gravemeier, M., Prior, K., … Ehmke, B. (2016). Impact of the Daily Use of a Microcrystal Hydroxyapatite Dentifrice on De Novo Plaque Formation and Clinical/Microbiological Parameters of Periodontal Health. A Randomized Trial. *PLoS One, 11*(7), e0160142. doi:10.1371/journal.pone.0160142

Initiative proDente e.V. (2019). Ja zu Fluorid in der Zahnpasta. Retrieved from https://www.prodente.de/zaehne/prophylaxe/ja-zu-fluorid-in-der-zahnpasta.html

Initiative proDente e.V. (2020). Zahnbürsten: Welche ist die Richtige? Retrieved from https://www.prodente.de/presse/schwerpunkt/zahnbuersten-welche-ist-die-richtige.html

Initiative proDente e.V. (2022). Zahnbürtse. Retrieved from https://www.prodente.de/zaehne/prophylaxe/zahnbuerste.html

Jepsen, S., Blanco, J., Buchalla, W., Carvalho, J. C., Dietrich, T., Dorfer, C., … Machiulskiene, V. (2017). Prevention and control of dental caries and periodontal diseases at individual and population level: consensus report of group 3 of joint EFP/ORCA workshop on the boundaries between caries and periodontal diseases. *J Clin Periodontol, 44 Suppl 18,* S85-S93. doi:10.1111/jcpe.12687

Jordan, R. A., Hong, H. M., Lucaciu, A., & Zimmer, S. (2014). Efficacy of straight versus angled interdental brushes on interproximal tooth cleaning: a randomized controlled trial. *Int J Dent Hyg, 12*(2), 152–157. doi:10.1111/idh.12042

Limeback, H., Enax, J., & Meyer, F. (2021). Biomimetic hydroxyapatite and caries prevention: a systematic review and meta-analysis. *Can J Dent Hyg, 55*(3), 148–159.

Macgregor, I. D., & Rugg-Gunn, A. J. (1985). Toothbrushing duration in 60 uninstructed young adults. *Community Dent Oral Epidemiol, 13*(3), 121–122. doi:10.1111/j.1600-0528.1985.tb00423.x

Madlena, M., Nagy, G., Gabris, K., Marton, S., Keszthelyi, G., & Banoczy, J. (2002). Effect of amine fluoride toothpaste and gel in high risk groups of Hungarian adolescents: results of a longitudinal study. *Caries Res, 36*(2), 142–146. doi:10.1159/000057873

Marinho, V. C., Higgins, J. P., Sheiham, A., & Logan, S. (2003). Fluoride toothpastes for preventing dental caries in children and adolescents. *Cochrane Database Syst Rev*(1), CD002278. doi:10.1002/14651858.CD002278

Poyato-Ferrera, M., Segura-Egea, J. J., & Bullon-Fernandez, P. (2003). Comparison of modified Bass technique with normal toothbrushing practices for efficacy in supragingival plaque removal. *Int J Dent Hyg, 1*(2), 110–114. doi:10.1034/j.1601-5037.2003.00018.x

Riley, P., & Lamont, T. (2013). Triclosan/copolymer containing toothpastes for oral health. *Cochrane Database Syst Rev*(12), CD010514. doi:10.1002/14651858.CD010514.pub2

Schlagenhauf, U., Kunzelmann, K. H., Hannig, C., May, T. W., Hosl, H., Gratza, M., … Proff, P. (2019). Impact of a non-fluoridated microcrystalline hydroxyapatite dentifrice on enamel caries progression in highly caries-susceptible orthodontic patients: A randomized, controlled 6-month trial. *J Investig Clin Dent, 10*(2), e12399. doi:10.1111/jicd.12399

Schwendicke, F., Splieth, C. H., Bottenberg, P., Breschi, L., Campus, G., Domejean, S., … Banerjee, A. (2020). How to intervene in the caries process in adults: proximal and secondary caries? An EFCD-ORCA-DGZ expert Delphi consensus statement. *Clin Oral Investig, 24*(9), 3315–3321. doi:10.1007/s00784-020-03431-0

Sjogren, K., Lundberg, A. B., Birkhed, D., Dudgeon, D. J., & Johnson, M. R. (2004). Interproximal plaque mass and fluoride retention after brushing and flossing–a comparative study of powered toothbrushing, manual toothbrushing and flossing. *Oral Health Prev Dent, 2*(2), 119–124.

Slot, D. E., Wiggelinkhuizen, L., Rosema, N. A., & Van der Weijden, G. A. (2012). The efficacy of manual toothbrushes following a brushing exercise: a systematic review. *Int J Dent Hyg, 10*(3), 187–197. doi:10.1111/j.1601-5037.2012.00557.x

Stiftung Warentest. (2020). Die beste Zahncreme im Test. Retrieved from https://www.test.de/Zahnpasta-im-Test-4607097-0/

Tag der Zahngesundheit. (2016). Statement Prof. Dr. Zimmer. Retrieved from https://www.tagderzahngesundheit.de/2016/statement-prof-dr-stefan-zimmer/

Twetman, S., & Keller, M. K. (2016). Fluoride Rinses, Gels and Foams: An Update of Controlled Clinical Trials. *Caries Res, 50 Suppl 1*, 38–44. doi:10.1159/000439180

Wainwright, J., & Sheiham, A. (2014). An analysis of methods of toothbrushing recommended by dental associations, toothpaste and toothbrush companies and in dental texts. *Br Dent J, 217*(3), E5. doi:10.1038/sj.bdj.2014.651

Walsh, T., Worthington, H. V., Glenny, A. M., Marinho, V. C., & Jeroncic, A. (2019). Fluoride toothpastes of different concentrations for preventing dental caries. *Cochrane Database Syst Rev, 3*, CD007868. doi:10.1002/14651858.CD007868.pub3

Worthington, H. V., MacDonald, L., Poklepovic Pericic, T., Sambunjak, D., Johnson, T. M., Imai, P., & Clarkson, J. E. (2019). Home use of interdental cleaning devices, in addition to toothbrushing, for preventing and controlling periodontal diseases and dental caries. *Cochrane Database Syst Rev, 4*, CD012018. doi:10.1002/14651858.CD012018.pub2

Wright, G. Z., Banting, D. W., & Feasby, W. H. (1979). The Dorchester dental flossing study: final report. *Clin Prev Dent, 1*(3), 23–26.

Yaacob, M., Worthington, H. V., Deacon, S. A., Deery, C., Walmsley, A. D., Robinson, P. G., & Glenny, A. M. (2014). Powered versus manual toothbrushing for oral health. *Cochrane Database Syst Rev*(6), CD002281. doi:10.1002/14651858.CD002281.pub3

Zimmer, S. (2017). Tägliche Mundhygiene. *Bayrisches Zahnärzteblatt, 17*, 56–65.

Zimmer, S., Ozturk, M., Barthel, C. R., Bizhang, M., & Jordan, R. A. (2011). Cleaning efficacy and soft tissue trauma after use of manual toothbrushes with different bristle stiffness. *J Periodontol, 82*(2), 267–271. doi:10.1902/jop.2010.100328

Kapitel 3.2. An apple a day keeps the dentist away?

Arbeitsgemeinschaft der Wissenschaftlichen Medizinischen Fachgesellschaften (AWMF). (2016). S2k-Leitlinie – Kariesprophylaxe bei bleibenden Zähnen – grundlegende Empfehlungen. Retrieved from https://www.awmf.org/leitlinien/detail/ll/083-021.html

Baumgartner, S., Imfeld, T., Schicht, O., Rath, C., Persson, R. E., & Persson, G. R. (2009). The impact of the stone age diet on gingival conditions in the absence of oral hygiene. *J Periodontol, 80*(5), 759–768. doi:10.1902/jop.2009.080376

Betts, J. A., Chowdhury, E. A., Gonzalez, J. T., Richardson, J. D., Tsintzas, K., & Thompson, D. (2016). Is breakfast the most important meal of the day? *Proc Nutr Soc, 75*(4), 464–474. doi:10.1017/S0029665116000318

Chapple, I. L., Bouchard, P., Cagetti, M. G., Campus, G., Carra, M. C., Cocco, F., … Schulte, A. G. (2017). Interaction of lifestyle, behaviour or systemic diseases with dental caries and periodontal diseases: consensus report of group 2 of the joint EFP/ORCA workshop on the boundaries between caries and periodontal diseases. *J Clin Periodontol, 44 Suppl 18,* S39-S51. doi:10.1111/jcpe.12685

Coca Cola Deutschland. (2022). 10 Fakten über Coca-Cola und Zucker. Retrieved from https://www.coca-cola-deutschland.de/uber-uns/fakten-uber/fakten-zu-coca-cola-und-zucker

Deutsche Gesellschaft für Ernährung e. V. (2017). Vollwertig essen und trinken nach den 10 Regeln der DGE. Retrieved from https://www.dge.de/fileadmin/public/doc/fm/10-Regeln-der-DGE.pdf

Deutsches Krebsforschungszentrum. Fehlinformationen zum Rauchen. [https://www.dkfz.de/de/rauchertelefon/Fehlinformationen_zum_Rauchen.html]. Retrieved from https://www.dkfz.de/de/rauchertelefon/Fehlinformationen_zum_Rauchen.html

Dodds, M. W. (2012). The oral health benefits of chewing gum. *J Ir Dent Assoc, 58*(5), 253–261.

Edinburgh, R. M., Hengist, A., Smith, H. A., Travers, R. L., Betts, J. A., Thompson, D., … Gonzalez, J. T. (2019). Skipping Breakfast Before Exercise Creates a More Negative 24-hour Energy Balance: A Randomized Controlled Trial in Healthy Physically Active Young Men. *J Nutr, 149*(8), 1326–1334. doi:10.1093/jn/nxz018

Haighton, L., Roberts, A., Jonaitis, T., & Lynch, B. (2019). Evaluation of aspartame cancer epidemiology studies based on quality appraisal criteria. *Regul Toxicol Pharmacol, 103,* 352–362. doi:10.1016/j.yrtph.2019.01.033

Hamp, S., Olsson, S., & Farso-Madsen, K. (1984). A macroscopic and radiologic investigation of dental diseases of the dog. *Veterinary Radiology, 25,* 86–92.

Hennequin-Hoenderdos, N. L., Slot, D. E., & Van der Weijden, G. A. (2016). The incidence of complications associated with lip and/or tongue piercings: a systematic review. *Int J Dent Hyg, 14*(1), 62–73. doi:10.1111/idh.12118

Kassenzahnärztliche Bundesvereinigung (KZBV). Ernährung. *Medizinische Infos,* (10. 07. 2020). Retrieved from https://www.kzbv.de/ernahrung.64.de.html

Kast, B. (2018). *Der Ernährungskompass: Das Fazit aller wissenschaftlichen Studien zum Thema Ernährung – Mit den 12 wichtigsten Regeln der gesunden Ernährung.* München: C. Bertelsmann Verlag.

Kawachi, I., Colditz, G. A., Stampfer, M. J., Willett, W. C., Manson, J. E., Rosner, B., … Speizer, F. E. (1993). Smoking cessation in relation to total mortality rates in women. A prospective cohort study. *Ann Intern Med, 119*(10), 992–1000. doi:10.7326/0003-4819-119-10-199311150-00005

Kawachi, I., Colditz, G. A., Stampfer, M. J., Willett, W. C., Manson, J. E., Rosner, B., ... Hennekens, C. H. (1993). Smoking cessation and decreased risk of stroke in women. *JAMA, 269*(2), 232–236.

Kawachi, I., Colditz, G. A., Stampfer, M. J., Willett, W. C., Manson, J. E., Rosner, B., ... Hennekens, C. H. (1994). Smoking cessation and time course of decreased risks of coronary heart disease in middle-aged women. *Arch Intern Med, 154*(2), 169–175.

Keukenmeester, R. S., Slot, D. E., Putt, M. S., & Van der Weijden, G. A. (2013). The effect of sugar-free chewing gum on plaque and clinical parameters of gingival inflammation: a systematic review. *Int J Dent Hyg, 11*(1), 2–14. doi:10.1111/j.1601-5037.2012.00562.x

Lussi, A., Carvalho, T. S., & Cvikl, B. (2015). Europastudie zu Überempfindlichkeit und Säureschäden. 30 Minuten Karenz sind unnötig. *Zahnärztl Mitt, 18,* 48–56.

Ly, K. A., Milgrom, P., & Rothen, M. (2008). The potential of dental-protective chewing gum in oral health interventions. *J Am Dent Assoc, 139*(5), 553–563. doi:10.14219/jada.archive.2008.0215

McDowell, J. D. (2006). An overview of epidemiology and common risk factors for oral squamous cell carcinoma. *Otolaryngol Clin North Am, 39*(2), 277–294. doi:10.1016/j.otc.2005.11.012

Nociti, F. H., Jr., Casati, M. Z., & Duarte, P. M. (2015). Current perspective of the impact of smoking on the progression and treatment of periodontitis. *Periodontol 2000, 67*(1), 187–210. doi:10.1111/prd.12063

Nowak, D., Gohlke, H., Hering, T., Herth, F., Jany, B., Raupach, T., ... Loddenkemper, R. (2015). Positionspapier der Deutschen Gesellschaft für Pneumologie und Beatmungsmedizin e. V. (DGP) zur elektronischen Zigarette (E-Zigarette). *Pneumologie, 69,* 131–134.

Riley, P., Moore, D., Ahmed, F., Sharif, M. O., & Worthington, H. V. (2015). Xylitol-containing products for preventing dental caries in children and adults. *Cochrane Database Syst Rev*(3), CD010743. doi:10.1002/14651858.CD010743.pub2

Simons, D., Brailsford, S., Kidd, E. A., & Beighton, D. (2001). The effect of chlorhexidine acetate/xylitol chewing gum on the plaque and gingival indices of elderly occupants in residential homes. *J Clin Periodontol, 28*(11), 1010–1015. doi:10.1034/j.1600-051x.2001.281104.x

van Loveren, C. (2019). Sugar Restriction for Caries Prevention: Amount and Frequency. Which Is More Important? *Caries Res, 53*(2), 168–175. doi:10.1159/000489571

Woelber, J. P., Bremer, K., Vach, K., Konig, D., Hellwig, E., Ratka-Kruger, P., ... Tennert, C. (2016). An oral health optimized diet can reduce gingival and

periodontal inflammation in humans – a randomized controlled pilot study. *BMC Oral Health, 17*(1), 28. doi:10.1186/s12903-016-0257-1
Woelber, J. P., & Tennert, C. (2020). Chapter 13: Diet and Periodontal Diseases. *Monogr Oral Sci, 28,* 125–133. doi:10.1159/000455380
Wölber, J., & Frankenberger, R. (2020). Schwerpunktausgabe: Zahnmedizin und Ernährung. *Quintessenz Zahnmedizin, 71*(5), 475–602.
Yunker, A. G., Patel, R., & Page, K. A. (2020). Effects of Non-nutritive Sweeteners on Sweet Taste Processing and Neuroendocrine Regulation of Eating Behavior. *Curr Nutr Rep.* doi:10.1007/s13668-020-00323-3

Kapitel 3.3. Better safe than sorry – gibt es denn auch angenehme Zahnarzttermine?

Ahovuo-Saloranta, A., Forss, H., Walsh, T., Hiiri, A., Nordblad, A., Makela, M., & Worthington, H. V. (2013). Sealants for preventing dental decay in the permanent teeth. *Cochrane Database Syst Rev*(3), CD001830. doi:10.1002/14651858.CD001830.pub4
Arbeitsgemeinschaft der Wissenschaftlichen Medizinischen Fachgesellschaften (AWMF). (2017a). S3-Leitlinie – Fissuren- und Grübchenversiegelung. Retrieved from https://www.awmf.org/leitlinien/detail/ll/083-002.html
Arbeitsgemeinschaft der Wissenschaftlichen Medizinischen Fachgesellschaften (AWMF). (2017b). S3-Leitlinie Nicht erholsamer Schlaf/Schlafstörung Kapitel »Schlafbezogene Atmungsstörungen bei Erwachsenen«. Retrieved from https://www.awmf.org/uploads/tx_szleitlinien/063-001l_S3_SBAS_2017-08_2_verlaengert_und_Hinweis_Teil-Aktualisierung_2020-07.pdf
Arbeitsgemeinschaft der Wissenschaftlichen Medizinischen Fachgesellschaften (AWMF). (2019a). Diagnostik und Behandlung von Bruxismus. Retrieved from https://www.awmf.org/uploads/tx_szleitlinien/083-027l_S3_Bruxismus-Diagnostik-Behandlung_2019-06.pdf
Arbeitsgemeinschaft der Wissenschaftlichen Medizinischen Fachgesellschaften (AWMF). (2019b). Diagnostik und Therapie des Schnarchens des Erwachsenen. Retrieved from https://www.awmf.org/uploads/tx_szleitlinien/017-068k_S3_Diagnostik_Therapie_Schnarchen_Erwachsene_2019-8.pdf
Axelsson, P., & Lindhe, J. (1974). The effect of a preventive programme on dental plaque, gingivitis and caries in schoolchildren. Results after one and two years. *J Clin Periodontol, 1*(2), 126–138. doi:10.1111/j.1600-051X.1974.tb01248.x
Bundesausschuss der Zahnärzte und Krankenkassen. (2003). Richtlinie des Gemeinsamen Bundesausschusses für eine ausreichende, zweck-

mäßige und wirtschaftliche vertragszahnärztliche Versorgung (Behandlungsrichtlinie). *Bundesanzeiger.* Retrieved from https://www.g-ba.de/downloads/62-492-78/RL-Z_Behandlung_2006-03-01.pdf

Bundeszahnärztekammer. (2019). Patienteninformation Professionelle Zahnreinigung. Retrieved from https://www.bzaek.de/fileadmin/PDFs/pati/bzaekdgzmk/2_03_pzr.pdf

Die Daisy. (2020). Die Daisy. Heidelberg – Leipzig: DAISY Akademie + Verlag GmbH.

Gemeinsamer Bundesausschuss. (2021). Beschluss des Gemeinsamen Bundesausschusses über eine Änderung der Richtlinie Methoden vertragsärztliche Versorgung: Unterkieferprotrusionsschiene bei obstruktiver Schlafapnoe. Retrieved from https://www.g-ba.de/downloads/39-261-4576/2020-11-20_MVV-RL_Unterkieferprotrusionsschiene-OSA_BAnz.pdf

IGeL Monitor. (2012). Professionelle Zahnreinigung. Retrieved from https://www.igel-monitor.de/igel-a-z/igel/show/professionelle-zahnreinigung.html

Initiative proDente e. V. (2018). Krankenkassen bezuschussen professionelle Zahnreinigung. Retrieved from https://www.zm-online.de/archiv/2018/05/praxis/103-gesetzliche-krankenkassen-unterstuetzen-die-pzr/

Kuhn, M., & Turp, J. C. (2018). Risk factors for bruxism. *Swiss Dent J, 128*(2), 118–124.

Lamont, T., Worthington, H. V., Clarkson, J. E., & Beirne, P. V. (2018). Routine scale and polish for periodontal health in adults. *Cochrane Database Syst Rev, 12,* CD004625. doi:10.1002/14651858.CD004625.pub5

Schindler, H., & Türp, J. (2016). *Konzept Okklusionsschiene.* Berlin: Quintessenz Publishing.

Schwendicke, F., & Göstemeyer, G. (2021). Evidenz der »professionellen Zahnreinigung«. *Der Freie Zahnarzt, 65,* 62–65.

Schwendicke, F., Splieth, C. H., Bottenberg, P., Breschi, L., Campus, G., Domejean, S., … Banerjee, A. (2020). How to intervene in the caries process in adults: proximal and secondary caries? An EFCD-ORCA-DGZ expert Delphi consensus statement. *Clin Oral Investig, 24*(9), 3315–3321. doi:10.1007/s00784-020-03431-0

Senna, P., Del Bel Cury, A., & Rosing, C. (2012). Non-carious cervical lesions and occlusion: a systematic review of clinical studies. *J Oral Rehabil, 39*(6), 450–462. doi:10.1111/j.1365-2842.2012.02290.x

Zahnärztliche Mitteilungen. (2018). 103 gesetzliche Krankenkassen unterstützen die PZR. *Zahnärztl Mitt, 5.* Retrieved from https://www.zm-online.de/archiv/2018/05/praxis/103-gesetzliche-krankenkassen-unterstuetzen-die-pzr/

Kapitel 3.4. Mein Zahnarzt bohrt – wird er auf Öl stoßen?

Arbeitsgemeinschaft der Wissenschaftlichen Medizinischen Fachgesellschaften (AWMF). (2016). S1-Handlungsempfehlung – Kompositrestaurationen im Seitenzahnbereich. Retrieved from https://www.awmf.org/leitlinien/detail/ll/083-028.html

Arnctzl, G. (2006). Different Ceramic Technologies in a clinical long-term comparison. In W. Mörmann (Ed.), *State of the Art of CAD/CAM Restorations, 20 Years of CEREC* (pp. 65–72). Berlin: Quintessence Publishing.

Barros, M., De Queiroz Rodrigues, M. I., Muniz, F., & Rodrigues, L. K. A. (2020). Selective, stepwise, or nonselective removal of carious tissue: which technique offers lower risk for the treatment of dental caries in permanent teeth? A systematic review and meta-analysis. *Clin Oral Investig, 24*(2), 521–532. doi:10.1007/s00784-019-03114-5

Beck, F., Lettner, S., Graf, A., Bitriol, B., Dumitrescu, N., Bauer, P., … Schedle, A. (2015). Survival of direct resin restorations in posterior teeth within a 19-year period (1996-2015): A meta-analysis of prospective studies. *Dent Mater, 31*(8), 958–985. doi:10.1016/j.dental.2015.05.004

Bundesgesetzblatt. (2013). Gesetz zur Verbesserung der Rechte von Patientinnen und Patienten. Retrieved from https://www.bgbl.de/xaver/bgbl/start.xav?startbk=Bundesanzeiger_BGBl&bk=Bundesanzeiger_BGBl&start=//*%5B@attr_id=%27bgbl113s0277.pdf%27%5D#__bgbl__%2F%2F*%5B%40attr_id%3D%27bgbl113s0277.pdf%27%5D__1596430004447

Bundesinstitut für Arzneimittel und Medizinprodukte. (2005). Amalgame in der zahnärztlichen Therapie. *BfArM Informationsschrift.* Retrieved from https://www.yumpu.com/de/document/read/35215684/amalgame-in-der-zahnarztlichen-therapie-bfarm

Bundeszahnärztekammer. (2018). Positionspapier EU-Quecksilberverordnung. Retrieved from https://www.bzaek.de/service/positionen-statements/einzelansicht/amalgam-eu-quecksilberverordnung-eu-2017-852.html

Bundeszahnärztekammer. (2019). Leitsätze zur zahnärztlichen Fortbildung. Retrieved from https://www.bzaek.de/fileadmin/PDFs/bfortb/fortbildung_leitsaetze.pdf

DGZ-Fachinformation. (2017). Amalgam – eine aktuelle Bestandsaufnahme. *DGZ-Fachinformation.* Retrieved from https://www.dgz-online.de/sites/default/files/meldung/dateien/2017-06_dgz-fachinformation-amalgam_0.pdf

Die Daisy. (2020). Die Daisy. Heidelberg – Leipzig: DAISY Akademie + Verlag GmbH.

Empfehlungen des Robert Koch-Instituts. (2007). Amalgam: Stellungnahme aus umweltmedizinischer Sicht. Mitteilung der Kommission »Methoden und Qualitätssicherung in der Umweltmedizin«. *Bundesgesundheitsbl – Gesundheitsforsch – Gesundheitsschutz, 50*(10), 1304–1307. doi:10.1007/s00103-007-0338-z

Federlin, M., Wagner, J., Manner, T., Hiller, K. A., & Schmalz, G. (2007). Three-year clinical performance of cast gold vs ceramic partial crowns. *Clin Oral Investig, 11*(4), 345–352. doi:10.1007/s00784-007-0158-4

Haller, B. (2009). Die postoperative Hypersensibilität. *Zahnärztl Mitt, 6.*

Innes, N. P., Frencken, J. E., Bjorndal, L., Maltz, M., Manton, D. J., Ricketts, D., … Schwendicke, F. (2016). Managing Carious Lesions: Consensus Recommendations on Terminology. *Adv Dent Res, 28*(2), 49–57. doi:10.1177/0022034516639276

Institute of Health Metric and Evaluation (IHME). (2019). Global Burden of Disease Collaborative Network. Global Burden of Disease Study 2019 (GBD 2019). Retrieved from https://www.healthdata.org/gbd/2019

Kakaboura, A., Masouras, C., Staikou, O., & Vougiouklakis, G. (2003). A comparative clinical study on the Carisolv caries removal method. *Quintessence Int, 34*(4), 269–271.

Kassenzahnärztliche Bundesvereinigung (KZBV). (2020). Welche Zahnfüllung soll es sein? *Medizinische Infos.* Retrieved from https://www.kzbv.de/welche-zahnfullung-soll-es-sein.191.de.html

Manhart, J., Chen, H., Hamm, G., & Hickel, R. (2004). Buonocore Memorial Lecture. Review of the clinical survival of direct and indirect restorations in posterior teeth of the permanent dentition. *Oper Dent, 29*(5), 481–508.

Meyer-Lückel, H., Paris, S., & Schult, A. (2017). Update Kariesinfiltration 2017. *Zahnmedizin up2date, 3,* 267–290.

Reiss, B. (2006). Clinical results of Cerec inlays in a dental practice over a period of 18 years. *Int J Comput Dent, 9*(1), 11–22.

Schmidt, C., Meyer-Lückel, H., Paris, S., & Schulte, A. (2020). Zehn Jahre Kariesinfiltration – Erfolgreich bei Karies und auch bei Fluorose. *Zahnärztliche Mitteilungen, 04.*

Schweinsberg, F. (2002). Metalle/Quecksilber. In H. Wichmann, H. Schlipköter, & G. Fülgraff (Eds.), *Handbuch der Umweltmedizin* (Vol. VI-3, pp. 1–28). Landsberg/Lech: ecomed Medizin.

Schwendicke, F. (2017). Kariesexkavation heute: Ziele und Durchführung. *Quintessenz Zahnmedizin, 68*(2), 125–135.

Schwendicke, F., Frencken, J. E., Bjorndal, L., Maltz, M., Manton, D. J., Ricketts, D., … Innes, N. P. (2016). Managing Carious Lesions: Consensus Recommendations on Carious Tissue Removal. *Adv Dent Res, 28*(2), 58–67. doi:10.1177/0022034516639271

Shu, X., Mai, Q. Q., Blatz, M., Price, R., Wang, X. D., & Zhao, K. (2018). Direct and Indirect Restorations for Endodontically Treated Teeth: A Systematic Review and Meta-analysis, IAAD 2017 Consensus Conference Paper. *J Adhes Dent, 20*(3), 183–194. doi:10.3290/j.jad.a40762

Sozialgesetzbuch (SGB V). (2020). § 136a SGB V Richtlinien des Gemeinsamen Bundesausschusses zur Qualitätssicherung in ausgewählten Bereichen. Retrieved from https://www.sozialgesetzbuch-sgb.de/sgbv/136a.html

World Health Organization. (2017). WHO Technical Information Note: Sugar and dental caries. Retrieved from https://apps.who.int/iris/bitstream/handle/10665/259413/WHO-NMH-NHD-17.12-eng.pdf;jsessionid=35760562CDCABE3C46CCF98C0790 8C08?sequence=1

Zahnärztliche Mitteilungen. (2018). Amalgam: Alternativen für Kinder und Schwangere. Retrieved from https://www.zm-online.de/news/praxis/amalgam-alternativen-fuer-kinder-und-schwangere/

Kapitel 3.5. Eine Wurzelbehandlung? Da kriege ich lieber nochmal zwei Kinder!

Berg, B., Cremer, M., Flothkötter, M., Koletzko, B., Krämer, N., Krawinkel, M., … Weißenborn, A. (2021). Kariesprävention im Säuglings- und frühen Kindesalter. Handlungsempfehlungen des bundesweiten Netzwerks Gesund ins Leben. *Monatsschrift Kinderheilkunde, 169.*

Bundesausschuss der Zahnärzte und Krankenkassen. (2003). Richtlinie des Gemeinsamen Bundesausschusses für eine ausreichende, zweckmäßige und wirtschaftliche vertragszahnärztliche Versorgung (Behandlungsrichtlinie). *Bundesanzeiger.* Retrieved from https://www.g-ba.de/downloads/62-492-78/RL-Z_Behandlung_2006-03-01.pdf

Bundeszahnärztekammer. (2012). Gebührenordnung für Zahnärzte (GOZ). Retrieved from https://www.bzaek.de/fileadmin/PDFs/GOZ/gebuehrenordnung_fuer_zahnaerzte_2012.pdf

Deutsche Gesellschaft für Endodontologie und zahnärztliche Traumatologie e. V. (2022). Qualitätsrichtlinien endodontischer Behandlung: Konsensuspapier der Europäischen Gesellschaft für Endodontologie (European Society of Endodontology). Retrieved from https://www.dget.de/content/2-fuer-zahnaerzte/5-befundboegen/ese_guidelines_deutsch.pdf

European Society of Endodontology (ESE). (2019). In the News … The Benefits of Root Canal Treatment. *Position Statement.* Retrieved from https://www.e-s-e.eu/pdf/news/benefits-of-root-canal-treatment-785.pdf

Genco, R. J., & Sanz, M. (2020). Clinical and public health implications of periodontal and systemic diseases: An overview. *Periodontol 2000, 83*(1), 7–13. doi:10.1111/prd.12344

Hülsmann, M., Weiger, R., Heidemann, D., Petschelt, A., Raab, W. H., & Schäfer, E. (2004). Wissenschaftliche Stellungnahme der DGZMK: Revision einer Wurzelbehandlung. *Wissenschaftliche Stellungnahme.* Retrieved from https://secure.owidi.de/documents/10165/1936281/Revision_einer_Wurzelkanalbehandlung_2004.pdf/6d42a2cc-e51c-451c-a1e8-896aaf6e48f9

Neeb, J., & Schubert, J. (2015). *Begründungskatalog Behandeln – Nachschlagen – Begründen.* Berlin: Quintessenz Verlags-GmbH.

Ng, Y. L., Mann, V., Rahbaran, S., Lewsey, J., & Gulabivala, K. (2007). Outcome of primary root canal treatment: systematic review of the literature – part 1. Effects of study characteristics on probability of success. *Int Endod J, 40*(12), 921–939. doi:10.1111/j.1365-2591.2007.01322.x

Ng, Y. L., Mann, V., Rahbaran, S., Lewsey, J., & Gulabivala, K. (2008). Outcome of primary root canal treatment: systematic review of the literature – Part 2. Influence of clinical factors. *Int Endod J, 41*(1), 6–31. doi:10.1111/j.1365-2591.2007.01323.x

Nischwitz, D. (2019). *In aller Munde.* München: Mosaik.

Sakkas, A., Winter, K., Rath, M., Mascha, F., Pietzka, S., Schramm, A., & Wilde, F. (2019). Factors influencing the long-term prognosis of root tip resected teeth. *GMS Interdiscip Plast Reconstr Surg DGPW, 8,* Doc13. doi:10.3205/iprs000139

Schwendicke, F. (2017). Kariesexkavation heute: Ziele und Durchführung. *Quintessenz Zahnmedizin, 68*(2), 125–135.

Segura-Egea, J. J., Martin-Gonzalez, J., & Castellanos-Cosano, L. (2015). Endodontic medicine: connections between apical periodontitis and systemic diseases. *Int Endod J, 48*(10), 933–951. doi:10.1111/iej.12507

Staehle, H. (2022). Die andere Zahnmedizin: Alte Ideen in neuer Verpackung? *Zahnärztliche Mitteilungen.* Retrieved from https://www.zm-online.de/archiv/2022/08/zahnmedizin/die-andere-zahnmedizin-alte-ideen-in-neuer-verpackung/

Staehle, H. J., Koch, M. J., & Pioch, T. (2005). Double-blind study on materials testing with applied kinesiology. *J Dent Res, 84*(11), 1066–1069. doi:10.1177/154405910508401119

Vahedi, B. (2022). Neue Leitlinie zur Wurzelspitzenresektion: Von Indikation bis Therapiedurchführung. Retrieved from https://epaper.zwp-online.info/epaper/9691/export-article/64

von Arx, T., Jensen, S. S., & Hanni, S. (2007). Clinical and radiographic assessment of various predictors for healing outcome 1 year after periapical surgery. *J Endod, 33*(2), 123–128. doi:10.1016/j.joen.2006.10.001

Kapitel 3.6. Spieglein, Spieglein an der Wand … wer hat die schönsten Zähne im ganzen Land?

Bundesausschuss der Zahnärzte und Krankenkassen. (2003). Richtlinie des Gemeinsamen Bundesausschusses für eine ausreichende, zweckmäßige und wirtschaftliche vertragszahnärztliche Versorgung (Behandlungsrichtlinie). *Bundesanzeiger.* Retrieved from https://www.g-ba.de/downloads/62-492-78/RL-Z_Behandlung_2006-03-01.pdf

Deutsche Gesellschaft für Ästhetische Zahnmedizin e. V. (2020a). Ratgeber: Bleaching – Zähne schonend aufhellen. Retrieved from https://www.dgaez.de/patienten/ratgeber/bleaching/

Deutsche Gesellschaft für Ästhetische Zahnmedizin e. V. (2020b). Ratgeber: Unsichtbare Kieferorthopädie – wenn Zähne aus der Reihe tanzen. Retrieved from https://www.dgaez.de/patienten/ratgeber/kieferorthopaedie/

Deutsche Gesellschaft für Zahn-, Mund- und Kieferheilkunde. (2007). Wissenschaftliche Stellungnahme: Zahnfarbene Restaurationen aus Keramik: Inlays, Teilkronen und Veneers. Retrieved from https://www.dgzmk.de/zahnfarbene-restaurationen-aus-keramik-inlays-teilkronen-und-veneers

Dym, H., & Pierre, R., 2nd. (2020). Diagnosis and Treatment Approaches to a »Gummy Smile«. *Dent Clin North Am, 64*(2), 341–349. doi:10.1016/j.cden.2019.12.003

Giessmann, M. (2022). Plötzlich wollte ich nur noch raus. *Zahnärztliche Mitteilungen, 4,* 14–16.

Kassam, S. K., & Stoops, F. R. (2020). Are clear aligners as effective as conventional fixed appliances? *Evid Based Dent, 21*(1), 30–31. doi:10.1038/s41432-020-0079-5

Koubi, S. (2021). *Keramikveneers:* Quintessence Publishing.

Kwon, S. R., & Wertz, P. W. (2015). Review of the Mechanism of Tooth Whitening. *J Esthet Restor Dent, 27*(5), 240–257. doi:10.1111/jerd.12152

Larsson, P., Bondemark, L., & Haggman-Henrikson, B. (2020). The impact of oro-facial appearance on oral health-related quality of life: A systematic review. *J Oral Rehabil.* doi:10.1111/joor.12965

Maio, G. (2009). Die Zahnmedizin zwischen Heilkunde und Beauty-Industrie. *Schweiz Monatsschr Zahnmed, 119*(1).

Mele, M., Felice, P., Sharma, P., Mazzotti, C., Bellone, P., & Zucchelli, G. (2018). Esthetic treatment of altered passive eruption. *Periodontol 2000, 77*(1), 65–83. doi:10.1111/prd.12206

Minoux, M., & Serfaty, R. (2008). Vital tooth bleaching: biologic adverse effects-a review. *Quintessence Int, 39*(8), 645–659.

Papageorgiou, S. N., Golz, L., Jager, A., Eliades, T., & Bourauel, C. (2016). Lingual vs. labial fixed orthodontic appliances: systematic review and meta-analysis of treatment effects. *Eur J Oral Sci, 124*(2), 105–118. doi:10.1111/eos.12250

Robertson, L., Kaur, H., Fagundes, N. C. F., Romanyk, D., Major, P., & Flores Mir, C. (2020). Effectiveness of clear aligner therapy for orthodontic treatment: A systematic review. *Orthod Craniofac Res, 23*(2), 133–142. doi:10.1111/ocr.12353

Zahnärztliche Mitteilungen. (2021). Verbraucherzentralen zu gewerblichen Aligner-Anbietern. Das Geschäftsmodell ist problematisch. Retrieved from https://www.zm-online.de/archiv/2021/18/politik/das-geschaeftsmodell-ist-problematisch/

Kapitel 3.7. Sport ist Mord – auch für die Zähne?

Bundesausschuss der Zahnärzte und Krankenkassen. (2003). Richtlinie des Gemeinsamen Bundesausschusses für eine ausreichende, zweckmäßige und wirtschaftliche vertragszahnärztliche Versorgung (Behandlungsrichtlinie). *Bundesanzeiger.* Retrieved from https://www.g-ba.de/downloads/62-492-78/RL-Z_Behandlung_2006-03-01.pdf

Bundesverband der Kinderzahnärzte. (2022). Sport-Mundschutz ist cool – und hilft Zahntraumata vorzubeugen. Retrieved from https://www.bukiz.de/themen/zahnunfall/mundschutz-ist-cool.html

Dias, A., Redinha, L., Mendonca, G. V., & Pezarat-Correia, P. (2020). A systematic review on the effects of occlusal splint therapy on muscle strength. *Cranio, 38*(3), 187–195. doi:10.1080/08869634.2018.1505085

Institut für Qualität und Wirtschaftlichkeit im Gesundheitswesen. (2020). Abschlussbericht N18-03: Unterkieferprotrusionsschiene bei obstruktiver Schlafapnoe. Retrieved from https://www.iqwig.de/de/projekte-ergebnisse/projekte/nichtmedikamentoese-verfahren/n-projekte/n18-03-unterkiefer protrusionsschiene-bei-leichter-bis-mittelgradiger-obstruktiver-schlaf apnoe-bei-erwachsenen.9673.html

Merle, C. L., Richter, L., Challakh, N., Haak, R., Schmalz, G., Needleman, I., … Wustenfeld, J. (2022). Orofacial conditions and oral health behavior of young athletes: A comparison of amateur and competitive sports. *Scand J Med Sci Sports, 32*(5), 903–912. doi:10.1111/sms.14143

Needleman, I., Ashley, P., Meehan, L., Petrie, A., Weiler, R., McNally, S., … Taylor, R. (2016). Poor oral health including active caries in 187 UK professional male football players: clinical dental examination performed by dentists. *Br J Sports Med, 50*(1), 41–44. doi:10.1136/bjsports-2015-094953

Needleman, I., Ashley, P., Petrie, A., Fortune, F., Turner, W., Jones, J., … Porter, S. (2013). Oral health and impact on performance of athletes participating in the London 2012 Olympic Games: a cross-sectional study. *Br J Sports Med, 47*(16), 1054–1058. doi:10.1136/bjsports-2013-092891

Oh, M., & Jost-Brinkmann, P. (2013). Der Sportmundschutz – für jung und alt. *ZMK, 29,* 830–836.

Oliveira, J. A., Hoppe, C. B., Gomes, M. S., Grecca, F. S., & Haas, A. N. (2015). Periodontal disease as a risk indicator for poor physical fitness: a cross-sectional observational study. *J Periodontol, 86*(1), 44–52. doi:10.1902/jop.2014.140270

Ringhof, S., Hellmann, D., Meier, F., Etz, E., Schindler, H. J., & Stein, T. (2015). The effect of oral motor activity on the athletic performance of professional golfers. *Front Psychol, 6,* 750. doi:10.3389/fpsyg.2015.00750

Scannapieco, F. A. (1998). Position paper of The American Academy of Periodontology: periodontal disease as a potential risk factor for systemic diseases. *J Periodontol, 69*(7), 841–850.

Kapitel 4.1. Puh, wie das riecht – ich habe Parodontose!

Arbeitsgemeinschaft der Wissenschaftlichen Medizinischen Fachgesellschaften (AWMF). (2021). Die Behandlung von Parodontitis Stadium I bis III – Die deutsche Implementierung der S3-Leitlinie »Treatment of Stage I–III Periodontitis« der European Federation of Periodontology (EFP). Retrieved from https://www.awmf.org/leitlinien/detail/ll/083-043.html

Baumgartner, S., Imfeld, T., Schicht, O., Rath, C., Persson, R. E., & Persson, G. R. (2009). The impact of the stone age diet on gingival conditions in the absence of oral hygiene. *J Periodontol, 80*(5), 759–768. doi:10.1902/jop.2009.080376

Billings, M., Holtfreter, B., Papapanou, P. N., Mitnik, G. L., Kocher, T., & Dye, B. A. (2018). Age-dependent distribution of periodontitis in two countries: Findings from NHANES 2009 to 2014 and SHIP-TREND 2008 to 2012. *J Clin Periodontol, 45 Suppl 20,* S130-S148. doi:10.1111/jcpe.12944

Bundesausschuss der Zahnärzte und Krankenkassen. (2003). Richtlinie des Gemeinsamen Bundesausschusses für eine ausreichende, zweckmäßige und wirtschaftliche vertragszahnärztliche Versorgung (Behandlungsrichtlinie). *Bundesanzeiger.* Retrieved from https://www.g-ba.de/downloads/62-492-78/RL-Z_Behandlung_2006-03-01.pdf

Die Daisy. (2020). Die Daisy. Heidelberg – Leipzig: DAISY Akademie + Verlag GmbH.

Eke, P. I., Dye, B. A., Wei, L., Slade, G. D., Thornton-Evans, G. O., Borgnakke, W. S., … Genco, R. J. (2015). Update on Prevalence of Periodontitis in Adults in the United States: NHANES 2009 to 2012. *J Periodontol, 86*(5), 611–622. doi:10.1902/jop.2015.140520

Fang, H., Han, M., Li, Q. L., Cao, C. Y., Xia, R., & Zhang, Z. H. (2016). Comparison of full-mouth disinfection and quadrant-wise scaling in the treatment of adult chronic periodontitis: a systematic review and meta-analysis. *J Periodontal Res, 51*(4), 417–430. doi:10.1111/jre.12326

Filippi, A. (2008). Halitosis – Aktueller Stand und Perspektiven. *Zahnmedizin up2date,* 351–366. doi:10.1055/s-2008-1038357

Filippi, A. (2011). *Halitosis – Professionelle Behandlung von Mundgeruch in der zahnärztlichen Praxis.* Berlin: Quintessence Publishing.

GBD 2017 Disease and Injury Incidence and Prevalence Collaborators. (2018). Global, regional, and national incidence, prevalence, and years lived with disability for 354 diseases and injuries for 195 countries and territories, 1990–2017: a systematic analysis for the Global Burden of Disease Study 2017. *Lancet, 392*(10159), 1789–1858. doi:10.1016/S0140-6736(18)32279-7

Gemeinsamer Bundesausschuss. (2020). Beschluss des Gemeinsamen Bundesausschusses über eine Richtlinie zur systematischen Behandlung von Parodontitis und anderer Parodontaler- krankungen (PAR-Richtlinie): Erstfassung. Retrieved from https://www.g-ba.de/downloads/39-261-4623/2020-12-17_PAR-RL_Erstfassung_BAnz.pdf

Hujoel, P. P., & Lingstrom, P. (2017). Nutrition, dental caries and periodontal disease: a narrative review. *J Clin Periodontol, 44 Suppl 18,* 79–84. doi:10.1111/jcpe.12672

Institut der Deutschen Zahnärzte. (2016). Fünfte Deutsche Mundgesundheitsstudie (DMS V). Retrieved from https://www.bzaek.de/fileadmin/PDFs/dms/Zusammenfassung_DMS_V.pdf

Jepsen, K., & Jepsen, S. (2016). Antibiotics/antimicrobials: systemic and local administration in the therapy of mild to moderately advanced periodontitis. *Periodontol 2000, 71*(1), 82–112. doi:10.1111/prd.12121

Jockel-Schneider, Y., Gossner, S. K., Petersen, N., Stolzel, P., Hagele, F., Schweiggert, R. M., … Schlagenhauf, U. (2016). Stimulation of the nitrate-nitrite-

NO-metabolism by repeated lettuce juice consumption decreases gingival inflammation in periodontal recall patients: a randomized, double-blinded, placebo-controlled clinical trial. *J Clin Periodontol, 43*(7), 603–608. doi:10.1111/jcpe.12542

Kassenzahnärztliche Bundesvereinigung (KZBV). (2021). Systematische Behandlung von Parodontitis und anderer Parodontalerkrankungen. Retrieved from https://www.kzbv.de/par-richtlinie.1498.de.html

Kassenzahnärztliche Vereinigung Bayerns. (2021). KZVB: Die neue PAR-Richtlinie – Abstract – Alles auf einen Blick. Retrieved from https://www.kzvb.de/fileadmin/user_upload/Abrechnung/Tipps/PAR/PAR-Rili_Alles_auf_einen_Blick.pdf

Kuru, B. E., Laleman, I., Yalnizoglu, T., Kuru, L., & Teughels, W. (2017). The Influence of a Bifidobacterium animalis Probiotic on Gingival Health: A Randomized Controlled Clinical Trial. *J Periodontol, 88*(11), 1115–1123. doi:10.1902/jop.2017.170213

Lee, H. J., Kim, S. J., Park, Y. S., Ko, J., & Cho, H. J. (2019). Association between semi-solid yogurt intake and periodontitis in Korean adults. *J Periodontal Implant Sci, 49*(4), 206–214. doi:10.5051/jpis.2019.49.4.206

Lindhe, J., Lang, N. P., & Karring, T. (2008). *Clinical Periodontology and Implant Dentistry:* John Wiley & Sons.

Miron, R. J., Sculean, A., Cochran, D. L., Froum, S., Zucchelli, G., Nemcovsky, C., … Bosshardt, D. D. (2016). Twenty years of enamel matrix derivative: the past, the present and the future. *J Clin Periodontol, 43*(8), 668–683. doi:10.1111/jcpe.12546

Schlagenhauf, U., Rehder, J., Gelbrich, G., & Jockel-Schneider, Y. (2020). Consumption of Lactobacillus reuteri-containing lozenges improves periodontal health in navy sailors at sea: A randomized controlled trial. *J Periodontol.* doi:10.1002/JPER.19-0393

Schwarz, F., Derks, J., Monje, A., & Wang, H. L. (2018). Peri-implantitis. *J Clin Periodontol, 45 Suppl 20,* 246–266. doi:10.1111/jcpe.12954

Splieth, C., Giesenberg, J., Fanghanel, J., Bernhardt, O., & Kocher, T. (2002). Periodontal attachment level of extractions presumably performed for periodontal reasons. *J Clin Periodontol, 29*(6), 514–518. doi:10.1034/j.1600-051x.2002.290607.x

Van der Velden, U. (2017). What exactly distinguishes aggressive from chronic periodontitis: is it mainly a difference in the degree of bacterial invasiveness? *Periodontol 2000, 75*(1), 24–44. doi:10.1111/prd.12202

Verband der privaten Krankenversicherung. (2022). Der PKV-Basistarif. Retrieved from https://www.pkv.de/themen/krankenversicherung/so-funktioniert-die-pkv/basistarif/

Wölber, J., & Frankenberger, R. (2020). Schwerpunktausgabe: Zahnmedizin und Ernährung. *Quintessenz Zahnmedizin, 71*(5), 475–602.

Zahnärztliche Mitteilungen. (2018). 103 gesetzliche Krankenkassen unterstützen die PZR. *Zahnärztl Mitt, 5*. Retrieved from https://www.zm-online.de/archiv/2018/05/praxis/103-gesetzliche-krankenkassen-unterstuetzen-die-pzr/

Zangrando, M. S., Damante, C. A., Sant'Ana, A. C., Rubo de Rezende, M. L., Greghi, S. L., & Chambrone, L. (2015). Long-term evaluation of periodontal parameters and implant outcomes in periodontally compromised patients: a systematic review. *J Periodontol, 86*(2), 201–221. doi:10.1902/jop.2014.140390

Kapitel 4.2. Hast 'ne Lücke, kriegst 'ne Brücke – ich brauche Zahnersatz!

Arbeitsgemeinschaft der Wissenschaftlichen Medizinischen Fachgesellschaften (AWMF). (2020). S3-Leitlinie – Implantatprothetische Versorgung des zahnlosen Oberkieferes. Retrieved from https://www.awmf.org/uploads/tx_szleitlinien/083-010 l_S3_Implantatprothetische-Versorgung-zahnloser-Oberkiefer_2021-03.pdf

Arbeitsgemeinschaft der Wissenschaftlichen Medizinischen Fachgesellschaften (AWMF). (2021). S3-Leitlinie – Vollkeramische Kronen und Brücken. Retrieved from https://www.awmf.org/leitlinien/detail/ll/083-012.html

Bundesausschuss der Zahnärzte und Krankenkassen. (2003). Richtlinie des Gemeinsamen Bundesausschusses für eine ausreichende, zweckmäßige und wirtschaftliche vertragszahnärztliche Versorgung (Behandlungsrichtlinie). *Bundesanzeiger.* Retrieved from https://www.g-ba.de/downloads/62-492-78/RL-Z_Behandlung_2006-03-01.pdf

Bundesgesetzblatt. (2013). Gesetz zur Verbesserung der Rechte von Patientinnen und Patienten. Retrieved from https://www.bgbl.de/xaver/bgbl/start.xav?startbk=Bundesanzeiger_BGBl&bk=Bundesanzeiger_BGBl&start=//*%5B@attr_id=%27bgbl113s0277.pdf%27 %5D#__bgbl__%2F%2F*%5B%40attr_id%3D%27bgbl113s0277.pdf%27 %5D__1596430004447

Bundesgesundheitsministerium. (2017). Zuzahlungsregelung der gesetzlichen Krankenversicherung. *Informationsblatt Nr. 223-06.* Retrieved from https://www.bundesgesundheitsministerium.de/fileadmin/Dateien/3_Downloads/A/Arzneimittelversorgung/Zuzahlungsregelungen_der_GKV.pdf

Daudt Polido, W., Aghaloo, T., Emmett, T. W., Taylor, T. D., & Morton, D. (2018). Number of implants placed for complete-arch fixed prostheses: A systematic review and meta-analysis. *Clin Oral Implants Res, 29 Suppl 16,* 154–183. doi:10.1111/clr.13312

Deutsche Krebshilfe e.V. (2014). Mundhöhlenkrebs. Ein Ratgeber für Patientinnen und Patienten. Retrieved from https://www.krebshilfe.de/infomaterial/Patientenleitlinien/Mundhoehlenkrebs_Patientenleitlinie_DeutscheKrebshilfe.pdf

Die Daisy. (2020). Die Daisy. Heidelberg – Leipzig: DAISY Akademie + Verlag GmbH.

Gou, M., Chen, H., Kang, J., & Wang, H. (2019). Antagonist enamel wear of tooth-supported monolithic zirconia posterior crowns in vivo: A systematic review. *J Prosthet Dent, 121*(4), 598–603. doi:10.1016/j.prosdent.2018.06.005

Institut der Deutschen Zahnärzte. (2016). Fünfte Deutsche Mundgesundheitsstudie (DMS V). Retrieved from https://www.bzaek.de/fileadmin/PDFs/dms/Zusammenfassung_DMS_V.pdf

Jung, R. E., Zembic, A., Pjetursson, B. E., Zwahlen, M., & Thoma, D. S. (2012). Systematic review of the survival rate and the incidence of biological, technical, and aesthetic complications of single crowns on implants reported in longitudinal studies with a mean follow-up of 5 years. *Clin Oral Implants Res, 23 Suppl 6,* 2–21. doi:10.1111/j.1600-0501.2012.02547.x

Kassenzahnärztliche Bundesvereinigung (KZBV). (2016). Einigung auf Vergütung bei Adhäsivbrücken. Retrieved from https://www.kzbv.de/pressemitteilung-vom-29-6-2016.1039.de.html

Kassenzahnärztliche Bundesvereinigung (KZBV). (2019). Jahrbuch 2019. Retrieved from https://www.kzbv.de/jahrbuch-2019.768.de.html

Kassenzahnärztliche Bundesvereinigung (KZBV). (2021). Jahrbuch 2021. Retrieved from https://www.kzbv.de/kzbv2021-jahrbuch-ohne-goz.media.f1b1223cf58b71cee7fc89ec746f8bf9.pdf

Kern, M. (2005). Clinical long-term survival of two-retainer and single-retainer all-ceramic resin-bonded fixed partial dentures. *Quintessence Int, 36*(2), 141–147.

Kern, M. (2017). Fifteen-year survival of anterior all-ceramic cantilever resin-bonded fixed dental prostheses. *J Dent, 56,* 133–135. doi:10.1016/j.jdent.2016.11.003

Kerschbaum, T. (2004). Langzeitüberlebensdauer von Zahnersatz. Eine Übersicht. *Quintessenz Zahnmedizin, 55,* 1113–1126.

Lang, N. P., Kiel, R. A., & Anderhalden, K. (1983). Clinical and microbiological effects of subgingival restorations with overhanging or clinically perfect margins. *J Clin Periodontol, 10*(6), 563–578. doi:10.1111/j.1600-051x.1983.tb01295.x

Mourshed, B., Samran, A., Alfagih, A., Samran, A., Abdulrab, S., & Kern, M. (2018). Anterior Cantilever Resin-Bonded Fixed Dental Prostheses: A Review of the Literature. *J Prosthodont, 27*(3), 266–275. doi:10.1111/jopr.12555

Pjetursson, B. E., Thoma, D., Jung, R., Zwahlen, M., & Zembic, A. (2012). A systematic review of the survival and complication rates of implant-supported fixed dental prostheses (FDPs) after a mean observation period of at least 5 years. *Clin Oral Implants Res, 23 Suppl 6,* 22–38. doi:10.1111/j.1600-0501.2012.02546.x

Pospiech, P. (2015). Ist die herausnehmbare Teilprothese noch up to date? *Zahnmedizin up2date, 2,* 149–169.

Sailer, I., Fehmer, V., & Pjetursson, B. (2022). *Festsitzende Restaurationen. Klinische Konzepte zur Auswahl von Material und Fertigungstechnik:* Quintessenz Publishing Deutschland.

Sailer, I., Strasding, M., Valente, N. A., Zwahlen, M., Liu, S., & Pjetursson, B. E. (2018). A systematic review of the survival and complication rates of zirconia-ceramic and metal-ceramic multiple-unit fixed dental prostheses. *Clin Oral Implants Res, 29 Suppl 16,* 184–198. doi:10.1111/clr.13277

Sozialgesetzbuch (SGB V). (2020). § 136a SGB V Richtlinien des Gemeinsamen Bundesausschusses zur Qualitätssicherung in ausgewählten Bereichen. Retrieved from https://www.sozialgesetzbuch-sgb.de/sgbv/136a.html

Splieth, C., Giesenberg, J., Fanghanel, J., Bernhardt, O., & Kocher, T. (2002). Periodontal attachment level of extractions presumably performed for periodontal reasons. *J Clin Periodontol, 29*(6), 514–518. doi:10.1034/j.1600-051x.2002.290607.x

Stober, T., Bermejo, J. L., Schwindling, F. S., & Schmitter, M. (2016). Clinical assessment of enamel wear caused by monolithic zirconia crowns. *J Oral Rehabil, 43*(8), 621–629. doi:10.1111/joor.12409

Vagropoulou, G. I., Klifopoulou, G. L., Vlahou, S. G., Hirayama, H., & Michalakis, K. (2018). Complications and survival rates of inlays and onlays vs complete coverage restorations: A systematic review and analysis of studies. *J Oral Rehabil, 45*(11), 903–920. doi:10.1111/joor.12695

Walton, T. R. (2013). The up to 25-year survival and clinical performance of 2,340 high gold-based metal-ceramic single crowns. *Int J Prosthodont, 26*(2), 151–160. doi:10.11607/ijp.3136

Walton, T. R. (2015). An Up-to-15-Year Comparison of the Survival and Complication Burden of Three-Unit Tooth-Supported Fixed Dental Prostheses and Implant-Supported Single Crowns. *Int J Oral Maxillofac Implants, 30*(4), 851–861. doi:10.11607/jomi.4220

Wolfart, M., & Kern, J. (2016). Indikationen für die Prothetik – wie viele Implantate sind nötig? *Zahnärztl Mitt, 10,* 64–71.

Kapitel 4.3. Hilfe, mein Zahnarzt will mir ein Loch in den Knochen bohren! Alles zum Thema Zahnimplantate

Afrashtehfar, K. I., & Del Fabbro, M. (2020). Clinical performance of zirconia implants: A meta-review. *J Prosthet Dent, 123*(3), 419–426. doi:10.1016/j.prosdent.2019.05.017

Arbeitsgemeinschaft der Wissenschaftlichen Medizinischen Fachgesellschaften (AWMF). (2020a). S2k-Leitlinie – Implantologische Indikation für die Anwendung von Knochenersatzmaterialien. Retrieved from https://www.awmf.org/uploads/tx_szleitlinien/083-009 l_S2K_Implantologische-Indikationen-Anwendung-Knochenersatzmaterialien_2020-11.pdf

Arbeitsgemeinschaft der Wissenschaftlichen Medizinischen Fachgesellschaften (AWMF). (2020b). S3-Leitlinie – Implantatprothetische Versorgung des zahnlosen Oberkiefers. Retrieved from https://www.awmf.org/uploads/tx_szleitlinien/083-010 l_S3_Implantatprothetische-Versorgung-zahnloser-Oberkiefer_2021-03.pdf

Associates Brånemark Osseoingetration Centers. (2005). Retrieved from http://branemark.se/osseointegration/history/

Bärmann, C. (2019). *Die Geschichte der dentalen Implantologie.* Retrieved from https://shop.medical-instinct.de/produkt/die-geschichte-der-dentalen-implantologie-mp3-download/

Bauer, B. (2015). How many different dental implant systems and companies are there? Retrieved from https://www.bauersmiles.com/2015/06/dental-implant-systems.html/

Benic, G. I., & Hammerle, C. H. (2014). Horizontal bone augmentation by means of guided bone regeneration. *Periodontol 2000, 66*(1), 13–40. doi:10.1111/prd.12039

Benic, G. I., Mir-Mari, J., & Hammerle, C. H. (2014). Loading protocols for single-implant crowns: a systematic review and meta-analysis. *Int J Oral Maxillofac Implants, 29 Suppl,* 222–238. doi:10.11607/jomi.2014suppl.g4.1

Bundesausschuss der Zahnärzte und Krankenkassen. (2003). Richtlinie des Gemeinsamen Bundesausschusses für eine ausreichende, zweckmäßige und wirtschaftliche vertragszahnärztliche Versorgung (Behandlungsrichtlinie). *Bundesanzeiger.* Retrieved from https://www.g-ba.de/downloads/62-492-78/RL-Z_Behandlung_2006-03-01.pdf

Busenlechner, D., Haas, R., & Pommer, G. (2017). Titanallergie: Fiktion oder Tatsache? *Zahn Krone 1,* 32–34.

Buser, D., Sennerby, L., & De Bruyn, H. (2017). Modern implant dentistry based on osseointegration: 50 years of progress, current trends and open questions. *Periodontol 2000, 73*(1), 7–21. doi:10.1111/prd.12185

Cosyn, J., De Lat, L., Seyssens, L., Doornewaard, R., Deschepper, E., & Vervaeke, S. (2019). The effectiveness of immediate implant placement for single tooth replacement compared to delayed implant placement: A systematic review and meta-analysis. *J Clin Periodontol, 46 Suppl 21,* 224–241. doi:10.1111/jcpe.13054

Elnayef, B., Porta, C., Suarez-Lopez Del Amo, F., Mordini, L., Gargallo-Albiol, J., & Hernandez-Alfaro, F. (2018). The Fate of Lateral Ridge Augmentation: A Systematic Review and Meta-Analysis. *Int J Oral Maxillofac Implants, 33*(3), 622–635. doi:10.11607/jomi.6290

Europäische Konsensuskonferenz. (2021). Praxisleitfaden 2021: Update Keramik in der Implantologie. Retrieved from https://bdizedi.org/praxisleitfaden-2021-update-keramik-in-der-implantologie/

Gallucci, G. O., Benic, G. I., Eckert, S. E., Papaspyridakos, P., Schimmel, M., Schrott, A., & Weber, H. P. (2014). Consensus statements and clinical recommendations for implant loading protocols. *Int J Oral Maxillofac Implants, 29 Suppl,* 287–290. doi:10.11607/jomi.2013.g4

Geckili, O. (2018). Limited Evidence Suggests That Zirconia Abutments Generate Less Bleeding on Probing Around Implants Compared to Titanium Abutments. *J Evid Based Dent Pract, 18*(4), 346–348. doi:10.1016/j.jebdp.2018.10.006

Howe, M. S., Keys, W., & Richards, D. (2019). Long-term (10-year) dental implant survival: A systematic review and sensitivity meta-analysis. *J Dent, 84,* 9–21. doi:10.1016/j.jdent.2019.03.008

Jung, R. E., Al-Nawas, B., Araujo, M., Avila-Ortiz, G., Barter, S., Brodala, N., … Windisch, P. (2018). Group 1 ITI Consensus Report: The influence of implant length and design and medications on clinical and patient-reported outcomes. *Clin Oral Implants Res, 29 Suppl 16,* 69–77. doi:10.1111/clr.13342

Kämmerer, P., Lehmann, K., & Al-Nawas, B. (2011). Thema: Allergische Reaktionen auf zahnärztliche Implantate aus Titan? *ZZI.* Retrieved from https://www.online-zzi.de/fileadmin/user_upload/Heftarchiv/ZZI/article/2011/1/44276771-ECA4-4D88-A345-450CC2B7B87E/44276771ECA44D88A345450CC2B7B87E_internationale-neuigkeiten_1_original.pdf

Kroetz, K. (2021) *Keramikimplantate/Interviewer: Deutsche Gesellschaft für Implantologie.* https://www.dginet.de/leitlinien

Laurell, L., & Lundgren, D. (2011). Marginal bone level changes at dental implants after 5 years in function: a meta-analysis. *Clin Implant Dent Relat Res, 13*(1), 19–28. doi:10.1111/j.1708-8208.2009.00182.x

Love, F. (2014). The man who made people smile. Retrieved from https://www.nobelbiocare.com/blog/news/the-man-who-made-people-smile/

Malo, P., de Araujo Nobre, M., Lopes, A., Ferro, A., & Botto, J. (2019). The All-on-4 treatment concept for the rehabilitation of the completely edentulous mandible: A longitudinal study with 10 to 18 years of follow-up. *Clin Implant Dent Relat Res, 21*(4), 565–577. doi:10.1111/cid.12769

Mombelli, A., Hashim, D., & Cionca, N. (2018). What is the impact of titanium particles and biocorrosion on implant survival and complications? A critical review. *Clin Oral Implants Res, 29 Suppl 18,* 37–53. doi:10.1111/clr.13305

Morton, D., Gallucci, G., Lin, W. S., Pjetursson, B., Polido, W., Roehling, S., … Zhou, W. (2018). Group 2 ITI Consensus Report: Prosthodontics and implant dentistry. *Clin Oral Implants Res, 29 Suppl 16,* 215–223. doi:10.1111/clr.13298

Müller, L. (2021). *Neue Leitlinie zu Materialunverträglichkeiten bei dentalen, enossalen Implantaten/Interviewer: Deutsche Gesellschaft für Implantologie.* https://www.dginet.de/leitlinien

Nobel Biocare News. (2012). A 44-year success story. Retrieved from https://dentalimplants-usa.com/wp-content/uploads/2018/03/NobelBiocareImplantPatient.pdf

Papaspyridakos, P., De Souza, A., Vazouras, K., Gholami, H., Pagni, S., & Weber, H. P. (2018). Survival rates of short dental implants (</= 6 mm) compared with implants longer than 6 mm in posterior jaw areas: A meta-analysis. *Clin Oral Implants Res, 29 Suppl 16,* 8–20. doi:10.1111/clr.13289

Roehling, S., Schlegel, K. A., Woelfler, H., & Gahlert, M. (2019). Zirconia compared to titanium dental implants in preclinical studies-A systematic review and meta-analysis. *Clin Oral Implants Res, 30*(5), 365–395. doi:10.1111/clr.13425

Sicilia, A., Cuesta, S., Coma, G., Arregui, I., Guisasola, C., Ruiz, E., & Maestro, A. (2008). Titanium allergy in dental implant patients: a clinical study on 1500 consecutive patients. *Clin Oral Implants Res, 19*(8), 823–835. doi:10.1111/j.1600-0501.2008.01544.x

Silva, M. J., Scurrah, K. J., Craig, J. M., Manton, D. J., & Kilpatrick, N. (2016). Etiology of molar incisor hypomineralization – A systematic review. *Community Dent Oral Epidemiol, 44*(4), 342–353. doi:10.1111/cdoe.12229

Suarez-Lopez Del Amo, F., Garaicoa-Pazmino, C., Fretwurst, T., Castilho, R. M., & Squarize, C. H. (2018). Dental implants-associated release of titanium particles: A systematic review. *Clin Oral Implants Res.* doi:10.1111/clr.13372

Thomas, P., Summer, B., & Iglhaut, G. (2017). Aspekte der Titanverträglichkeit. *Zahnärztl Mitt, 1,* 30–32.

Trindade, R., Albrektsson, T., Tengvall, P., & Wennerberg, A. (2016). Foreign Body Reaction to Biomaterials: On Mechanisms for Buildup and Breakdown of Osseointegration. *Clin Implant Dent Relat Res, 18*(1), 192–203. doi:10.1111/cid.12274

Troeltzsch, M., Kauffmann, P., Gruber, R., Brockmeyer, P., Moser, N., … Schliephake, H. (2016). Clinical efficacy of grafting materials in alveolar ridge augmentation: A systematic review. *J Craniomaxillofac Surg, 44*(10), 1618–1629. doi:10.1016/j.jcms.2016.07.028

Kapitel 4.4. Schleimhäute – oben Eingang, unten Ausgang?

Arbeitsgemeinschaft der Wissenschaftlichen Medizinischen Fachgesellschaften (AWMF). (2016). S2k-Leitlinie – Diagnostik und Therapieoptionen von Aphten und aphtoiden Läsionen der Mund- und Rachenschleimhaut. Retrieved from https://www.awmf.org/leitlinien/detail/ll/007-101.html

Deutsche Krebshilfe e. V. (2008). Erkennung oraler Risikoläsionen in der zahnärztlichen Praxis. Retrieved from https://www.bzaek.de/fileadmin/PDFs/Infos/dkratgeber.pdf

Institut der Deutschen Zahnärzte. (2010). Leitlinie: Vorläuferläsionen des oralen Plattenepithelkarzinoms. Retrieved from https://secure.owidi.de/documents/10165/1942099/vorlaeuferpeckurz.pdf/287da094-0634-48b1-9596-e368888cbbb0

Remmerbach, T., & Reichardt, T. (2016). Erkrankungen der Mundschleimhaut. *ZMK*, 32(1–2), 6–18.

Wu, M., Chen, S. W., & Jiang, S. Y. (2015). Relationship between gingival inflammation and pregnancy. *Mediators Inflamm, 2015*, 623427. doi:10.1155/2015/623427

Zentrum für Krebsregisterdaten. (2022). Krebs in Deutschland für 2017/2018. Retrieved from https://www.krebsdaten.de/Krebs/DE/Content/Publikationen/Krebs_in_Deutschland/kid_2021/krebs_in_deutschland_2021.pdf?__blob=publicationFile

Kapitel 5.1. Astronaut, Feuerwehrmann und Herzchirurg, aber wer will denn schon Zahnarzt werden?

apoBank. (2020). Existenzgründung Zahnärzt*innen 2020 Retrieved from https://www.apobank.de/dam/jcr:8f319bb5-632d-45d8-ab40-8cf8f76cf0fb/existenzgruendung_zahnaerzte_2020.pdf

Barnett, R. (2017). *Mut zur Lücke. Kunst und Geschichte der Zahnheilkunde* (Vol. 1). Köln: DuMont Buchverlag.

Bundesministerium für Justiz. (2021). »Approbationsordnung für Zahnärzte und Zahnärztinnen vom 8. Juli 2019 (BGBl. I S. 933), die durch Artikel 1 der Verordnung vom 22. September 2021 (BGBl. I S. 4335) geändert worden ist«. Retrieved from https://www.gesetze-im-internet.de/zappro/BJNR093310019.html

Bundeszahnärztekammer. (2009). Delegationsrahmen der Bundeszahnärztekammer für zahnmedizinische Fachangestellte. Retrieved from https://www.bzaek.de/service/positionen-statements/einzelansicht/delegationsrahmen-der-bundeszahnaerztekammer-fuer-zahnmedizinische-fachangestellte.html

Geisenheimer, I. (2018). Berufe im Wandel der Zeit. Der Zahn der Zeit – Vom Bader zum Zahnarzt. In *Heimatjahrbuch des Saale-Orla-Kreises* (S. 132–136).

Groß, D. (2019). *Die Geschichte des Zahnarztberufes in Deutschland.* Berlin: Quintessenz.

Kassenzahnärztliche Bundesvereinigung (KZBV). (2018). Jahrbuch 2018.

Kassenzahnärztliche Bundesvereinigung (KZBV). (2021). Jahrbuch 2021. Retrieved from https://www.kzbv.de/kzbv2021-jahrbuch-ohne-goz.media.f1b1223cf58b71cee7fc89ec746f8bf9.pdf

Pajalic, A. (2015). *Lokalanästhetika – von der Geschichte bis zur Gegenwart – Entwicklung, Pharmakologie und Anwendungsgebiete von lokal wirksamen Betäubungsmitteln.* (Dr. med. dent.), Med Uni Graz, Graz.

Statistisches Bundesamt. (2019). Statistisches Jahrbuch 2019. Retrieved from https://www.destatis.de/DE/Themen/Querschnitt/Jahrbuch/jb-einkommenKonsumLeben.pdf?__blob=publicationFile

Statistisches Bundesamt. (2020). Qualität der Arbeit – Wöchentliche Arbeitszeit. Retrieved from https://www.destatis.de/DE/Themen/Arbeit/Arbeitsmarkt/Qualitaet-Arbeit/Dimension-3/woechentliche-arbeitszeitl.html

Taubenheim, L., & Bender, W. (2020). Entwicklungsgeschichte der Lokalanästhesie – vom Kokain über Procain zu Articain. *ZMK.* Retrieved from https://www.zmk-aktuell.de/fachgebiete/allgemeine-zahnheilkunde/story/entwicklungsgeschichte-der-lokalanaesthesie–vom-kokain-ueber-procain-zu-articain__8942.html

Will, R., & Will, S. (2014). Die Geschichte und Entwicklung der Zahnmedizin ist ein untrennbarer Teil der Medizingeschichte. In *Deutsche Zahnärztliche Zeitung* (Vol. 69, 162–164).

Zahnärztliche Mitteilungen. (2016). Wer arbeitet am längsten? Retrieved from https://www.zm-online.de/news/nachrichten/wer-arbeitet-am-laengsten/

Kapitel 5.2. Privat oder gesetzlich versichert?

Bundesministerium für Gesundheit. (2020). Krankenversicherung. Retrieved from https://www.bundesgesundheitsministerium.de/themen/krankenversicherung.html

Bundeszahnärztekammer. (2012). Gebührenordnung für Zahnärzte (GOZ). Retrieved from https://www.bzaek.de/fileadmin/PDFs/GOZ/gebuehren ordnung_fuer_zahnaerzte_2012.pdf

Bundeszahnärztekammer. (2015). Position: »Deutschland muss sich im europäischen Vergleich der Gesundheitssysteme nicht verstecken«. Retrieved from https://www.kzbv.de/pressemitteilung-vom-3-3-2015.909.de.html

Bundeszahnärztekammer. (2019). Leitsätze zur zahnärztlichen Fortbildung. Retrieved from https://www.bzaek.de/fileadmin/PDFs/bfortb/fortbildung_leitsaetze.pdf

Bundeszahnärztekammer. (2020). Position: Der Steigerungssatz. Retrieved from https://www.zahnaerzte-wl.de/pages/positionspapiere-der-bzaek-2

Cochrane Deutschland. (2020). Evidenzbasierte Medizin. Retrieved from https://www.cochrane.de/de/ebm

Institut für Qualität und Wirtschaftlichkeit im Gesundheitswesen. (2018). Systematische Behandlung von Parodontopathien. Retrieved from https://www.iqwig.de/presse/pressemitteilungen/pressemitteilungen-detailseite_10184.html

Kassenzahnärztliche Bundesvereinigung (KZBV). (2020). Welche Zahnfüllung soll es sein? *Medizinische Infos.* Retrieved from https://www.kzbv.de/welche-zahnfullung-soll-es-sein.191.de.html

Kassenzahnärztliche Bundesvereinigung (KZBV). (2022). Bonusheft. Retrieved from https://www.kzbv.de/bonusheft.39.de.html

Klingenberger, D., Schneider, M., Hofmann, U., & Köse, A. (2015). EURO-Z-II. Preisvergleich zahnärztlicher Leistungen im europäischen Kontext. Retrieved from https://www.idz.institute/fileadmin/Content/Publikationen-PDF/Bd_34-EURO-Z_II.pdf

Ohmann, C. (2015). Klinische Studien in der Pädiatrie: Herausforderungen und aktuelle Entwicklungen. *Klin Pädiatr, 220,* 221–223.

Türp, J. (2015). Evidenzbasierte Zahnmedizin. *PARODONTOLOGIE, 26*(2), 113–121.

Türp, J., & Antes, G. (2013). Evidenzbasierte Zahnmedizin – aktueller Stand. *Deutsche Zahnärztliche Zeitung, 68*(2), 72–75.

Verband der privaten Krankenversicherung. (2022a). Was ändert sich mit Rentenerhalt? Retrieved from https://www.pkv.de/themen/krankenversiche rung/so-funktioniert-die-pkv/was-aendert-sich-mit-rentenerhalt/

Verband der privaten Krankenversicherung. (2022b). Welche Regelungen gibt es für Arbeitnehmer? Retrieved from https://www.pkv.de/themen/krankenversicherung/so-funktioniert-die-pkv/private-krankenversicherung-arbeitnehmer/

Schlusskapitel: Risiken und Nebenwirkungen dieses Buches – was bleibt?

Edelhoff, D., & Sorensen, J. A. (2002a). Tooth structure removal associated with various preparation designs for anterior teeth. *J Prosthet Dent, 87*(5), 503–509. doi:10.1067/mpr.2002.124094

Edelhoff, D., & Sorensen, J. A. (2002b). Tooth structure removal associated with various preparation designs for posterior teeth. *Int J Periodontics Restorative Dent, 22*(3), 241–249.

Splieth, C., Giesenberg, J., Fanghanel, J., Bernhardt, O., & Kocher, T. (2002). Periodontal attachment level of extractions presumably performed for periodontal reasons. *J Clin Periodontol, 29*(6), 514–518. doi:10.1034/j.1600-051x.2002.290607.x